APLICAÇÕES TERAPÊUTICAS
NA PRÁTICA CLÍNICA

CANNABIS MEDICINAL

ANANDAMIDA
INSTITUTO

APLICAÇÕES TERAPÊUTICAS NA PRÁTICA CLÍNICA
CANNABIS MEDICINAL

Editores
Victor Vilhena Barroso
Carlos José Zimmer Junior
Pedro da Costa Mello Neto

manole
editora

Produção editorial: Retroflexo Serviços Editoriais
Projeto gráfico: Departamento Editorial da Editora Manole
Diagramação: Luargraf Serviços Gráficos
Ilustrações: Luargraf Serviços Gráficos
Capa: Iuri Guião
Imagens da capa: Iuri Guião

CIP-BRASIL. CATALOGAÇÃO NA PUBLICAÇÃO
SINDICATO NACIONAL DOS EDITORES DE LIVROS, RJ

A652

Aplicações terapêuticas na prática clínica : cannabis medicinal / editores Victor Vilhena Barroso, Carlos José Zimmer Junior, Pedro da Costa Mello Neto. - 1. ed. - Barueri [SP] : Manole, 2024.

ISBN 9788520468654

1. Medicina. 2. Canabidiol - Uso terapêutico. 3. Psicofarmacologia. I. Barroso, Victor Vilhena. II. Zimmer Junior, Carlos José. III. Mello Neto, Pedro da Costa.

24-93701 CDD: 615.7827
CDU: 616-085:633.888

Gabriela Faray Ferreira Lopes - Bibliotecária - CRB-7/6643

1ª edição – 2024

Editora Manole Ltda.
Alameda Rio Negro, 967 – CJ 717
Tamboré – Barueri – SP – Brasil
CEP: 06454-000
Fone: (11) 4196-6000
www.manole.com.br | https://atendimento.manole.com.br/

Impresso no Brasil
Printed in Brazil

Editores

Victor Vilhena Barroso

Médico Especialista em Medicina de Família e Comunidade (AMB). Membro da International Cannabinoid Research Society (ICRS). Conselheiro do Instituto Anandamida. Professor da Universidade Federal de Sergipe (UFS). Editor e revisor do livro "*Cannabis* medicinal: guia de prescrição". Revisor científico da edição brasileira do livro "CBD: o que a ciência nos diz sobre o canabidiol".

Carlos José Zimmer Junior

Médico graduado pela Escuela Latinoamericana de Medicina (ELAM – Cuba). Médico de Família e Comunidade. Membro da International Cannabinoid Research Society (ICRS). Conselheiro do Instituto Anandamida. Editor e revisor do livro "*Cannabis* medicinal: guia de prescrição". Revisor científico da edição brasileira do livro "CBD: o que a ciência nos diz sobre o canabidiol".

Pedro da Costa Mello Neto

Médico Acupunturista, pós-graduado em Dor. Especialista em Neurociência Aplicada à Clínica pela Universidade Federal de Pernambuco (UFPE). Mestrando em Neurociência pelo Instituto do Cérebro da Universidade Federal do Rio Grande do Norte (UFRN). Diretor-Executivo do Instituto Anandamida. Editor e revisor do livro "*Cannabis* medicinal: guia de prescrição".

Autores

Alessandro Gonçalves Campolina

Médico pela Universidade Federal de São Paulo (Unifesp-EPM). Especialista em Geriatria pela Sociedade Brasileira de Geriatria e Gerontologia (SBGG). Mestre pela Unifesp, Doutor e Pós-doutor pela Universidade de São Paulo (USP). Professor na disciplina de Oncologia da Faculdade de Medicina da USP. Certificação internacional em Medicina Canabinoide (Green Flower).

Ana Carla Ferreira Silva dos Santos

Graduação em Enfermagem pela Universidade Federal de Sergipe (UFS). Mestra e Doutora em Ciências da Saúde pela UFS. Professora adjunta do curso de Enfermagem da UFS e graduanda em Medicina pela UFS.

Ana Gabriela Hounie

Médica graduada pela Faculdade de Medicina da Universidade de Pernambuco (UFPE). Residência em Psiquiatra pela UFPE. Especialista pela Associação Brasileira de Psiquiatria (ABP). Doutorado em Ciências pela Universidade de São Paulo (FMUSP). Pós-doutorado na FMUSP. Sócia fundadora e membro do Conselho Consultivo da Associação Pan-Americana de Medicina Canabinoide. Membro fundador e Presidente da Associação Médica Brasileira de Endocanabinologia (Ambcann). Membro da Society of Cannabis Clinicians. Certificada em Medicina Canabinoide pela Universidade Hebraica de Jerusalém.

Carlos José Zimmer Junior

Médico graduado pela Escuela Latinoamericana de Medicina (ELAM – Cuba). Médico de Família e Comunidade. Membro da International Cannabinoid Research Society (ICRS). Conselheiro do Instituto Anandamida. Editor e revisor do livro "*Cannabis* medicinal: guia de prescrição". Revisor científico da edição brasileira do livro "CBD: o que a ciência nos diz sobre o canabidiol".

Daniela Fontes Bezerra

Médica Neuropediatra. Mestre em Ciências da Saúde pelo Centro Universitário Saúde ABC – Faculdade de Medicina do ABC. Doutoranda em Ciências da Saúde pelo Centro Universitário Saúde ABC – Faculdade de Medicina do ABC. Pós-graduação em Epileptologia pela Liga Internacional contra Epilepsia VIREPA (Course Virtual Epilepsy Academy). Médica afiliada do departamento de Neurociências da Faculdade de Medicina do ABC. Coordenadora do ambulatório de epilepsia infantil da Faculdade de Medicina do ABC. Coordenadora do ambulatório de transição da infância e adolescência para a vida adulta.

Dartiu Xavier da Silveira

Graduado em Medicina pela Escola Paulista de Medicina. Mestre e Doutor em Psiquiatria pela Universidade Federal de São Paulo (Unifesp). Foi presidente da Sociedade Brasileira de Psicologia Analítica (SBPA) e fundou a Associação Brasileira Multidisciplinar de Estudos sobre Álcool e Drogas (Abramd). Professor livre-docente do Departamento de Psiquiatria da Unifesp.

Eduardo Aliende Perin

Médico pela Faculdade de Medicina de Marília (Famema). Psiquiatra pela Universidade Federal de São Paulo (Unifesp). Sexólogo pelo Instituto Paulista de Sexualidade (InPaSex). Terapeuta Cognitivo-Comportamental pela Universidade de São Paulo (USP). Especialização em *Cannabis* pela Inspirali. Sócio fundador da Associação Pan-Americana de Medicina Canabinoide (APMC). Vice-presidente da Associação Médica Brasileira de Endocanabinologia (Ambcann).

Evandro de Oliveira Gavi

Graduado em Medicina pela Escola Superior de Ciências da Saúde da Santa Casa de Misericórdia de Vitória (EMESCAM). Residência médica em Psiquiatria no Serviço de Saúde Dr. Cândido Ferreira (SSCF – Campinas). Formado em Acupuntura Médica pelo Center AO/Unifesp. Atua no Núcleo de *Cannabis* Medicinal do Hospital Sírio-Libanês. Doutorando em Saúde Coletiva da Unicamp.

Felipe Rodrigues Bezerra

Médico formado pela Universidade Católica de Brasília (UCB). Médico de Família e Comunidade. Mestrando em Ciências da Saúde pela Escola Superior de Ciências da Saúde (ESCS). MBA em Gestão e inovação em Saúde pela PUC/RS.

Fernando Erick Damasceno Moreira

Médico graduado pela Universidade Católica de Brasília (UCB). Médico de Família e Comunidade pela Escola Superior de Ciências da Saúde. Especialista em Urgências e Emergências pelo Hospital Albert Einstein e Políticas Públicas Informadas por evidências pelo Hospital Sírio-Libanês.

Florencia Sacchi

Médica graduada na Escuela Latinoamericana de Medicina (ELAM – Cuba). Especialista de Medicina Interna. Diplomado em Endocanabinologia pela Universidad Nacional Autónoma de México (UNAM). Diplomado em Endocanabinologia, *Cannabis* e Canabinoides pela Universidad Nacional de Rosario, Argentina. Sócia fundadora e atual secretária da Sociedad Latinoamericana Interdisciplinaria de Cannabinología (SLIC).

Guilherme Arthur Martins

Cirurgião-dentista pela Universidade Estadual Paulista (Unesp-Araraquara). Especialista em Periodontia e Implantodontia. Membro da International Cannabinoid Research Society (ICRS), da Associação Pan-Americana de Medicina Canabinoide (APMC) e da Sociedade Brasileira de Odontologia Canabinoide (SBOCAN).

Guilherme Marques

Médico pela Faculdade de Medicina do ABC (FMABC). Especialização em Saúde da Família – Universidade Federal de São Paulo (Unifesp). Pós-graduado em Dermatologia pela Associação Pele Saudável (APS). Membro fundador e diretor administrativo da Associação Pan-Americana de Medicina Canabinoide (APMC). Membro suplente da Comissão de Bioética da OAB/SP na frente da *Cannabis* Medicinal. Formação executiva em Gestão de Clínica Médica e Odontológica na FGV.

Gustavo Vieira Dias

Médico de Família e Comunidade. Professor da pós-graduação em *Cannabis* Medicinal (Unyleya) e do curso de Medicina e Residência Médica (Unipê). Coordenador do ambulatório de usos terapêuticos da *Cannabis* – ProCannabis (Unipê). Especialista em acupuntura e psicanálise.

Isadora Vieira Dias

Médica de Família e Comunidade pela Universidade Federal da Paraíba (UFPB). Especialista em Preceptoria de Residência Médica no SUS pelo Hospital Sírio-Libanês. Preceptora de Medicina de Família e Comunidade na Escola de Saúde Publica do Distrito Federal (ESPDF).

Julio Antonio Mella Cobas

Especialista em Medicina de Família e Comunidade. Pesquisador do Departamento de Psiquiatria da Universidade Federal de São Paulo (Unifesp). Médico de Família do Hospital Albert Einstein.

Lauren Cristina de Matos Provin

Médica com Residência em Clínica Médica e Medicina Paliativa. Mestre em Cuidados Intensivos e Paliativos (UFSC). Titulada AMB em Medicina

Paliativa. Assistência em cuidados paliativos em hospitais, instituições de longa permanência, consultório, domicílio e teleatendimento pela Anthurium Cultura e Saúde (Florianópolis). Coordenadora e professora da Pós-graduação Multiprofissional em Cuidados Paliativos da Conexão Paliativa (Florianópolis).

Paula Dall'Stella

Médica pela Universidade José do Rosario Vellano. Ultrassonografista geral pelo Hospital das Clínicas da Faculdade de Medicina da USP (HCFMUSP). Pós-graduação em Neuro-Oncologia pelo Hospital Sírio-Libanês (HSL). Graduada no Institute for Functional Medicine (IFM-EUA). Diplomado Internacional em Endocanabinologia pela Universidade do México (UNAM). Docente do Diplomado Internacional de Endocanabinologia, Cannabis y Cannabinoids, organizado pelo Ministério da Educação e Cultura do Uruguai. É fundadora da plataforma *on-line* Sativa Global Education. Faz parte do corpo clínico do Núcleo de *Cannabis* Medicinal do Hospital Sírio-Libanês (HSL). Membro da The International Cannabinoid Research Society (ICRS), da International Association for Cannabis as Medicine (AICM) e da Society of Cannabis Clinicians (SCC). Membro e cofundadora da Associação Pan-Americana de Medicina Canabinoide (APMC) e da Sociedade Latino-Americana Interdisciplinária de Canabinologia (SLIC).

Paula Pileggi Vinha

Doutora e mestre em Clínica Médica (FMRP-USP). Sócia fundadora e membro da APMC. Membro da Ambcann, Society for Cannabis Clinicians (EUA) e da International Cannabinnoid Research Society (ICRS). Membro do NCANN-LCIMM – Laboratório de Ciências Morfológicas e Moleculares da Unicamp – divisão de Medicina Canabinoide. Coordenadora da 2Seeds Educação e Treinamentos.

Pedro da Costa Mello Neto

Médico acupunturista, pós-graduado em Dor. Especialista em Neurociência Aplicada à Clínica pela Universidade Federal de Pernambuco (UFPE). Mestrando em Neurociência pelo Instituto do Cérebro da Universidade Federal do Rio Grande do Norte (UFRN). Diretor-executivo do Instituto Anandamida. Editor e revisor do livro "*Cannabis* medicinal: guia de prescrição".

Priscilla D. C. Batista

Graduação em Medicina pela Universidade Federal de Sergipe (UFS). Residência em Medicina Preventiva e Social pela Unicamp. Mestre em Psicologia Social pela UFS. Doutoranda em Psicossociologia de Comunidades e Ecologia Social pela Universidade Federal do Rio de Janeiro (UFRJ). Professora adjunta do Departamento de Medicina da UFS-*Campus* Lagarto.

Rodrigo Macedo Pacheco

Medicina de Família e Comunidade pela Fundação Municipal de Saúde de Niterói. Mestrado em Saúde Pública e Atenção Primária ENSP/FioCruz. Coordenação do ambulatório *Cannabis* de Volta Redonda.

Rubens Wajnsztejn

Graduado em Medicina pela Universidade de São Paulo (USP). Residência médica em Neurologia Infantil na Clínica Neurológica do Hospital das Clínicas da Faculdade de Medicina da USP. Mestrado em Distúrbios da Comunicação Humana pela Universidade Federal de São Paulo. Doutorado em Ciências da Saúde pela Faculdade de Medicina do ABC. Professor Regente da Disciplina de Neurologia Infantil do Departamento de Neurociências e Coordenador do Programa de Residência Médica em Neurologia Infantil do Centro Universitário Faculdade de Medicina do ABC. Membro da Comissão de Assuntos Governamentais da Sociedade Brasileira de Neurologia Infantil (SBNI). Diretor Científico da Associação Pan-americana de Medicina Canabinoide (APMC).

Sérgio Arthuro Mota Rolim

Graduação em Medicina pela Universidade Federal do Rio Grande do Norte (UFRN). Mestre em Neurociências pela Universidade Federal de São Paulo (Unifesp). Doutor em Neurociências pela UFRN. Pós-doutorado no Instituto do Cérebro e no Laboratório do Sono do Hospital Universitário Onofre Lopes (UFRN). Pós-doutorado em colaboração internacional (ICOSS), investigando o sono durante a Covid-19.

Victor Vilhena Barroso

Médico especialista em Medicina de Família e Comunidade (AMB). Membro da International Cannabinoid Research Society (ICRS). Conselheiro do Instituto Anandamida. Professor da Universidade Federal de Sergipe (UFS). Editor e revisor do livro "*Cannabis* medicinal: guia de prescrição". Revisor científico da edição brasileira do livro "CBD: o que a ciência nos diz sobre o canabidiol".

Vinícius de Deus Silva Barbosa

Psiquiatra com *fellowship* em Pedopsiquiatria com ênfase em Autismo e Esquizofrenia Precoce no Hospital de Ville-Evrard em Paris – França. Diretor médico da Associação Nacional para a Inclusão da Pessoa Autista. Membro fundador e tesoureiro da Associação Médica Brasileira de Endocanabinologia. Membro do Conselho Consultivo da Associação Pan-Americana de Medicina Canabinoide. Membro do grupo ECHO – Phelan McDermid Neuropsychiatry Consultation Group do Hospital Mount Sinai em Nova Iorque – EUA. Coordenador do Núcleo de *Cannabis* Medicinal do Hospital Sírio-Libanês.

Wilson da Silva Lessa Júnior

Psiquiatra Geral e Forense. Médico pela Universidade Federal do Mato Grosso do Sul (UFMS), com residência médica em Psiquiatria na Santa Casa de Campo Grande/MS. Professor do curso de Medicina da Universidade Federal da Paraíba (UFPB). Membro da International Association for Cannabinoid Medicines (IACM). Primeiro-secretário da Associação Médica Brasileira de Endocanabinologia (Ambcann).

Sumário

Apresentação

O livro *Aplicações terapêuticas na prática clínica – Cannabis medicinal* possibilita uma visão objetiva e aplicada à prática médica acerca das principais indicações dos produtos derivados de *Cannabis* no cotidiano do profissional prescritor.

Norteado por casos clínicos, emprega o conhecimento teórico em situações práticas, desenvolvendo habilidades de raciocínio e tomada de decisão na rotina daqueles que lidam diariamente com situações que envolvem indicação para uso de *Cannabis* medicinal.

Elaborado por especialistas com ampla experiência prática e vasta vivência na área da endocanabinologia, oferece um conteúdo atualizado a partir da discussão de 19 casos clínicos relacionados às principais demandas encontradas na prática diária.

Para melhor compreensão, os capítulos foram estruturados didaticamente em: resumo, apresentação do caso clínico, avaliação diagnóstica, evolução, discussão das evidências científicas, considerações dos autores e referências bibliográficas, além da utilização de elementos práticos como escalas, tabelas, quadros e imagens.

Com uma linguagem clara e direta, este material pode ser utilizado como consulta na área da saúde, em cursos de graduação, pós-graduação e educação continuada, assim como por aqueles que desejem ampliar seu entendimento no manejo de pacientes que usam os produtos derivados de *Cannabis* como ferramenta terapêutica.

Estamos diante de uma oportunidade única de transcender o conhecimento sobre a importância da abordagem integral ao paciente, proporcionando um cuidado personalizado e seguro, com essa nova tecnologia da medicina contemporânea.

Victor Vilhena Barroso
Instituto Anandamida

Prefácio

É indiscutível o quanto o uso medicinal da *Cannabis* vem se expandindo em todo o mundo. No Brasil, temos o privilégio de contar com cientistas pioneiros na pesquisa do canabidiol (USP/Ribeirão Preto), além de algumas publicações realizadas por médicos vanguardistas na prescrição de extratos integrais. Somos também o país com a primeira associação de estudos da *Cannabis* exclusiva para médicos, a Associação Médica Brasileira de Endocanabinologia (Ambcann).

A prática clínica atual dos profissionais que utilizam essa ferramenta terapêutica na sua rotina é fundamentada tanto pelo estudo das bases fisiopatológicas das doenças, a atuação do sistema endocanabinoide (SEC) na patogênese e sua modulação pelos fitocanabinoides como pela experiência no acompanhamento ambulatorial de pacientes que possuem indicação terapêutica e procuram atendimento médico. Apesar dos avanços técnico-científicos que norteiam o tema, atualmente poucas instituições de ensino oferecem um modelo de aprendizado que incorpore o estudo da endocanabinologia na grade curricular dos cursos da área da saúde.

Esta obra tem o intuito de preencher esse vácuo da prática médica, apresentando relatos de casos clínicos, em sua maioria refratários aos tratamentos convencionais, que encontraram alívio substancial no uso de produtos derivados de *Cannabis*. Todos os casos são descritos seguindo um modelo preestabelecido contendo resumo em poucas palavras, apresentação do caso, descrição da avaliação clínica, da evolução com o tratamento e discussão dos resultados com considerações à literatura científica disponível. Diversas patologias foram abordadas, a maior parte relacionadas à neuropsiquiatria

(Alzheimer, epilepsia, tiques crônicos, insônia, transtorno ansioso-depressivo, migrânea, dor crônica, transtorno do espectro autista, transtorno obsessivo-compulsivo, transtorno de hiperatividade e déficit de atenção e transtorno pelo uso de *Cannabis*), e outros relatos de casos de pacientes com fibromialgia, síndrome do intestino irritável, psoríase, disfunção temporomandibular, climatério e perimenopausa, câncer, cuidados paliativos, além do paciente com multimorbidades.

Um dos pontos fortes da leitura destes 19 casos clínicos é a oportunidade ímpar de aprender com profissionais com vasta experiência na prescrição de canabinoides em suas áreas de expertise, tanto dos tratamentos convencionais como no acompanhamento de casos refratários. É importante salientar que os autores deram a descrição exata do produto utilizado, especificando as quantidades de canabidiol (CBD) e tetra-hidrocanabinol (THC). Nos artigos científicos publicados sobre o assunto, é comum encontrarmos a denominação genérica de canabinoides, sem especificar a dose de cada composto utilizado. Quando as publicações citam o dronabinol ou a nabilona, por serem análogos de THC e por sabermos que a nabilona tem potência dez vezes maior que o dronabinol, que em tese possui a mesma potência do delta-9-THC natural, sabemos qual tipo de efeito terapêutico, de interação medicamentosa e de perfil de efeitos adversos poderemos encontrar. O mesmo acontece nos artigos sobre CBD purificado, ou quando as publicações citam "extrato integral de *Cannabis*", sem especificar as doses ou proporções de CBD e THC, limitando o entendimento sobre o tratamento e as interações medicamentosas. Ter conhecimento sobre o teor exato de CBD e THC e de outros compostos do fitocomplexo, como canabigerol (CBG) ou canabinol (CBN), também tem sua importância, e nos casos apresentados neste livro, os autores são cuidadosos em especificar as doses de CBG (nos casos de autismo e de psoríase) e de CBN (no caso de disfunção temporomandibular e insônia). Esses canabinoides ditos "menores", por se encontrarem em quantidades inferiores no fitocomplexo, não são menos importantes, e as propriedades sedativas do CBN estão ficando claras na insônia, assim como as do CBG na ansiedade e em condições inflamatórias.

Finalmente, talvez a maior indicação desta obra é o fato de que os casos clínicos são a porta de entrada para a pesquisa. Nos primórdios da ciência, as observações sobre a efetividade do tratamento nas diversas condições no cotidiano dos profissionais deram o pontapé inicial para a pesquisa clínica. Relatos da vida real devem ser levados em conta para alavancar os estudos seguintes, como séries de casos, estudos observacionais abertos até chegar aos duplos-cego controlados, que são o grau máximo da evidência científica.

Espero que os leitores se encantem com as várias possibilidades de melhorar a qualidade de vida dos seus pacientes e se juntem a nós na defesa desta modalidade terapêutica!

Boa leitura!

Ana G. Hounie
Presidente Fundadora da Ambcann

Agradecimentos

O desafio de organizar um material inédito na área da endocanabinologia estruturado por relatos de casos clínicos do cotidiano dos profissionais que lidam com transtornos que se beneficiam com o uso dos produtos derivados de *Cannabis* tornou-se um propósito ambicioso, cuidadosamente organizado e preparado para auxiliar a tomada de decisão do profissional que deseja incorporar essa ferramenta terapêutica ao cuidado de seus pacientes. Nesse caminho, diferentes pessoas, instituições e coletivos contribuíram para que este conteúdo tomasse forma e pudéssemos preparar essa obra que certamente se tornará uma referência no acervo da endocanabinologia brasileira.

Cabe inicialmente destacar a parceria com a Editora Manole, sempre apostando nas inovações do mercado editorial. Universidades e institutos de pesquisa também foram responsáveis por essa construção: a Escuela Latinoamericana de Medicina (ELAM) tem sua contribuição na base da formação humanista e internacionalista que nos inspira diariamente a assumir compromissos e encarar os anseios da população como norteadores de nossas ações. Outras instituições, como o Instituto do Cérebro (ICe) da UFRN – um dos poucos centros brasileiros dedicados ao estudo dos canabinoides e das substâncias psicodélicas – também merecem destaque por seu protagonismo.

Durante esse período, grandes acontecimentos marcaram nossa trajetória. Nosso primeiro evento (AnandaMeet Aracaju), um divisor de águas. A elaboração do primeiro guia de prescrição brasileiro (*Cannabis* medicinal: guia de prescrição), a preparação do curso potencial terapêutico dos psicodélicos na saúde mental, juntamente com a Ser em Psicoterapias, além do sucesso da primeira e segunda edições do curso *Cannabis* medicinal: atualização e prescrição.

Finalmente, não poderíamos deixar de ressaltar a importância de nossos familiares pelo apoio incondicional ao longo de meses de trabalho, sempre com paciência e empatia; as associações de pacientes, responsáveis por uma luta incansável pelo acesso à terapêutica; e aos pacientes, que são o principal motivo de todo o nosso empenho diário.

Que este livro seja uma fonte de inspiração para todos aqueles que ousam sonhar. Que cada página seja um lembrete de que tudo é possível quando se trabalha com carinho e dedicação.

Obrigado por fazerem parte desta história!

Instituto Anandamida

Siglas e abreviações

2-AG: 2-araquidonoilglicerol
5-HT1A: receptor 5-hidroxitriptamina 1A
AA: ácido araquidônico
AC: adenilciclase
AEA: N-araquidonoiletanolamina (anandamida)
AINE: anti-inflamatório não esteroidal
AMP cíclico: monofosfato cíclico de adenosina
ANCA: anticorpo anticitoplasma dos neutrófilos
APS: atenção primária à saúde
AR: artrite reumatoide
ASAS: *Assessment of SpondyloArthritis International Society* (Avaliação da Sociedade Internacional de Espondiloartrite)
ASCA: anticorpo anti-*Saccharomyces cerevisiae*
ASDAS: *Ankylosing Spondylitis Disease Activity Score* (Pontuação da atividade da doença da espondilite anquilosante)
ASRS: *Adult Self-Report Scale* (Escala de autorrelato para adultos)
ATEC: *Autism Treatment Evaluation Checklist* (Lista de verificação para avaliação do tratamento do autismo)
ATP: adenosina trifosfato
AVD: atividades de vida diária
AVE: acidente vascular encefálico
BASDAI: *Bath Ankylosing Spondylitis Activity Index* (Índice de atividade de espondilite anquilosante de Bath)

BASFI: *Bath Ankylosing Spondylitis Functional Index* (Índice funcional de espondilite anquilosante de Bath)
BASMI: *Bath Ankylosing Spondylitis Mobility Index* (Índice de mobilidade de espondilite anquilosante de Bath)
BDNF: fator neurotrófico derivado do encéfalo
cAMP: adenosina monofosfato cíclico
CAPS-AD: Centro de Atenção Psicossocial – álcool e outras drogas
CARS: *Childhood Autism Rating Scale* (Escala de avaliação do autismo infantil)
CB1: receptor canabinoide tipo 1
CB2: receptor canabinoide tipo 2
CBC: canabicromeno
CBD: canabidiol
CBDA: ácido canabidiólico
CBDV: canabidivarina
CBG: canabigerol
CBGA: ácido canabigerólico
CBGV: canabigerovarina
CBGVA: ácido canabigerovarínico
CBN: canabinol
CET: complexo de esclerose tuberosa
CGI-I: *Clinician Global Impression of Improvement* (Impressão global de melhoria pela clínica)
CID: Classificação Internacional de Doenças
COX: cicloxigenase
CP: cuidados paliativos
CUDIT-R: *Cannabis Use Disorder Test – Revised* (Teste revisado para transtorno pelo uso de *Cannabis*)
CYP: citocromo P
DA: doença de Alzheimer
DAE: drogas antiepilépticas
DAGL: diacilglicerol lipase
DBS: *Deep Brain Stimulation* (Estimulação cerebral profunda)
DC: doença celíaca
DCNT: doenças crônicas não transmissíveis
DCV: doenças cardiovasculares
DEA: dietanolamina
DH: doença de Huntington

DII: doenças inflamatórias intestinais
DNA: ácido desoxirribonucleico
DP: doença de Parkinson
DSM: Manual diagnóstico e estatístico de saúde mental
DTM: disfunção temporomandibular
EA: espondilite anquilosante
eCB: endocanabinoide
ECNE: encefalopatia crônica não evolutiva
ECR: ensaio clínico randomizado
EDA: endoscopia digestiva alta
EEG: eletroencefalograma
EM: esclerose múltipla
ER: epilepsia refratária
EVA: escala visual analógica
FAAH: hidrolase amido de ácido graxo
FAE: acil graxos etanolaminas
FDA: Food and Drug Administration (Administração de alimentos e medicamentos)
FIQR: *Revised Fibromyalgia Impact Questionnaire* (Questionário revisado de impacto da fibromialgia)
FSH: hormônio foliculoestimulante
G3P: glicerol 3-fosfato
GABA: ácido gama-aminobutírico
GAD-7: *general anxiety disorder*-7 (transtorno de ansiedade generalizada 7)
GBM: glioblastoma multiforme
GPR: receptor acoplado à proteína G
HAS: hipertensão arterial sistêmica
HLA: antígenos leucocitários humanos
IASP: International Association for the Study of Pain (Associação Internacional para Estudo da Dor)
ICHD: *International Classification of Headache Disorders* (Classificação Internacional dos Transtornos de Cefaleia)
ICOCS: International College of Obsessive-Compulsive Spectrum Disorders (Colégio Internacional dos Transtornos do Espectro Obsessivo-Compulsivo)
IgA: imunoglobulina A
IgG: imunoglobulina G

IL: interleucina
ILAE: International League Against Epilepsy (Liga Internacional contra a Epilepsia)
IMC: índice de massa corporal
INCA: Instituto Nacional do Câncer
IP3: trifosfato de inositol
ISRN: inibidores seletivos da recaptação de noradrenalina
ISRS: inibidores seletivos da recaptação de serotonina
IVCF: índice de vulnerabilidade clínico-funcional
LH: hormônio luteinizante
lysoPI: 2-araquidonoil-lisofosfolipídeo
MAGL: monoacilglicerol lipase
MAPK: quinase ativada por mitógenos
MCCP: método clínico centrado na pessoa
MEEM: miniexame do estado mental
MHC: complexo maior de histocompatibilidade
MMCD: medicamento modificador do curso da doença
NAPE: N-araquidonoil-fosfatidiletanolamina
NAPE-PLD: N-araquidonoil-fosfatidiletanolamina-fosfolipase D
NF-kB: fator nuclear kappa beta
NMDA: N-metil-D-aspartato
NPI-Q: *Neuropsychiatric Inventory-Questionnaire* (Inventário Neuropsiquiátrico – Questionário)
OEA: oleoiletanolamida
OMS: Organização Mundial da Saúde
PA: pressão arterial
PC: paralisia cerebral
PCR: proteína C reativa
PEA: palmitoiletanolamida
PICS: práticas integrativas e complementares em saúde
PKA: proteína quinase A
PLC: fosfolipase C
PNPIC: Política Nacional de Práticas Integrativas e Complementares
PPAR: receptores ativados por proliferador de peroxissoma
RCU: retocolite ulcerativa
REM: *rapid eyes movements* (movimento rápido dos olhos)

REST-LGS: *Refractory Epilepsy Screening Tool for Lennox-Gastaut Syndrome* (Ferramenta de triagem de epilepsia refratária para síndrome de Lennox--Gastaut)
RNA: ácido ribonucleico
RNM: ressonância magnética
ROS: espécies reativas ao oxigênio
RPG: reeducação postural global
SD: síndrome de Dravet
SEC: sistema endocanabinoide
SFM: síndrome de fibromialgia
SII: síndrome do intestino irritável
SLG: síndrome de Lennox-Gastaut
SN: sistema nervoso
SNC: sistema nervoso central
SOC: sintomas obsessivo-compulsivos
SSS: *Symptom Severity Scale* (Escala de severidade dos sintomas)
ST: síndrome de Tourette
SUS: Sistema Único de Saúde
TAG: transtorno de ansiedade generalizada
TCC: terapia cognitivo-comportamental
TDAH: transtorno do déficit de atenção e hiperatividade
TEA: transtorno do espectro autista
TEPT: transtorno de estresse pós-traumático
tETA: trietanolamina
TG: triglicerídeos
TGO: transaminase oxalacética
TGP: transaminase pirúvica
THC: tetra-hidrocanabinol ou tetraidrocanabinol
THCA: ácido tetra-hidrocanabinólico ou ácido tetraidrocanabinólico
THCV: tetra-hidrocanabivarina ou tetraidrocanabivarina
THCVA: ácido tetra-hidrocanabivarínico ou ácido tetraidrocanabivarínico
TNF-α: fator de necrose tumoral alfa
TOC: transtorno obsessivo-compulsivo
TOD: transtorno opositor desafiador
TP: transtorno do pânico
TRPA 1: receptor de potencial transitório anquirina 1

TRPV 1: receptor de potencial transitório vaniloide tipo 1 ou receptor da capsaicina
TUC: transtorno por uso de *Cannabis*
VCAM: molécula de adesão vascular
VHS: velocidade de hemossedimentação
WPI: *Widespread Pain Index* (Índice de dor generalizada)
Y-BOCS: *Yale-Brown Obsessive-Compulsive Scale* (Escala de Yale-Brown para sintomas obsessivos-compulsivos)
YGTSS: *Yale Global Tic Severity Scale* (Escala global de gravidade de tiques de Yale)

Capítulo 1

Abordagem integral ao paciente com multimorbidades

Carlos José Zimmer Junior
Fernando Erick Damasceno Moreira

RESUMO

Homem de 45 anos com multimorbidades, apresentando melhora significativa da saúde após uma abordagem integral focada em modificações de estilo de vida, práticas de autocuidado, suplementação alimentar, modulação do sono e uso de *Cannabis* medicinal.

APRESENTAÇÃO

Homem de 45 anos, casado, pai de dois filhos, empresário e administrador de empresas. Na ocasião, procurou a consulta com o especialista em prescrição de derivados canabinoides relatando que, após passar por diferentes tratamentos, planos de cuidado e muita pesquisa sobre o tema, busca melhorar sua qualidade de vida e equilibrar a saúde com o cuidado integral. Portador de trombofilia por deficiência em heterozigose do fator V de Leiden, iniciou há dois anos com episódios de flebites em membro inferior e trombose venosa superficial, comprometendo parte do trajeto da veia safena magna direita. Fazia profilaxia de eventos tromboembólicos com rivaroxabana 10 mg/dia e mantinha acompanhamento regular com o hematologista. Há três meses, apresentava dor abdominal recorrente, com frequência de uma vez por semana, associada a alívio com a defecação e alterações na forma e frequência das fezes. Sintomas compatíveis com um dos subtipos de síndrome do intestino irritável (SII), definidos pela escala de Roma IV.[1] Manejava o problema com alimentação balanceada e uso irregular de probióticos. Utilizava ansiolíticos havia três anos para compensar os sintomas relacionados ao transtorno de ansiedade generalizada (TAG). Relatou um histórico de ansiedade desde a adolescência, caracterizada por preocupações excessivas, tensão muscular, pensamentos acelerados, sono conturbado, dificuldade de concentração e irritabilidade. Frequentemente expressava preocupações sobre sua saúde, finanças e relacionamentos interpessoais. Esses sintomas estavam presentes na maioria dos dias por pelo menos seis meses e causavam sofrimento significativo e prejuízo no funcionamento social, ocupacional e pessoal. Controlava parcialmente os sintomas físicos e mentais com psicoterapia cognitivo-comportamental, buscando ressignificar os pensamentos disfuncionais. Utilizava diariamente o medicamento inibidor da recaptação de serotonina (ISRS) escitalopram 20 mg/manhã, o benzodiazepínico alprazolam 2 mg/noite, a amitriptilina 50 mg/noite e fazia acompanhamento com psiquiatra. Apresentava quadro de cervicalgia e lombalgia recorrentes nos últimos cinco anos, agravadas pela obesidade e má-postura laboral, aliviadas com uso crônico de analgésicos, anti-inflamatórios e codeína. Ainda ingeria pelo menos três doses de bebidas alcoólicas, mais de quatro vezes por semana (AUDIT 3 = 7 pontos)[2] por pelo menos seis meses, além da prática irregular de atividade física.

Observou-se como alterações do exame físico: índice de massa corporal (IMC) – 32 (peso: 100 kg; altura: 175 cm); circunferência abdominal – 97 cm; varizes calibrosas de membros inferiores; dor à palpação abdominal profunda em fossa ilíaca esquerda e hipogástrio, hipertimpanismo generalizado à percussão.

Os resultados mais relevantes nos exames laboratoriais, interpretados como sinais de inflamação crônica, foram: glicemia de jejum – 120 mg/dL; hemoglobina glicada (A1c) – 6,2%; proteína C reativa (PCR) – 2,2 mg/dL; ferritina – 450 ng/mL; gamma GT (GGT) – 70 U/L; vitamina D – 15 ng/mL; triglicerídeos (TG) – 250 mg/dL; HDL-c – 25 mg/dL; índice TG/HDL-c – 10. Demais exames séricos sem alterações. A ultrassonografia venosa dos membros inferiores evidenciou trombose de 80% da veia safena magna direita. Foi aplicado o questionário de qualidade de vida da Organização Mundial da Saúde (OMS) – *WHOQOL-bref* – em sua versão oficial traduzida,[3,4] obtendo-se as seguintes pontuações nos diferentes domínios: (i) físico – 31%; (ii) psicológico – 31%; (iii) relações sociais – 44%; (iv) meio ambiente – 63%.

AVALIAÇÃO DIAGNÓSTICA

- Dor crônica.
- Trombofilia por deficiência do fator V de Leiden.
- Hiperglicemia de jejum.
- Hipertrigliceridemia.
- Abuso de álcool.
- Síndrome do intestino irritável (SII).
- Obesidade grau I.
- Transtorno de ansiedade generalizada (TAG).
- Trombose venosa superficial de membro inferior.

EVOLUÇÃO

Foi pactuado um conjunto de ações terapêuticas, focando na educação em saúde, melhoria de qualidade de vida e tratamento dos problemas agudos e crônicos, cujos objetivos principais eram reduzir o estado inflamatório generalizado do paciente e estabelecer um vínculo para um cuidado longitudinal. As recomendações propostas ao longo do ano de acompanhamento estão detalhadas a seguir:

1. **Modificações no estilo de vida e incorporação de medidas de autocuidado e práticas integrativas em saúde.** Orienta-se realizar atividade física moderada, por no mínimo 150 minutos por semana e alimentação com o mínimo de ultraprocessados e grande quantidade de antocianinas na dieta. Reforça-se ainda manter a prática regular de meditação, *tai chi chuan*, *pranayama*, *reiki*, aromaterapia, cromoterapia e cristaloterapia, respeitando suas práticas terapêuticas habituais.
2. **Prescrição de extrato de *Cannabis sativa*** L. rico em canabidiol (CBD) e tetra-hidrocanabinol (THC), com acompanhamento terapêutico regular para ajustes de dosagens.
3. **Recomendações de suplementos nutricionais** utilizados estrategicamente durante o ano. Alho, cacau, coenzima Q10, colecalciferol (vitamina D), curcumina, ácidos graxos ricos em ômega 3, magnésio dimalato, probióticos (ricos em bifidobactérias e lactobacilos).

4. **Medidas de higiene do sono** visando a modulação do sono REM (*rapid eye movements*).
5. **Programação das consultas de retornos** – presenciais e via telemedicina – para avaliação da adesão às terapêuticas propostas, agendadas mensalmente nos primeiros três meses, logo bimestralmente até completar um ano de acompanhamento.

Como terapêutica inicial utilizada nesse caso, foi prescrito o extrato de *Cannabis sativa* L. *full spectrum*, rico em CBD, na dose de 2 mg/dia, divididos em duas tomadas. Os ajustes de dosagens foram feitos semanalmente até alcançar 8 mg/dia, sendo relatada sonolência diurna, que desapareceu espontaneamente após alguns dias. O acompanhamento longitudinal ocorreu sem intercorrências ou interações medicamentosas relevantes. A dose de CBD alcançada no final do primeiro mês foi de 20 mg/dia divididos em três tomadas diárias e, nesse momento, foi introduzido o óleo de *Cannabis sativa* L. *full spectrum*, rico em THC, 1 mg antes de dormir. Nos meses subsequentes, houve modulação da dose do CBD até 30 mg/dia, e do THC para 5 mg/noite, e, com isso, observou-se maior equilíbrio dos sintomas ansiosos, sono reparador, alívio gradual do quadro de dor abdominal e osteomioarticular. Diante disso e em discussão com os demais médicos assistentes, decidiu-se iniciar o desmame progressivo do alprazolam, da amitriptilina e do escitalopram. Ao final de seis meses, já não utilizava os psicotrópicos, analgésicos ou codeína, mantendo apenas a rivaroxabana em doses mínimas. A dosagem dos fitocanabinoides de 6 a 12 meses de terapêutica estabilizou em 30 mg/dia de óleo de *Cannabis* rico em CBD, três vezes ao dia, e 10 mg de óleo rico em THC à noite. Os suplementos nutricionais foram prescritos de acordo com uma estratégia traçada e pactuada entre o profissional e o paciente, ao longo do ano, da seguinte forma, descrita na Tabela 1.

Tabela 1 Estratégia de recomendação de suplementos nutricionais ao longo do ano

Tempo	Suplementos nutricionais
0-3 meses	Curcumina 1 g/dia; coenzima Q10 200 mg/dia; ômega 3 2 g/dia; magnésio dimalato 500 mg/dia; e probióticos ricos em bifidobactérias e lactobacilos (+ 5 bilhões de organismos vivos)
4-6 meses	Alho 1 g/dia; cacau 500 mg/dia; colecalciferol 1.000 UI/dia; e ômega 3 2 g/dia
6-9 meses	Curcumina 1 g/dia; coenzima Q10 200 mg/dia; ômega 3 2 g/dia; e magnésio dimalato 500 mg/dia
9-12 meses	Alho 1 g/dia; cacau 500 mg/dia; colecalciferol 1.000 UI/dia; e ômega 3 2 g/dia

O paciente manteve-se ativo fisicamente, realizando exercícios regularmente no mínimo 150 minutos por semana, além de praticar *tai chi chuan* e aulas de dança. Ainda manteve na sua rotina algumas atividades de autocuidado, como meditação, *pranayama*, além de participar de sessões regulares, com um terapeuta holístico, de *reiki*, aromaterapia, cromoterapia e cristaloterapia. Aplicando as medidas de higiene do sono diariamente, houve melhora da qualidade do sono, percebida pelo aumento da disposição para as atividades de vida diária, menos despertares noturnos e maior sensação de descanso durante o dia. O resumo das medidas terapêuticas realizadas se encontra a seguir no Quadro 1.

Quadro 1 Recomendações pactuadas e executadas pelo paciente ao longo de doze meses de acompanhamento terapêutico

Recomendações		**Mês**											
		1	2	3	4	5	6	7	8	9	10	11	12
Canabinoides	Canabidiol (CBD)	■	■	■	■	■	■	■	■	■	■	■	■
	Tetra-hidrocanabinol (THC)		■	■	■	■	■	■	■	■	■	■	■
Suplementos	Alho				■	■	■				■	■	■
	Cacau				■	■	■				■	■	■
	Colecalciferol				■	■	■				■	■	■
	Coenzima Q10	■	■	■				■	■	■			
	Curcumina	■	■	■				■	■	■			
	Ômega 3 (EPA + DHA)	■	■	■	■	■	■	■	■	■	■	■	■
	Magnésio dimalato	■	■	■				■	■	■			
	Probióticos	■	■	■									
Estilo de vida	Atividade física	■	■	■	■	■	■	■	■	■	■	■	■
	Aromaterapia	■	■	■	■	■	■		■		■		■
	Cristaloterapia	■	■	■	■	■	■		■		■		■
	Cromoterapia	■	■	■	■	■	■		■		■		■
	Dança							■	■	■	■	■	■
	Dieta anti-inflamatória*	■	■	■	■	■	■	■	■	■	■	■	■
	Higiene do sono	■	■	■	■	■	■	■	■	■	■	■	■
	Meditação	■	■	■	■	■	■						
	Pranayama	■	■	■	■	■	■						
	Reiki	■	■	■	■	■	■		■		■		■
	Tai chi chuan							■	■	■	■	■	■

Legenda: ■ Realizada; □ Não realizada

Legenda: ■ Realizada □ Não realizada

Ao longo dos meses, houve melhora substancial do quadro álgico, e os resultados foram avaliados utilizando a escala visual analógica (EVA)[5] para dor. A pontuação inicial foi de 6/10, e após seis meses de intervenções integrativas, diminuiu para 3/10. Ao final de um ano, a pontuação de dor foi reduzida para 0-1/10. Para monitorar e avaliar a evolução do quadro intestinal, utilizou-se o *Irritable bowel disease - severity scoring system* (IBS-SSS),[6] cuja pontuação inicial foi de 350, indicando uma severidade moderada dos sintomas. Após três meses, diminuiu para 200 e, ao final de um ano, foi reduzida para 150, indicando uma melhoria substancial dos sintomas da SII. Não apresentou episódios de flebites durante o tratamento e, após repetir ultrassonografia com *doppler* venoso de membros inferiores, detectou-se que houve redução significativa da obstrução da veia safena magna de 80% para 20% ao final dos doze meses. Ainda houve redução de 10% do peso corporal, passando de 100 para 90 kg, com consequente diminuição do IMC para 29, indicando sobrepeso. A redução da medida da circunferência abdominal também foi significativa e passou de 97 para 85 cm. Os valores da glicemia de jejum baixaram de 120 para 95 mg/dL. O índice utilizado para identificar resistência à insulina e aumento do risco de desfecho cardiometabólico em indivíduos aparentemente saudáveis é a relação TG/HDL-c,[7,8] que reduziu de 10 para 3 pontos ao final de um ano (TG: 120 mg/dL, HDLc: 40 mg/dL). Esses fatores, em conjunto, contribuem para a redução da mortalidade por doenças cardiovasculares.[9,10] O paciente relatou diminuição significativa no consumo de bebidas alcoólicas - AUDIT[2] passou de 7 para 3 pontos. Demonstrou melhoria substancial em sua qualidade de vida, evidenciada na pontuação do WHOQOL-abreviado, que melhorou em todos os domínios[3] (Figura 1). Após

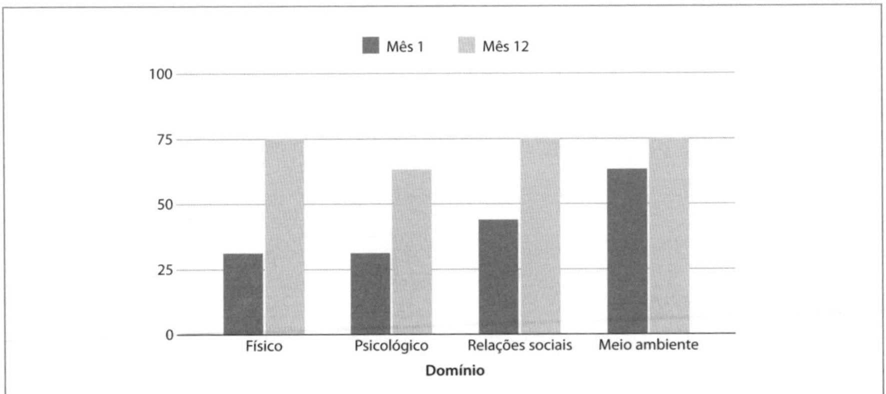

Figura 1 Evolução da pontuação do WHOQOL-abreviado.
Resultado comparativo obtido após aplicação do questionário, demonstrando a evolução do escore de qualidade de vida do paciente nos diferentes domínios avaliados, em porcentagem, no início da intervenção integrativa (mês 1) e ao final do processo terapêutico (mês 12).
Fonte: https://neurotoolkit.com/whoqol-bref/ (adaptada - tradução livre).

doze meses, o resultado foi o seguinte: (i) físico – 75%; (ii) psicológico – 63%; (iii) relações sociais – 75%; (iv) meio ambiente – 75%.

DISCUSSÃO

A seguir, serão apresentadas em tópicos as evidências científicas que apoiam a tomada de decisão e as intervenções clínicas propostas para o caso em questão.

Evidências sobre alimentação balanceada, atividade física e *tai chi chuan* na modulação do sistema endocanabinoide e na redução da inflamação crônica

Através de uma abordagem centrada no indivíduo, compreende-se que fornecer um atendimento personalizado contribui para um cuidado integral, refletindo suas necessidades, valores e preferências, ao mesmo tempo em que a prática é embasada em evidências e diretrizes. Desse modo, a orientação alimentar individualizada, acrescida de uma boa interação entre o profissional de saúde e o paciente, possibilita uma troca facilitada de informações sobre alimentação e nutrição que sejam factíveis de incorporar à rotina. Diante disso, avaliar o padrão alimentar e os limites individuais é crucial.

Desde 2002, a Organização Mundial da Saúde (OMS) alerta sobre a relação direta da dieta não saudável com as doenças crônicas.[11] Seguindo essa premissa, a recomendação principal para uma dieta saudável, proposta pelo Ministério da Saúde por meio do *Guia alimentar para a população brasileira*, é que alimentos *in natura* ou minimamente processados, em grande variedade e predominantemente de origem vegetal, balanceada entre carboidratos, proteínas e gorduras de boa qualidade, sejam a base da alimentação.[12] Evidências acumuladas ao longo de décadas demonstraram que os padrões alimentares podem influenciar o progresso da inflamação, ocasionando alterações metabólicas, por meio dos efeitos dos nutrientes em diversas reações do organismo, incluindo a composição do microbioma intestinal, moléculas de sinalização gastrointestinal e neurotransmissores.

O consumo diário de alimentos ricos em antocianinas impacta o estado inflamatório do organismo. Frutas como açaí, ameixa, amora, mirtilo (*blueberry*), jabuticaba, cereja, figo, framboesa, uva, maçã, morango, e também vegetais, como repolho roxo, batata roxa, berinjela, entre outros, são importantes fontes de antocianinas na dieta. Existem propriedades antioxidantes e anti-apoptóticas dessas substâncias que contribuem para a neuroproteção.[13] Os resultados de uma metanálise com 32 ensaios clínicos randomizados (ECRs) que avaliaram a ingestão diária de antocianinas (dieta ou suplementação) apontam redução significativa dos níveis de inflamação sistêmica e vascular, com diminuição das taxas de proteína C reativa (PCR), interleucina 6 (IL-6), fator de necrose tumoral alfa (TNF-α) e molécula de adesão vascular 1 (VCAM-1).[14]

Os benefícios para a saúde de manter uma rotina de exercícios físicos regularmente são reconhecidos pela comunidade científica há muitos anos. Nesse sentido, uma revisão sistemática de 2023 analisou o impacto do aumento da resistência física em pessoas com multimorbidades, em um programa que variou de quatro semanas a quatro anos. Concluiu-se que houve melhora nos resultados de qualidade de vida e índices cardiometabólicos, com controle da pressão arterial, redução do IMC, do colesterol total e dos níveis de hemoglobina glicada (HbA1c).[15] De forma semelhante, porém muito mais abrangente, Garcia et al.[16] realizaram uma metanálise que envolveu mais de trinta milhões de participantes e avaliou se os níveis de atividade física estavam associados a mortalidade por todas as causas. Os autores concluem que 15,7% de todas as mortes prematuras poderiam ter sido evitadas se as pessoas insuficientemente ativas tivessem alcançado 8,75 equivalentes metabólicos de horas de tarefa por semana (MET-horas/semana*), equivalente a 150 minutos por semana de atividade física aeróbica moderada a vigorosa.

Segundo uma metanálise publicada em 2022, além dos benefícios citados, o exercício físico ainda promove o aumento dos níveis de anandamida (AEA) e 2-araquidonoilglicerol (2-AG), conforme a Figura 2. Os autores ainda fazem possíveis interpretações das conclusões e sugerem que esse aumento de endocanabinoides sistêmicos pode gerar também efeitos analgésicos e promover maior equilíbrio no humor.[17]

As práticas integrativas em saúde são abordagens terapêuticas que têm como objetivo promover saúde e prevenir seus agravos, ressaltando a construção de laços terapêuticos e a conexão entre ser humano, meio ambiente e sociedade. Reconhecidas nacionalmente como estratégias para potencializar o cuidado em saúde, essas práticas foram institucionalizadas pela Política Na-

*MET = 3,5 mL O^2/kg/min = 1 Kcal/kg/h.

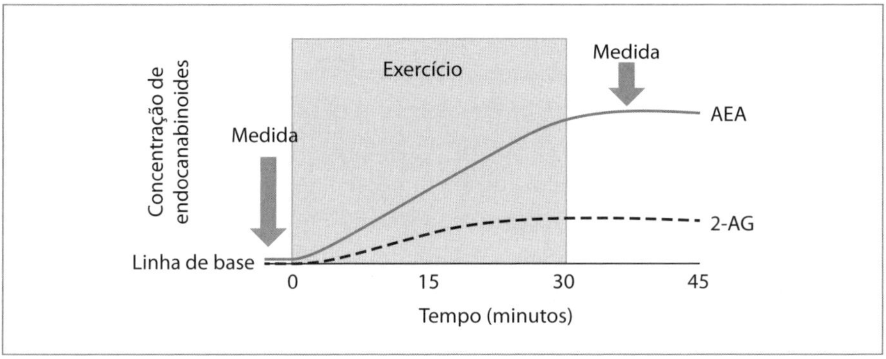

Figura 2 Aumento nas concentrações de AEA e 2-AG após exercício agudo moderado.
Fonte: adaptada de Desai, 2022[17] (tradução livre).

cional de Práticas Integrativas e Complementares (PNPIC) e, atualmente, o Sistema Único de Saúde (SUS) oferece, de forma integral e gratuita, 29 procedimentos de práticas integrativas e complementares (PICS) à população.[18] O paciente praticou periodicamente o *tai chi chuan*, arte marcial milenar oriental que integra a meditação aos movimentos, capaz de promover aumento dos níveis de importantes enzimas antioxidantes como a superóxido dismutase e a catalase.[19] É uma forma de atividade física aeróbica que se for praticada por um período mínimo de dezesseis semanas (6 a 7 vezes por semana), segundo metanálise publicada em 2024, é capaz de reduzir a pressão arterial, a glicemia em jejum e as concentrações de triglicerídeos, respostas que reduzem significativamente o risco cardiovascular do paciente com multimorbidades.[20]

Evidências sobre uso de suplementos nutricionais na modulação da inflamação crônica

Os suplementos nutricionais são preparações destinadas a fornecer nutrientes, substâncias bioativas, enzimas ou probióticos, em complemento à dieta das pessoas ou indicados em casos de deficiências nutricionais específicas. Um dos grandes objetivos dessa terapêutica, nesse caso, é a modulação da inflamação crônica de baixo grau que está associada ao envelhecimento, obesidade, câncer, resistência à insulina e aterosclerose. O consumo e a absorção de nutrientes são fundamentais para manter uma cascata inflamatória equilibrada, e para potencializar essa função deve-se manter o trato digestivo saudável. Nesse sentido, a microbiota intestinal tem um papel central na absorção de micronutrientes e produção de lipopolissacarídeos (LPS), que aumentam a produção de citocinas e células imunológicas.[21] A combinação de probióticos ricos em bifidobactérias com lactobacilos, com os ácidos graxos poli-insaturados ômega 3, é capaz de prevenir a hiperpermeabilidade intestinal, reduzindo assim a produção de LPS. Segundo metanálise, essa pode ser uma estratégia promissora para promover a regulação imunológica com potenciais efeitos benéficos em patologias de origem inflamatória.[21] Essa redução da disbiose do microbioma intestinal também pode ser observada com a curcumina (substância presente no açafrão-da-terra), que também apresenta atividade neuroprotetora, influenciando o "eixo microbiota-intestino-cérebro", termo cada vez mais utilizado e relevante nos dias de hoje. A compreensão desse eixo contribui para ampliar o entendimento da complexa homeostase do indivíduo.[22] A suplementação com ômega 3 ainda é capaz de diminuir a mortalidade por doenças cardiovasculares (DCV) - infarto do miocárdio e doença coronariana -, e a coenzima Q10 reduziu a mortalidade por todas as causas, segundo metanálises publicadas em revistas de alta relevância.[23,24] Corroborando o desfecho, Dabbagui et al.[25] concluíram, em uma metanálise *umbrella*, que a coenzima Q10 apresentou melhoria em todos os biomarcadores de estresse oxidativo como proteína C reativa (PCR) e fator de necrose tumoral alfa (TNF-α), aumentando a capacidade antioxidante total dos sujeitos estudados.

Os benefícios da redução do processo inflamatório crônico com a suplementação do colecalciferol ou vitamina D3 são embasados por ensaios clínicos randomizados, principalmente quando está associado ao magnésio,[26] aos probióticos[27] e aos ácidos graxos de ômega 3.[28,29] O alho foi utilizado no caso em questão devido aos seus efeitos de estimulação da imunidade, redução dos níveis da pressão arterial e do colesterol.[30] Revisões sistemáticas e metanálises apontam que o uso do cacau, rico em flavonoides e epicatequinas, pode melhorar a função endotelial dos vasos, além de reduzir PCR, glicemia e triglicerídeos em longo prazo.[31,32]

Evidências sobre os efeitos do sono reparador no organismo

O sono é um estado fisiológico da consciência, rítmico e caracterizado principalmente por uma diminuição temporária e reversível das atividades senso-perceptiva e motora. Esse período de descanso do corpo colabora com a consolidação da memória, regulação cardiometabólica, imunológica e do humor.[33] A qualidade do sono é impactada positivamente por medidas não medicamentosas como atividade física de resistência, yoga, terapia cognitivo-comportamental e música.[34] Estudos de alta relevância confirmam a associação entre distúrbios do sono e aumento dos marcadores de inflamação sistêmica como PCR, interleucina-6 (IL-6), VHS e TNF-α.[35,36] Kisiolek et al. publicaram em 2023 um ECR em que foram utilizados, em 28 sujeitos, 50 mg de CBD durante oito semanas e concluíram que essa medida melhorou tanto a qualidade do sono como aprimorou a função das células *natural killer* dos pacientes envolvidos no estudo.[37]

Evidências sobre o uso dos derivados canabinoides na redução do estresse oxidativo

Uma importante revisão de 2022 apresenta os efeitos antioxidantes diretos, indiretos e pró-oxidantes dos compostos bioativos da *Cannabis sativa* L. (Figura 3), capazes de minimizar o dano celular causado pelos radicais livres resultantes do desequilíbrio entre oxidantes e antioxidantes. Esses efeitos, em conjunto com outros mecanismos bioquímicos, compõem o potencial anti-inflamatório dos canabinoides.[38]

O CBD interrompe as reações em cadeia dos radicais livres, capturando-os ou transformando-os em formas menos ativas. Atua principalmente prevenindo a formação de radicais superóxido e espécies reativas de oxigênio (ROS) que causam modificações oxidativas nas proteínas, nos ácidos graxos poli-insaturados presentes na membrana celular e nos ácidos nucleicos presentes no DNA modificando a expressão gênica.[39]

Qualidade de vida

A definição de qualidade de vida da OMS é “a percepção que um indivíduo tem da sua posição na vida, no contexto cultural e dos sistemas de valores em que vive, em relação aos seus objetivos, expectativas, padrões e preocupações”. Existem diversas escalas para avaliar quantitativamente a qualidade de vida de um indivíduo, porém a mais difundida, utilizada e descrita previamente neste caso clínico foi a escala WHOQOL-abreviado,[3] utilizado em diversos países e em diferentes grupos de pessoas, demonstrando muitas possibilidades de uso tanto internacional como transcultural.[40] Uma abordagem integral para pessoas com multimorbidades é desafiadora e exige tanto um olhar dinâmico como a utilização de instrumentos práticos para mensurar o impacto na evolução do paciente.

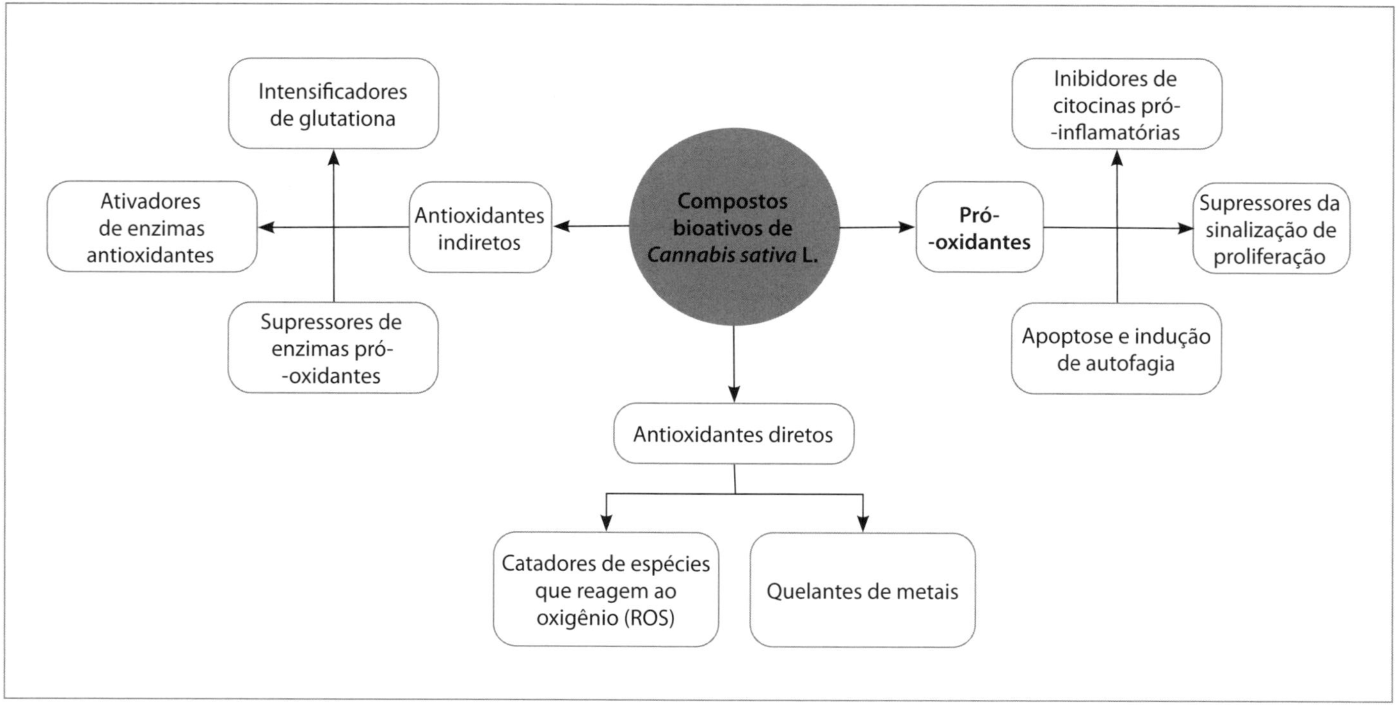

Figura 3 Efeitos dos componentes da *Cannabis* nas diferentes cascatas do estresse oxidativo.
Fonte: adaptada de Kopustinskiene, 2022[38] (tradução livre).

CONSIDERAÇÕES FINAIS

A medicina, em sua essência, sempre buscou o alívio do sofrimento e a promoção da saúde. No entanto, a complexidade dos desafios enfrentados na prática clínica, especialmente no cuidado de pacientes com múltiplas comorbidades, em que estaremos diante de problemas complexos e crônicos, exige uma abordagem que vá além da mera supressão de sintomas. A experiência clínica e as evidências acumuladas nos últimos anos apontam para a necessidade de uma abordagem integral, centrada na pessoa, que incorpore a visão holística, mudanças de estilo de vida, práticas de autocuidado e, quando apropriado, a terapia com *Cannabis* medicinal, como elemento de conexão entre todas essas dimensões. Este capítulo buscou explorar esses aspectos, culminando nas considerações que se seguem.

A integralidade do cuidado se manifesta na prática clínica quando reconhecemos o paciente como um ser complexo, dotado de necessidades físicas, emocionais, sociais e espirituais. A abordagem integral ao paciente com múltiplas comorbidades permite não apenas a identificação e o tratamento das diversas condições de saúde de maneira isolada, mas também a promoção de uma saúde global, considerando o paciente em sua totalidade. Isso implica uma mudança paradigmática, em que a relação médico-paciente se fortalece, permitindo um diálogo mais aberto e uma participação mais ativa do paciente em seu processo de cuidado.

O cuidado centrado na pessoa é um pilar fundamental nessa abordagem. Ao colocar o paciente no centro do processo, reconhecemos sua autonomia, preferências, valores e necessidades. Essa perspectiva é crucial para o desenvolvimento de um plano terapêutico personalizado, que considera não apenas as melhores evidências científicas disponíveis, mas também os objetivos e as circunstâncias de vida do paciente. A prática clínica mostra que quando as pessoas se sentem ouvidas, compreendidas e respeitadas, há uma maior adesão ao tratamento e, consequentemente, melhores resultados de saúde.

A visão holística é outro aspecto central da abordagem integral. Ela nos lembra que a saúde é mais do que a ausência de doença e abrange o bem-estar físico, mental, social e espiritual. Nesse contexto, a mudança de estilo de vida surge como uma ferramenta terapêutica poderosa. A adoção de uma alimentação saudável, a prática regular de atividade física, o manejo do estresse e a promoção de relações sociais positivas são elementos-chave para a promoção da saúde e a prevenção de doenças. Adicionalmente, o uso de suplementos e práticas de autocuidado pode oferecer suporte adicional ao equilíbrio do organismo, complementando as intervenções médicas convencionais.

A importância do vínculo nesse processo de abordagem integral não pode ser subestimada, desempenhando um papel crucial na eficácia do cuidado prestado. Esse relacionamento fortalecido facilita uma verdadeira parceria terapêutica, na qual as decisões são tomadas de forma colaborativa, considerando as melhores evidências científicas disponíveis, ao mesmo tempo em que se respeita a cultura, os valores e as preferências individuais do paciente. Além disso, a desmedicalização surge como um aspecto fundamental nesse contexto, buscando reduzir a excessiva dependência de intervenções farmacológicas e procedimentos invasivos, quando possível. Esse enfoque não apenas minimiza os riscos associados à polifarmácia e aos efeitos adversos das intervenções médicas, mas também promove uma maior autonomia do paciente no gerenciamento de sua saúde.

A *Cannabis* medicinal, dentro de uma abordagem terapêutica ajustada e responsável, representa uma opção promissora para o manejo de diversas condições clínicas. Sua utilização, baseada em uma compreensão profunda dos mecanismos de ação, dos perfis de segurança e das evidências científicas, pode oferecer benefícios significativos para pacientes com múltiplas comorbidades, especialmente naqueles casos em que as opções terapêuticas convencionais são limitadas, ineficazes ou associadas a efeitos adversos. A prescrição dos derivados canabinoides deve ser acompanhada de um monitoramento cuidadoso e de uma avaliação contínua da relação risco-benefício, considerando as particularidades de cada paciente. Diante dos avanços significativos e dos resultados promissores observados no uso da *Cannabis* medicinal como parte de uma abordagem terapêutica integral, especialmente no tratamento de condições de multimorbidades, torna-se imperativo que mais profissionais de saúde, pesquisadores, associações e instituições de pesquisa dediquem-se ao estudo dessa modalidade de tratamento. Além disso, a disseminação de informações baseadas em evidências contribuirá para desmistificar preconceitos e abrir caminhos para políticas de saúde mais inclusivas e eficazes.

A colaboração entre profissionais de saúde, pacientes e formuladores de políticas é essencial para superar barreiras regulatórias, expandir o acesso e integrar a *Cannabis* medicinal às práticas de cuidado de forma ética e segura. Ao investir em pesquisa de qualidade, educação continuada e diálogo aberto, podemos desvendar novas possibilidades de tratamento, proporcionando alívio e melhor qualidade de vida. Esse é um convite à ação para toda a comunidade científica e sociedade em geral, para que juntos possam avançar no conhecimento e na aplicação da *Cannabis* medicinal, consolidando-a como uma opção terapêutica integral, segura e eficiente no cenário da saúde contemporânea.

Dessa forma, a abordagem integral ao paciente com múltiplas comorbidades é um caminho promissor para uma nova visão de saúde. Ela oferece uma oportunidade para avaliarmos as práticas de cuidado, ampliarmos nosso entendimento sobre saúde e doença e, sobretudo, para restabelecermos o compromisso com o cuidado humanizado, eficaz e centrado na pessoa. Ao integrar conhecimentos da medicina convencional com estratégias inovadoras, como o uso dos derivados canabinoides, estamos não apenas expandindo nosso arsenal terapêutico, mas também promovendo uma medicina mais inclusiva, personalizada e efetiva. O desafio que se apresenta é grande, mas os benefícios potenciais para os pacientes, profissionais de saúde e à sociedade como um todo são imensuráveis. Estamos diante de uma oportunidade única de liderar uma transformação na maneira como concebemos e praticamos o cuidado em saúde, rumo a um futuro em que o bem-estar e a qualidade de vida dos pacientes sejam o centro de nossas ações.

REFERÊNCIAS BIBLIOGRÁFICAS

1. Rome IV, Criteria. Rome Foundation. 2020. Disponível em: https://theromefoundation.org/rome-iv/rome-iv-criteria/; acessado em: 12 fev. 2024.
2. Meneses-Gaya C, Zuardi AW, Loureiro SR, Hallak JEC, Trzesniak C, De Azevedo Marques JM, et al. Is the full version of the AUDIT really necessary? Study of the validity and internal construct of its abbreviated versions. Alcoholism: Clinical and Experimental Research. 2010 Jul 21;34(8):1417-24.
3. Portuguese Brazil WHOQOL-BREF. Disponível em: https://www.who.int/tools/whoqol/whoqol-bref/docs/default-source/publishing-policies/whoqol-bref/portuguese-brazil-whoqol-bref; acessado em: 27 fev. 2024.
4. Fleck MP, Louzada S, Xavier M, Chachamovich E, Vieira G, Santos L, et al. Aplicação da versão em português do instrumento abreviado de avaliação da qualidade de vida "WHOQOL-bref." Revista de Saúde Pública. 2000 Apr;34(2):178-83.
5. Murphy DF, MacDonald A, Poder C, Unwin A, MacSullivan R. Measurement of pain: a comparison of the visual analogue with a nonvisual analogue Scale. The Clinical Journal of Pain. 1987;3(4):197-200.
6. Francis CY, Morris J, Whorwell PJ. The irritable bowel severity scoring system: a simple method of monitoring irritable bowel syndrome and its progress. Alimentary Pharmacology & Amp; Therapeutics. 1997 Apr;11(2):395-402.
7. Gaziano JM, Hennekens CH, O'Donnell CJ, Breslow JL, Buring JE. Fasting triglycerides, high-density lipoprotein, and risk of myocardial infarction. Circulation. 1997 Oct 21;96(8):2520-5.

8. Salazar MR, Carbajal HA, Espeche WG, Aizpurúa M, Marillet AG, Leiva Sisnieguez CE, et al. Use of the triglyceride/high-density lipoprotein cholesterol ratio to identify cardiometabolic risk: impact of obesity? Journal of Investigative Medicine. 2017 Feb;65(2):323-7.
9. The Emerging Risk Factors Collaboration. Separate and combined associations of body-mass index and abdominal adiposity with cardiovascular disease: collaborative analysis of 58 prospective studies. The Lancet. 2011 Mar;377(9771):1085-95.
10. Dang K, Wang X, Hu J, Zhang Y, Cheng L, Qi X, et al. The association between triglyceride--glucose index and its combination with obesity indicators and cardiovascular disease: NHANES 2003-2018. Cardiovascular Diabetology. 2024 Jan 6;23(1).
11. Nutrition, (NFS) FS. Diet, nutrition and the prevention of chronic diseases: report of a joint WHO/FAO expert consultation. World Health Organization. 2002 Mar 4. Disponível em: https://www.who.int/publications/i/item/924120916X; acessado em: 11 mar 2024.
12. Brasil. Ministério da Saúde. Guia alimentar para a população brasileira. Ministério da Saúde, Secretaria de Atenção Primária à Saúde, Departamento de Promoção da Saúde. 2. ed. atualizada [versão eletrônica]. Brasília: Ministério da Saúde, 2019. 151 p. Disponível em: https://bvsms.saude.gov.br/bvs/publicacoes/guia_alimentar_populacao_brasileira_2ed.pdf.
13. Zaa CA, Marcelo ÁJ, An Z, Medina-Franco JL, Velasco-Velázquez MA. Anthocyanins: molecular aspects on their neuroprotective activity. Biomolecules. 2023 Oct 31;13(11):1598.
14. Fallah AA, Sarmast E, Fatehi P, Jafari T. Impact of dietary anthocyanins on systemic and vascular inflammation: systematic review and meta-analysis on randomised clinical trials. Food and Chemical Toxicology. 2020 Jan;135:110922.
15. Barker K, Holland AE, Skinner EH, Lee AL. Clinical outcomes following exercise rehabilitation in people with multimorbidity: a systematic review. Journal of Rehabilitation Medicine. 2023 Mar 6;55:jrm00377.
16. Garcia L, Pearce M, Abbas A, Mok A, Strain T, Ali S, et al. Non-occupational physical activity and risk of cardiovascular disease, cancer and mortality outcomes: a dose-response meta-analysis of large prospective studies. British Journal of Sports Medicine. 2023 Feb 28;57(15):979-89.
17. Desai S, Borg B, Cuttler C, Crombie KM, Rabinak CA, Hill MN, et al. A systematic review and meta-analysis on the effects of exercise on the endocannabinoid System. Cannabis and Cannabinoid Research. 2022 Aug 1;7(4):388-408.
18. Política nacional de práticas integrativas e complementares no SUS: atitude de ampliação de acesso. Brasil: Ministério da Saúde; 2006.
19. Rosado-Pérez J, Castelán-Martínez OD, Mújica-Calderón AJ, Sánchez-Rodríguez MA, Mendoza-Núñez VM. Effect of tai chi on markers of oxidative stress: systematic review and meta--analysis. International Journal of Environmental Research and Public Health. 2021 Mar 26;18(7):3458.
20. Zhao W, Ju H, Zhu K. Meta-analysis of the intervention effects of tai chi on fasting blood glucose, blood pressure and triglyceride in middle-aged and elderly people. The Aging Male. 2024 Jan 23;27(1).
21. Hutchinson AN, Tingö L, Brummer RJ. The potential effects of probiotics and ω-3 fatty acids on chronic low-grade inflammation. Nutrients. 2020 Aug 11;12(8):2402.
22. Di Meo, Margarucci, Galderisi, Crispi, Peluso. Curcumin, gut microbiota, and neuroprotection. Nutrients. 2019 Oct 11;11(10):2426.
23. An P, Wan S, Luo Y, Luo J, Zhang X, Zhou S, et al. Micronutrient supplementation to reduce cardiovascular risk. Journal of the American College of Cardiology. 2022 Dec;80(24):2269-85.
24. Huang L, Zhang F, Xu P, Zhou Y, Liu Y, Zhang H, et al. Effect of omega-3 polyunsaturated fatty acids on cardiovascular outcomes in patients with diabetes: a meta-analysis of randomized controlled trials. Advances in Nutrition. 2023 Jul;14(4):629-36.

25. Dabbaghi Varnousfaderani S, Musazadeh V, Ghalichi F, Kavyani Z, Razmjouei S, Faghfouri AH, et al. Alleviating effects of coenzyme Q10 supplements on biomarkers of inflammation and oxidative stress: results from an umbrella meta-analysis. Frontiers in Pharmacology. 2023 Aug 8;14.
26. Cheung MM, Dall RD, Shewokis PA, Altasan A, Volpe SL, Amori R, et al. The effect of combined magnesium and vitamin D supplementation on vitamin D status, systemic inflammation, and blood pressure: a randomized double-blinded controlled trial. Nutrition. 2022 Jul;99-100:111674.
27. Abboud M, Rizk R, AlAnouti F, Papandreou D, Haidar S, Mahboub N. The health effects of vitamin D and probiotic co-supplementation: a systematic review of randomized controlled trials. Nutrients. 2020 Dec 30;13(1):111.
28. Dong Y, Zhu H, Chen L, Huang Y, Christen W, Cook NR, et al. Effects of vitamin D3 and marine omega-3 fatty acids supplementation on biomarkers of systemic inflammation: 4-year findings from the VITAL randomized trial. Nutrients. 2022 Dec 14;14(24):5307.
29. Kopp L, Schweinlin A, Tingö L, Hutchinson AN, Feit V, Jähnichen T, et al. Potential modulation of inflammation and physical function by combined probiotics, omega-3 supplementation and vitamin D supplementation in overweight/obese patients with chronic low-grade inflammation: a randomized, placebo-controlled trial. International Journal of Molecular Sciences. 2023 May 10;24(10):8567.
30. Ried K. Garlic lowers blood pressure in hypertensive individuals, regulates serum cholesterol, and stimulates immunity: an updated meta-analysis and review. The Journal of Nutrition. 2016 Feb;146(2):389S-396S.
31. Chen X, Guan X, Tang Y, Deng J, Zhang X. Effects of cocoa products intake on cardiometabolic biomarkers of type 2 diabetes patients: a systematic review and meta-analysis based on both long-term and short-term randomised controlled trials. International Journal of Food Sciences and Nutrition. 2022 Mar 6;73(5):571-87.
32. Dicks L, Haddad Z, Deisling S, Ellinger S. Effect of an (–)-Epicatechin intake on cardiometabolic parameters – a systematic review of randomized controlled trials. Nutrients. 2022 Oct 26;14(21):4500.
33. Barroso VV, Zimmer Junior CJ, Mello Neto PC. Cannabis medicinal: guia de prescrição. Manole; 2023. p.190-9.
34. Thondala B, Pawar H, Chauhan G, Panjwani U. The effect of non-pharmacological interventions on sleep quality in people with sleep disturbances: a systematic review and a meta-analysis. Chronobiology International. 2023 Oct 3;40(10):1333-53.
35. Winders S, Lyon DE, Stechmiller JK, Kelly DL. Biomarkers of sleep disturbance in adults with chronic illness: a scoping review. Chronic Illness. 2022 Feb 18;19(1):3-25.
36. Irwin MR, Olmstead R, Carroll JE. Sleep disturbance, sleep duration, and inflammation: a systematic review and meta-analysis of cohort studies and experimental sleep deprivation. Biological Psychiatry. 2016 Jul;80(1):40-52.
37. Kisiolek JN, Flores VA, Ramani A, Butler B, Haughian JM, Stewart LK. Eight weeks of daily cannabidiol supplementation improves sleep quality and immune cell cytotoxicity. Nutrients. 2023 Sep 27;15(19):4173.
38. Kopustinskiene DM, Masteikova R, Lazauskas R, Bernatoniene J. Cannabis sativa L. bioactive compounds and their protective role in oxidative stress and inflammation. Antioxidants. 2022 Mar 29;11(4):660.
39. Atalay S, Jarocka-Karpowicz I, Skrzydlewska E. Antioxidative and anti-inflammatory properties of cannabidiol. Antioxidants. 2019 Dec 25;9(1):21.
40. Kluthcovsky ACGC, Kluthcovsky FA. O WHOQOL-bref, um instrumento para avaliar qualidade de vida: uma revisão sistemática. Revista de Psiquiatria do Rio Grande do Sul. 2009;31(3 suppl).

Capítulo **2**

Alzheimer

Victor Vilhena Barroso
Carlos José Zimmer Junior
Pedro da Costa Mello Neto

RESUMO

Paciente diagnosticada com doença de Alzheimer (DA), apresentando declínio cognitivo, perda progressiva da autonomia e independência, demonstrando melhora dos sintomas comportamentais e desmame gradual de medicamentos alopáticos, após associação de extratos à base de *Cannabis* de espectro completo ao tratamento atual.

APRESENTAÇÃO

AEA, feminina, 72 anos de idade, aposentada, ensino fundamental completo, casada e mãe de três filhos, comparece à consulta acompanhada pelo filho mais velho devido a dificuldade na execução das atividades de vida diária (AVD), com perda progressiva da autonomia e independência. Há aproximadamente quatro anos, iniciou com leves esquecimentos e dificuldade para fazer as famosas receitas culinárias que reuniam a família nos almoços de domingo. Com o passar dos meses, somam-se ao quadro, inquietação – frequentemente no final da tarde perambula pela casa abrindo repetitivamente portas e gavetas – e alterações da memória, esquecendo seguidamente que já fez uso dos medicamentos diários para tratar hipertensão arterial. A evolução nos meses seguintes, com apatia, irritabilidade e despertares noturnos com andanças pela casa, foi o que motivou a procura da família por um geriatra. Após avaliação minuciosa e solicitação de exames complementares, foi sugerido o diagnóstico de DA moderado (*Clinical Dementia Rating* – CDR 2) e iniciado tratamento com donepezila e sertralina, além de reabilitação cognitiva e do tratamento fisioterápico, obtendo atenuação de alguns dos sintomas por um período. Apesar do uso dos medicamentos, com o passar dos meses evolui com declínio funcional progressivo, necessitando de ajuda para consumir alimentos e ir ao banheiro. Além do uso contínuo da pregabalina para as dores articulares, durante os últimos meses também fez uso de memantina e trazodona. Sem melhora com os fármacos sugeridos e a necessidade de cuidado integral progressivo, é trazida à consulta em busca de alternativas terapêuticas que melhorem sua qualidade de vida.

Ao exame físico, encontrava-se em bom estado geral e hemodinamicamente estável. Durante a avaliação neurológica apresentou alterações nas seguintes escalas:

a. O miniexame do estado mental (MEEM)[1] revelou alterações na memória de evocação, atenção, cálculo, orientação, comando e cópia de pentágonos, somando 14 pontos dos 30 possíveis. A paciente não conseguiu reproduzir o desenho no teste do relógio.
b. Aplicou-se o Inventário Neuropsiquiátrico – questionário (NPI-Q)[2] ao cuidador, pontuando nas questões que avaliavam agitação (7), depressão (4), ansiedade (2), apatia (6), irritabilidade (5), motor (2), comportamento noturno (5) e apetite (2), totalizando 33 pontos.
c. A pontuação do Índice de vulnerabilidade clínico-funcional (IVCF-20)[3] na primeira consulta foi "alta", totalizando 27 pontos. Os eixos avaliados encontram-se na Tabela 1.

AVALIAÇÃO DIAGNÓSTICA

- Doença de Alzheimer.
- Distúrbio do sono.
- Hipertensão arterial sistêmica.
- Dor crônica.

EVOLUÇÃO

Associado ao tratamento, o extrato de *Cannabis* de espectro completo, rico em canabidiol (CBD), 20 mg/mL, na posologia de 1 mg, via sublingual, a cada 12 horas, inicialmente às 7 h e às 19 h. Durante os primeiros dias de uso foram relatadas sonolência e tontura, que desapareceram ao final da primeira semana. Apresentando melhora discreta do sono e ausência de reações indesejáveis, durante a segunda semana foram realizados ajustes de doses, inicialmente para 2 mg e logo para 3 mg, duas vezes ao dia, além da introdução do extrato de *Cannabis* de espectro completo, rico em tetra-hidrocanabinol (THC), 15 mg/mL, na dose de 1 mg, via sublingual, à noite. Os relatos ao final dessa segunda semana foram alívio das artralgias e redução substancial dos despertares noturnos. Diante dos relatos positivos e inexistência de efeitos adversos, decidiu-se manter a dosagem de CBD e modular o THC para 1 mg duas vezes ao dia. Na terceira semana houve redução da agressividade, agitação e os relatos de dores articulares praticamente desapareceram. Apresentou uma melhora substancial do humor, inclusive retomando o hábito de cantarolar durante as tardes. Após um mês de iniciada a terapêutica canabinoide e pactuação com o geriatra assistente, decidiu-se suspender o uso da pregabalina e iniciar o desmame gradual da sertralina e trazodona, até a suspensão total após algumas semanas. Houve ainda uma diminuição das dosagens do anti-hipertensivo, uma vez que a idosa se encontrava com níveis pressóricos compensados, humor estável e ausência de dor. Passados três meses, a paciente estava utilizando diariamente 6 mg de CBD e 4 mg de THC, donepezila, memantina e anti-hipertensivo em doses mínimas. Aplicou-se, portanto, as escalas para mensurar a evolução do caso: (i) MEEM aumentou de 14 para 18 pontos, demonstrando melhora na cognição; (ii) IVCF-20 permanece "alto" porém diminuiu de 27 para 16 pontos, melhorando substancialmente o humor, nutrição, além da redução na quantidade de medicamentos utilizados (Tabela 2); (iii) NPI-Q reduziu de 33 para 13 pontos, melhorando a agitação, ansiedade, depressão, apatia, irritabilidade, componente motor, comportamento noturno e apetite.

DISCUSSÃO

A doença de Alzheimer é caracterizada por um processo neurodegenerativo lento e gradual. A maioria dos pacientes vai apresentar durante o adoecimento sintomas neuropsiquiátricos e alterações comportamentais que impactam negativamente a funcionalidade do indivíduo e a qualidade de vida do paciente e das pessoas de seu entorno. As limitações farmacológicas atuais

Tabela 1 Pontuação inicial do IVCF-20

<table>
<tr><td>0</td><td>1</td><td>2</td><td>3</td><td>4</td><td>5</td><td>6</td><td>**7**</td><td>8</td><td>9</td><td>10</td><td>11</td><td>12</td><td>13</td><td>14</td><td>**15**</td><td>16</td><td>17</td><td>18</td><td>19</td><td>20</td><td>21</td><td>22</td><td>23</td><td>24</td><td>25</td><td>26</td><td>(27)</td><td>28</td><td>29</td><td>30</td><td>31</td><td>32</td><td>33</td><td>34</td><td>35</td><td>36</td><td>37</td><td>38</td><td>39</td><td>40</td></tr>
<tr><td colspan="6">**Baixa**
Vulnerabilidade clínico-
-funcional (0 a 6 pontos)</td><td colspan="8">**Moderada**
Vulnerabilidade clínico-
-funcional (7 a 14 pontos)</td><td colspan="27">**Alta**
Vulnerabilidade clínico-funcional (≥ 15 pontos)</td></tr>
<tr><td colspan="2" rowspan="2">Idade</td><td colspan="4" rowspan="2">Autopercepção da saúde</td><td colspan="3" rowspan="2">AVD instrumental</td><td colspan="2" rowspan="2">AVD básica</td><td colspan="3" rowspan="2">Cognição</td><td colspan="2" rowspan="2">Humor</td><td colspan="11">Mobilidade</td><td colspan="4">Comunicação</td><td colspan="10">Comorbidade múltipla</td></tr>
<tr><td colspan="2">MMSS</td><td colspan="3">Sarcopenia (nutrição)</td><td colspan="2">Marcha (quedas)</td><td colspan="4">Continência esfincteriana</td><td colspan="2">Visão</td><td colspan="2">Audição</td><td colspan="4">Polifarmácia (≥ 5 drogas/dia)</td><td colspan="3">Internação recente (< 6 meses)</td><td colspan="3">Polipatologia (≥ 5 doenças)</td></tr>
</table>

A pontuação no teste demonstrou alta vulnerabilidade clínico-funcional. As caixas em cinza escuro evidenciam as alterações identificadas na paciente: autopercepção da saúde, AVD instrumental, AVD básica, cognição, humor, mobilidade – sarcopenia e marcha, polifarmácia.

Fonte: elaborada pelos autores.[4]

Tabela 2 Evolução do IVCF-20 após 3 meses

<table>
<tr><td>0</td><td>1</td><td>2</td><td>3</td><td>4</td><td>5</td><td>6</td><td>**7**</td><td>8</td><td>9</td><td>10</td><td>11</td><td>12</td><td>13</td><td>14</td><td>**15**</td><td>(16)</td><td>17</td><td>18</td><td>19</td><td>20</td><td>21</td><td>22</td><td>23</td><td>24</td><td>25</td><td>26</td><td>27</td><td>28</td><td>29</td><td>30</td><td>31</td><td>32</td><td>33</td><td>34</td><td>35</td><td>36</td><td>37</td><td>38</td><td>39</td><td>40</td></tr>
<tr><td colspan="6">**Baixa**
Vulnerabilidade clínico-
-funcional (0 a 6 pontos)</td><td colspan="8">**Moderada**
Vulnerabilidade clínico-funcional
(7 a 14 pontos)</td><td colspan="27">**Alta**
Vulnerabilidade clínico-funcional (≥ 15 pontos)</td></tr>
<tr><td colspan="2" rowspan="2">Idade</td><td colspan="4" rowspan="2">Autopercepção da saúde</td><td colspan="3" rowspan="2">AVD instrumental</td><td colspan="2" rowspan="2">AVD básica</td><td colspan="3" rowspan="2">Cognição</td><td colspan="2" rowspan="2">Humor</td><td colspan="11">Mobilidade</td><td colspan="4">Comunicação</td><td colspan="10">Comorbidade múltipla</td></tr>
<tr><td colspan="2">MMSS</td><td colspan="3">Sarcopenia (nutrição)</td><td colspan="2">Marcha (quedas)</td><td colspan="4">Continência esfincteriana</td><td colspan="2">Visão</td><td colspan="2">Audição</td><td colspan="4">Polifarmácia (≥ 5 drogas/dia)</td><td colspan="3">Internação recente (< 6 meses)</td><td colspan="3">Polipatologia (≥ 5 doenças)</td></tr>
</table>

As caixas em cinza escuro evidenciam as alterações identificadas na paciente: autopercepção da saúde, AVD instrumental, AVD básica, cognição e marcha.

Fonte: elaborada pelos autores.[4]

para controle da doença motivam a busca por alternativas terapêuticas capazes de atenuar a sintomatologia do paciente com DA. Na patogenia da DA, o acúmulo cerebral de peptídeo beta-amiloide possibilita diferentes vias que contribuem para a neurodegeneração: resposta inflamatória, estresse oxidativo, excitotoxicidade, formação de emaranhados neurofibrilares e ativação da cascata apoptótica neuronal.[5] As mutações genéticas, condições ambientais, emocionais, idade e hábitos de vida são responsáveis por um estado inflamatório crônico, contribuindo para a disfunção e morte dos neurônios.[6,7]

Estudos sugerem alterações do funcionamento do sistema endocanabinoide (SEC) no cérebro dos pacientes com DA.[8] Os receptores CB1 são expressos normalmente em grande quantidade nos neurônios do hipocampo e do córtex cerebral de humanos, regiões afetadas pela doença.[9] O papel desempenhado pelo sistema endocanabinoide na fisiopatologia dessas doenças vem sendo cada vez mais pesquisado (ver Figura 1).[10] Estudos clínicos em pacientes dementados com a utilização de análogos sintéticos do THC obtiveram melhora significativa nos sintomas agressividade/agitação e discreta melhora cognitiva de acordo com os escores do miniexame do estado mental.[11] Volicer et al. realizaram um estudo em pacientes com DA em fase avançada com um análogo sintético de THC. O tratamento melhorou o apetite e reduziu os sintomas de agitação e depressão.[12] A atenuação dos sintomas neuropsiquiátricos do paciente com DA foi demonstrada por Hermush et al. em um estudo que utilizou formulações contendo os dois principais compostos presentes na planta (CBD e THC) com redução relativa significativa dos sintomas neuropsiquiátricos.[13] Outros sintomas como delírios, agitação, agressividade, irritabilidade, apatia, sono, além da angústia do cuidador, foram atenuados com a associação de canabinoides ao tratamento farmacológico.[14] A segurança no uso terapêutico dos canabinoides em pacientes portadores de demência demonstrada por Pautex et al. evidencia a *Cannabis sativa* L. como uma alternativa promissora diante das limitações farmacológicas atuais.[15]

As terapias farmacológicas disponíveis para a DA estão voltadas para a melhora cognitiva, com a utilização dos inibidores da colinesterase (donepezila, galantamina e rivastigmina), antagonista de receptor N-metil-D-aspartato (memantina), terapias modificadoras da doença (anticorpos monoclonais, vacinas, oligonucleotídeos antisense (ASOs), proteínas terapêuticas, moléculas pequenas) e atenuação dos sintomas neuropsiquiátricos, com a utilização de antidepressivos (citalopram, sertralina ou trazodona) ou antipsicóticos (risperidona, aripiprazol ou quetiapina).[16]

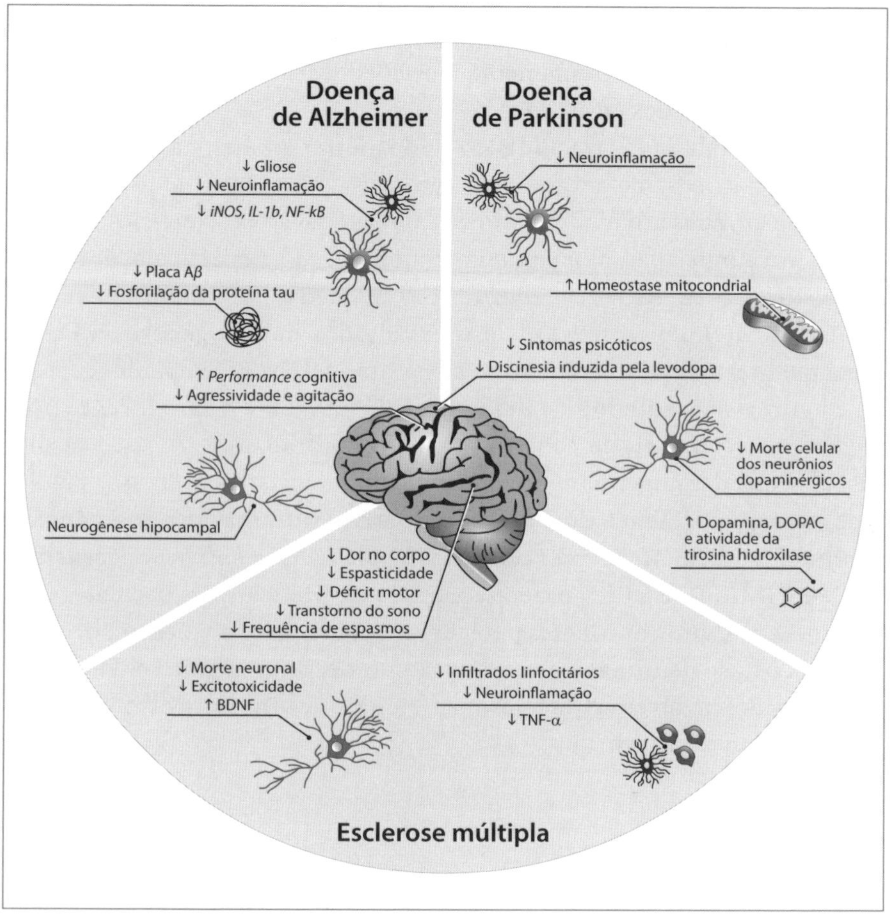

Figura 1 Influência do sistema endocanabinoide nas principais doenças neurodegenerativas.
Fonte: adaptada de Paes-Colli.[10]

A abordagem multidisciplinar no cuidado do paciente com síndrome demencial é fundamental na conduta do portador de DA. Intervenções multiprofissionais e estratégias multicomponentes e multidimensionais são essenciais para que as diferentes questões que envolvem o paciente e seu cuidador possam ser corretamente abordadas. A estimulação cognitiva, reestruturação ambiental, arteterapia, terapia ocupacional, dança, musicoterapia, prática de atividade física, fisioterapia, fonoaudiologia, orientações nutricionais, manejo dos sintomas mais prevalentes e o controle metabólico minimizam os impactos da demência e fortalecem as potencialidades do paciente. Os grupos de apoio ao cuidador e familiares são necessários para promover informação, treinamento e psicoeducação visando a melhora na qualidade de vida dos envolvidos.[16]

Uma rotina de exercício físico pode ajudar a amenizar os sintomas neuropsiquiátricos, melhorar a cognição e a independência do paciente com demência em suas atividades cotidianas. A aplicação de exercícios de equilíbrio, força muscular, alongamento e mobilização das articulações fortalece as funções executivas e reduz o risco de quedas.[17] A nutrição adequada é capaz de atenuar os mecanismos envolvidos na patogênese da DA. A dieta mediterrânea (MeDi) é associada a um melhor desempenho cognitivo e a um risco reduzido de demências.[18] A *Dietary Approaches to Stop Hypertension* (DASH) demonstrou proteger contra fatores de risco cardiovascular que desempenham um papel de modulação dos processos patológicos, como a presença do estresse oxidativo, inflamação e resistência à insulina.[19] A dieta *Mediterranean-DASH Intervention for Neurodegenerative Delay* (Mind) também parece apresentar benefícios aos pacientes com demência.[20] Alguns nutrientes parecem desempenhar funções importantes na homeostase neuronal e estabilização do declínio cognitivo. Devemos, portanto, desenvolver estratégias nutricionais destinadas a otimizar o envelhecimento saudável.

CONSIDERAÇÕES FINAIS

Existem evidências neurobiológicas de que os canabinoides podem exercer um papel importante na modulação de processos patológicos na DA. O CBD sugere impacto na melhora da memória, ansiedade e sono, como antipsicótico, além de reduzir a agitação. Ao inibir competitivamente a acetilcolinesterase, disponibilizando mais acetilcolina ao cérebro e proteção neuronal a partir da redução de excitotoxicidade glutamatérgica, o THC vem demonstrando ser um aliado imprescindível no tratamento,[21] além de reduzir a agitação e agressividade, melhora da depressão e fadiga, estimulação do apetite e controle da dor. É importante conhecer as interações entre os principais medicamentos utilizados nos pacientes com demência e os derivados da *Cannabis*. De forma geral, os canabinoides apresentam menos efeitos colaterais e vem se consolidando como uma opção segura, e em virtude de sua baixa toxicidade, uma alternativa promissora.

REFERÊNCIAS BIBLIOGRÁFICAS

1. Folstein MF, Folstein SE, McHugh PR. "Mini-mental state." Journal of Psychiatric Research. 1975 Nov;12(3):189-98.
2. Cummings JL, Mega M, Gray K, Rosenberg-Thompson S, Carusi DA, Gornbein J. The neuropsychiatric inventory. Neurology. 1994 Dec;44(12):2308.
3. Moraes EN de, Carmo JA do, Moraes FL de, Azevedo RS, Machado CJ, Montilla DER. Clinical-functional vulnerability index-20 (IVCF-20): rapid recognition of frail older adults. Revista de Saúde Pública. 2016;50(0).
4. IVCF20 – Geriatria e gerontologia. IVCF-20. Disponível em: http://www.ivcf-20.com.br; acessado em: 10 jan. 2024.
5. Selkoe DJ, Hardy J. The amyloid hypothesis of Alzheimer's disease at 25 years. EMBO Molecular Medicine. 2016 Mar 29;8(6):595-608.
6. Heneka MT, Carson MJ, Khoury JE, Landreth GE, Brosseron F, Feinstein DL, et al. Neuroinflammation in Alzheimer's disease. The Lancet Neurology. 2015 Apr;14(4):388-405.
7. Venegas C, Kumar S, Franklin BS, Dierkes T, Brinkschulte R, Tejera D, et al. Microglia-derived ASC specks cross-seed amyloid-β in Alzheimer's disease. Nature. 2017 Dec;552(7685):355-61.
8. Cristino L, Bisogno T, Di Marzo V. Cannabinoids and the expanded endocannabinoid system in neurological disorders. Nature Reviews Neurology. 2019 Dec 12;16(1):9-29.
9. Bedse G, Romano A, Lavecchia AM, Cassano T, Gaetani S. The Role of endocannabinoid signaling in the molecular mechanisms of neurodegeneration in Alzheimer's disease. Journal of Alzheimer's Disease. 2014 Dec 23;43(4):1115-36.
10. Paes-Colli Y, Aguiar AFL, Isaac AR, Ferreira BK, Campos RMP, Trindade PMP, et al. Phytocannabinoids and cannabis-based products as alternative pharmacotherapy in neurodegenerative diseases: from hypothesis to clinical practice. Frontiers in Cellular Neuroscience. 2022 May 30;16.
11. Herrmann N, Ruthirakuhan M, Gallagher D, Verhoeff NPLG, Kiss A, Black SE, et al. Randomized placebo-controlled trial of nabilone for agitation in Alzheimer's disease. The American Journal of Geriatric Psychiatry. 2019 Nov;27(11):1161-73.
12. Volicer L, Stelly M, Morris J, McLaughlin J, Volicer BJ. Effects of dronabinol on anorexia and disturbed behavior in patients with Alzheimer's disease. International Journal of Geriatric Psychiatry. 1997 Sep;12(9):913-9.
13. Hermush V, Ore L, Stern N, Mizrahi N, Fried M, Krivoshey M, et al. Effects of rich cannabidiol oil on behavioral disturbances in patients with dementia: a placebo controlled randomized clinical trial. Frontiers in Medicine. 2022 Sep 6;9.
14. Shelef A, Barak Y, Berger U, Paleacu D, Tadger S, Plopsky I, et al. Safety and efficacy of medical cannabis oil for behavioral and psychological symptoms of dementia: an-open label, add-on, pilot study. Journal of Alzheimer's Disease. 2016 Feb 27;51(1):15-9.
15. Pautex S, Bianchi F, Daali Y, Augsburger M, de Saussure C, Wampfler J, et al. Cannabinoids for behavioral symptoms in severe dementia: safety and feasibility in a long-term pilot observational study in nineteen patients. Frontiers in Aging Neuroscience. 2022 Sep 29;14.
16. Aprahamian I, Brucki SMD. Doença de Alzheimer: diagnóstico e tratamento. Disponível em: Manole Bibliotech, Manole, 2024.
17. Kouloutbani K, Karteroliotis K, Politis A. The effect of physical activity on dementia. Psychiatriki. 2019 Jul 1;30(2):142-55.
18. Petersson S, Philippou E. The effects of Mediterranean Diet on cognitive function and dementia: systematic review of the evidence. Clinical Nutrition ESPEN. 2016 Jun;13:e67.

19. Berendsen AAM, Kang JH, van de Rest O, Feskens EJM, de Groot LCPGM, Grodstein F. The dietary approaches to stop hypertension diet, cognitive function, and cognitive decline in American older women. Journal of the American Medical Directors Association. 2017 May;18(5):427-32.
20. Nishi SK, Babio N, Gómez-Martínez C, Martínez-González MÁ, Ros E, Corella D, et al. Mediterranean, DASH, and MIND dietary patterns and cognitive function: the 2-year longitudinal changes in an older Spanish cohort. Frontiers in Aging Neuroscience. 2021 Dec 13;13.
21. Barroso VV, Zimmer Junior CJ, Mello Neto PC. Cannabis medicinal: guia de prescrição. Barueri: Manole; 2023.

Capítulo **3**

Câncer

Paula Dall'Stella

RESUMO

Paciente feminina de 40 anos, com diagnóstico de glioma de alto grau, submetida a ressecção cirúrgica subtotal, terapia de quimiorradiação e regime de medicamentos PCV (procarbazina, lomustina e vincristina), associado ao canabidiol (CBD) isolado e vaporização de inflorescências de *Cannabis* ricas em tetra-hidrocanabinol (THC), apresentando evolução clínica e radiológica satisfatória.

APRESENTAÇÃO

Paciente do sexo feminino de 40 anos, diagnosticada com glioma após apresentar uma crise convulsiva generalizada do tipo tônico-clônica. A ressonância magnética (RNM) na época a caracterizou como lesão expansiva infiltrativa predominantemente na região subcortical, com contornos mal definidos, localizada no lobo temporal esquerdo, envolvendo os giros temporal superior, médio e inferior. A lesão comprometia grande parte do lobo temporal esquerdo, estendendo-se até o istmo temporal, a porção posterior da ínsula. Foi realizada a ressecção cirúrgica parcial e o resultado do estudo anatomopatológico foi astrocitoma grau II com coloração Ki-67 de 5%. Submetida a quimioterapia com temozolomida (TMZ) a uma dose de 366 mg diariamente durante cinco dias a cada 28 dias, totalizando 1.830 mg por ciclo, durante os dois anos seguintes. Em virtude da estabilidade da lesão, foi suspenso o tratamento com TMZ nos anos seguintes, até que, durante o acompanhamento trimestral com RNM, foi observado aumento nas dimensões da lesão remanescente, notadamente no istmo temporal, o que teve um efeito expansivo semelhante nas estruturas encefálicas adjacentes. Com isso, a equipe de neuro-oncologia optou por modificar o regime de TMZ, sugerindo a utilização diária na dose de 130 mg ao dia. Com o tratamento, a paciente evoluiu com perda de 14 kg de peso corporal, o que foi associado a anorexia, depressão e também a insônia. Em razão dos efeitos colaterais da terapêutica instituída, demonstrando grande impacto na qualidade de vida do paciente e sua manifestação em descontinuá-lo, optou-se por retomar o antigo regime de ciclos de TMZ a cada 28 dias e manter o acompanhamento trimestral com RNM; no entanto, o tamanho do tumor continuou a aumentar. Após alguns meses de evolução, decidiu-se pela descontinuidade da TMZ e uma nova abordagem cirúrgica com a tentativa de redução do volume tumoral. Nessa reabordagem cirúrgica, uma nova biópsia demonstrou progressão para glioblastoma multiforme (GBM) grau IV. Após um mês da cirurgia, foi instituído o tratamento com quimiorradiação. A radioterapia foi administrada cinco dias por semana, durante seis semanas, totalizando 30 frações. A dose total de radioterapia administrada foi de 60 Gy (Gray), dividida em frações diárias de 2 Gy e TMZ diariamente na dose de 130 mg. Durante esse período, a paciente não utilizou nenhum medicamento sintomático, apenas manteve o uso de levetiracetam (Keppra®) 750 mg duas vezes ao dia, que já fazia uso desde a primeira cirurgia.

Em avaliações gerais, a paciente encontrou-se em alerta, consciente e orientada, capaz de responder às perguntas de maneira coerente e adequada ao contexto. Pressão arterial, frequência cardíaca, respiratória e temperatura dentro dos limites normais, indicando estabilidade fisiológica durante todo o tratamento. Na avaliação neurológica, os reflexos nos membros direitos foram caracterizados como hiperativos em comparação com o lado esquerdo, indicando alterações no reflexo neurológico como sequela da cirurgia. Em relação à força muscular, foi caracterizada uma notável redução nos membros superiores e inferiores do lado direito. A paciente apresentava dificuldade em realizar movimentos contra resistência, e a força é classificada como 3/5 na escala de força muscular. Durante a avaliação sensitiva, foi observada leve diminuição da sensibilidade ao toque no lado direito, embora a sensibilidade à dor e à temperatura tenham se mantido intactas. Na avaliação do tônus muscular do lado direito, ligeiramente aumentado e indicativo de rigidez, não havia sinais claros de espasticidade. Com relação à mobilidade, demonstrava dificuldade em se levantar da posição sentada e apresentava uma marcha instável, com tendência a arrastar o pé direito. Comunicava-se de maneira eficaz e sem evidências de afasia ou dificuldades de compreensão. Sobre o estado emocional, a paciente apresentava bom ajuste psicológico ao seu estado atual, porém com sinais de ansiedade e sintomas depressivos significativos no início do tratamento com a quimiorradiação. Os controles radiológicos periódicos relacionados à pseudoprogressão (PSD) ou possível progressão tumoral eram realizados com RNM trimestral e demonstraram uma redução progressiva dos achados relacionados a PSD durante o acompanhamento de dois anos.

AVALIAÇÃO

- Glioblastoma multiforme grau IV.

EVOLUÇÃO

O CBD foi introduzido um mês antes do início da quimiorradiação e foi realizado um esquema de incremento de doses semanal. Inicialmente a dose instituída foi de 50 mg ao dia, dividida em duas tomadas de 25 mg, a cada 12 horas durante ou após o café da manhã e o jantar. Optou-se pelo acréscimo do CBD na dose de 50 mg por semana, até a dose de 300 mg ao dia, associado ao uso vaporizado do THC. Após o término da quimiorradiação, a paciente manteve o uso do levetiracetam e do CBD, suspendendo o uso do THC. Após quatro semanas, foi introduzido o regime de quimioterapia de múltiplas drogas PCV (procarbazina, lomustina e vincristina). A lomustina era tomada por via oral em dose única no dia um do ciclo. Foi associado antes da administração o antiemético ondansetrona 8 mg via oral (VO) ou intravenosa (IV) 30 minutos antes da dose da lomustina. A paciente, nesse dia, fazia uso da vaporização de flores de THC uma hora antes da lomustina e mantinha uso a cada 4 a 5 horas durante os próximos quatro dias associado a ondansetrona 8 mg a cada 12 horas por 1 a 2 dias e dexametasona 8 mg VO por 2 a 3 dias para prevenir náuseas e vômitos tardios. A procarbazina era tomada por VO diariamente do dia 8 ao dia 21 do ciclo. Fazia uso de ondansetrona 8 mg a cada 12 horas nos primeiros 3 dias e dexametasona 4 mg VO duas vezes ao dia, especialmente nos primeiros dias de administração. Prometazina 25 mg VO conforme necessário para controle adicional de náuseas. Nessa fase, fazia uso da vaporização de flores de THC uma hora antes da procarbazina e mantinha o uso a cada 2 a 3 horas durante praticamente todo o ciclo. A vincristina era administrada IV nos dias 8 e 29 do ciclo, mantendo a ondansetrona 8 mg a cada 12 horas por dois dias associada ao lorazepam 1 mg VO ou IV conforme necessário para náuseas associadas à ansiedade. A dexametasona era administrada 30 a 60 minutos antes da quimioterapia, em dose de 10 mg IV e continuada por 2 a 3 dias após a quimioterapia, em doses de 8 mg duas vezes ao dia. A paciente, nessa fase, fazia uso da vaporização de flores de THC uma hora antes do uso da aplicação da vincristina e mantinha o uso a cada 2 a 3 horas por aproximadamente 2 a 3 semanas. Durante os 6 ciclos de PCV, o CBD foi mantido na dose de 200 mg ao dia, dividida em duas tomadas de 100 mg a cada 12 horas. Sobre os horários das vaporizações de THC, optou-se por deixar a paciente livre na escolha, ajustando-os de forma mais adequada à sua sensibilidade aos efeitos colaterais do tratamento.

Motivada por objetivos ambiciosos, a paciente se engajou em um programa de reabilitação intenso, incluindo fisioterapia cinco vezes por semana e natação, com o objetivo de competir nas Paralimpíadas. Essa rotina não só ajudou a melhorar sua condição física, mas também proporcionou um significativo impulso motivacional. Além disso, para o manejo dos efeitos colaterais da quimioterapia, optou por utilizar a vaporização de flores secas de *Cannabis* ricas em THC múltiplas vezes durante o dia. O THC foi especialmente útil para controlar as náuseas matinais e promover relaxamento muscular após atividades físicas, enquanto o CBD foi usado após as refeições do café da manhã e do jantar; relatava que, especialmente à noite, isso facilitava o sono ao reduzir substancialmente a ansiedade. Relatou que o uso estratégico do THC, especialmente fora dos horários de fisioterapia e treinos, permitiu manter a atividade física de forma praticamente constante, apesar da intensa fadiga, característica desse tratamento. Notou uma melhora significativa na qualidade do sono e uma redução nos episódios de ansiedade e sintomas de depressão, referindo tal efeito ao uso combinado de THC e CBD. Além disso, a vaporização após atividades esportivas ajudou a gerenciar a prostração e a manter a motivação para seguir com seus treinamentos. Importante destacar que o uso dos canabinoides não teve efeito de melhora na perda de força muscular ou na alteração da marcha, indicando que a *Cannabis* foi efetiva principalmente para o manejo sintomático, sem interferir na evolução da condição neuromuscular. A manutenção do peso e massa muscular representava um grande desafio, e devido à experiência prévia com uma perda de peso significativa de 14 kg em tratamentos anteriores, sem a utilização da *Cannabis*, essa preocupação tornou-se uma prioridade no plano de cuidados. Com o apoio da nutricionista, implementou-se uma dieta rica em macronutrientes essenciais, como proteínas, gorduras e carboidratos. A rotina de suplementação também incluiu creatina, vitaminas do complexo B, vitaminas lipossolúveis (A, D, K, E), antioxidantes e minerais, visando apoiar a manutenção da massa muscular e a recuperação geral. Para melhorar as náuseas e vômitos induzidos pela quimioterapia e aumentar o paladar e o apetite, a paciente adotou o uso de vaporização de flores de *Cannabis*, estrategicamente utilizada uma hora antes das refeições. A *Cannabis* provou ser eficaz em reduzir as náuseas e melhorar sensivelmente o paladar, o que aumentava seu desejo e capacidade de ingerir alimentos. O efeito da *Cannabis* não só aliviou as náuseas mas também induziu a sede. Isso facilitava a ingestão de volumes maiores de alimentos, assim como de líquidos, contribuindo significativamente para a manutenção de seu peso e suporte nutricional adequado. Foram utilizados suplementos à base de *shakes* para garantir o aporte de proteínas diário. A melhoria no sabor dos alimentos relacionada ao uso do THC também ajudava a tornar as refeições mais agradáveis e satisfatórias, um aspecto crucial para o bem-estar do paciente durante o período de tratamento intenso. Alterações relacionadas às evacuações foram caracterizadas por constipação, e foi necessária a introdução de laxantes. Dependendo do ciclo de drogas do regime PCV, a paciente ainda se sentia bastante fadigada e prostrada, e quando precisava parar os treinos para descansar, mantinha o uso do CBD e do THC, pois referia melhora do humor, mesmo quando não estava apta a realizar nenhum tipo de atividade.

DISCUSSÃO

Apesar dos tratamentos multimodais, a cura para pacientes com glioma de alto grau continua sendo inalcançável. Portanto, o foco do tratamento é prolongar a vida e minimizar a deterioração da sua qualidade relacionada à saúde. Neste relato de caso, observa-se uma melhora significativa na evolução clínica da paciente, apresentando uma resposta positiva ao tratamento, sem sinais de progressão da doença por pelo menos dois anos.

Estudos anteriores indicam que o uso prolongado de CBD não afeta significativamente as funções hepáticas ou cardíacas, o que está em linha com o fato de que, apesar do uso prolongado do CBD, a paciente não desenvolveu alterações importantes nas contagens sanguíneas ou na bioquímica plasmática.[1,2] Em contraste, um estudo utilizando técnicas de metanálise avaliou a eficácia e segurança do CBD como tratamento adjuvante para convulsões em pacientes com síndrome de Lennox-Gastaut, e observou um aumento das aminotransferases, alanina e aspartato, mais de três vezes acima do limite superior normal.[3] Fadiga crônica, perda de apetite e náuseas são os efeitos colaterais mais comuns da quimiorradiação.[4] Além disso, agitação, insônia, rosto arredondado, fadiga e miopatia são geralmente associados ao uso prolongado de glicocorticoides.[5] Dentro desses efeitos colaterais, foi descrita pela paciente fadiga de leve intensidade, que foi tratada com atividade física e a vaporização de THC, e portanto isso teve pouco impacto na qualidade de vida, conseguindo manter sua atividade laboral habitual.

A PSD pode ocorrer em até 30% dos pacientes após a quimiorradiação, sendo mais prevalente em casos onde há O6-metilguanina-DNA metiltransferase (MGMT) metilado. Esse fenômeno consiste em um aumento no tamanho da lesão como resultado da resposta inflamatória desencadeada pelo tratamento, o que pode ser confundido com a progressão da doença. A PSD tende a se manifestar em cerca de 60% dos casos dentro dos primeiros 3 a 6 meses após a conclusão da quimiorradiação. Importante destacar que a PSD não indica uma real progressão da doença e muitas vezes está associada a uma sobrevida mais longa, possivelmente por refletir uma forte resposta ao tratamento.[6] O estudo de RNM após 30 dias da quimiorradiação dessa paciente foi caracterizado pela exacerbação e pelo fenômeno ultraprecoce de PSD, com aumento do edema e inflamação caracterizados por extensas áreas de realce de contraste associadas à hipoperfusão tecidual. As características anti-inflamatórias e neuroprotetoras do CBD podem estar relacionadas à falta de efeitos colaterais comuns a PSD, como cefaleia ou mudanças significativas na área do tumor.[7] A toxicidade elevada associada ao PCV influencia consideravelmente o curso do tratamento.[8] Um estudo revelou que 28,5% dos pacientes tiveram que interromper a quimioterapia em razão de efeitos colaterais graves.[9] Outro estudo apontou um atraso no tratamento em 31,3% dos pacientes para permitir a recuperação da toxicidade.[10] A quimioterapia com PCV está ligada a eventos adversos significativos que precisam ser levados em conta. A toxicidade hematológica causada pela procarbazina, lomustina e vincristina é grave, com estudos anteriores indicando linfopenia de grau 3 e trombocitopenia em 75% e 64% dos pacientes, respectivamente.[11] Outro estudo demonstrou que a procarbazina provocou hepatotoxicidade significativa por ser metabolizada por enzimas hepáticas.[12] A vincristina, assim como os anticonvulsivantes, também podem causar toxicidade hepática[10] e neurotoxicidade.[13] Náuseas e vômitos foram relatados em 70 a 80% dos pacientes sem medicamentos antieméticos, e também erupções cutâneas foram relatadas como um efeito colateral do PCV.[11,14,15] Os efeitos adversos mais comuns relacionados ao uso prolongado de CBD são sonolência, fadiga, anorexia e problemas gastrointestinais (diarreia e náusea),[16-19] além de elevação dos níveis de transaminases.[20,21] A combinação de PCV com CBD neste estudo não causou toxicidade hepática, neurotoxicidade, linfopenia ou trombocitopenia.

Estudos indicam que a combinação de canabinoides com outros antieméticos, como os antagonistas dos receptores 5-hidroxitriptamina-3 (5-HT3), por exemplo, a ondansetrona, pode melhorar significativamente o controle de náuseas e vômitos em pacientes submetidos a quimioterapia altamente emetogênica.[22] O THC foi frequentemente inalado durante o tratamento com PCV, e apesar de a paciente experienciar náuseas moderadas, vômitos eventuais e fadiga, esses sintomas não foram descritos como severos a ponto de ela solicitar a descontinuidade do tratamento. Além dos benefícios físicos, o THC também pode ter efeitos psicoativos positivos,[23] como vimos em relação à melhora do humor e na redução da ansiedade e da depressão. Esses efeitos contribuem para o bem-estar geral dos pacientes, aliviando o sofrimento emocional associado ao câncer e seu tratamento. Outro benefício do THC é o aumento do apetite, o que é crucial para pacientes com câncer que sofrem de anorexia e perda de peso. Estudos indicam que o THC pode melhorar significativamente a ingestão de alimentos, ajudando a prevenir a caquexia associada ao câncer.[24]

Estudos recentes apontam que as mulheres são mais suscetíveis aos efeitos do THC em comparação com os homens, e que os níveis de estrogênio aumentam a sensibilidade ao THC, fazendo com que as mulheres sejam pelo menos 30% mais sensíveis aos efeitos do THC.[25] Apesar disso, não foram reportados efeitos colaterais negativos do uso de THC neste estudo. Pesquisas com modelos animais de glioma demonstraram a atividade antitumoral do CBD.[26,27] Alguns estudos sugerem que a combinação de TMZ com canabinoides pode ser uma abordagem terapêutica promissora para o tratamento do GBM.[28,29] Os resultados indicaram que a administração oral de THC e CBD junto com TMZ produziu um forte efeito antitumoral em xenoenxertos de tumores derivados de células de glioma.[29] Outro estudo avaliou os efeitos do THC e do CBD, tanto isoladamente como combinados com radioterapia, em diversas linhagens de células de glioma e em um modelo murino ortotópico de glioma. Foram observadas reduções significativas nos volumes tumorais quando os canabinoides foram utilizados em conjunto com a irradiação.[30] Dois estudos clínicos investigaram terapias à base de canabinoides em gliomas e mostraram claramente que os canabinoides não promoveram o crescimento tumoral nem reduziram a taxa de sobrevivência dos pacientes.[31,32] Em um ensaio clínico de fase II com 21 participantes, aqueles que receberam uma combinação de THC e CBD junto com TMZ apresentaram uma taxa de sobrevivência de 83% em um ano, comparado a 44% daqueles que não receberam o tratamento experimental. A média de sobrevida para o grupo tratado foi superior a 662 dias, enquanto no grupo controle foi de 369 dias.[32] Esses resultados iniciais das pesquisas clínicas são promissores e ressaltam a importância da pesquisa translacional com canabinoides, abrindo caminho para estudos clinicamente relevantes.

Histologicamente, a presença das mutações 1p19q e IDH1 foi identificada como fator prognóstico favorável,[33,34] e seu impacto no curso clínico dos pacientes com glioma levou a uma mudança na classificação da Organização Mundial da Saúde (OMS) em 2007.[35] A paciente do estudo tinha a mutação IDH1, representando um achado significativo, sendo mais propenso a responder ao tratamento e ter uma expectativa de vida mais longa. O estudo possui várias limitações. Não foi identificado nenhum estudo que documentasse a associação entre o tratamento com PCV e canabinoides. Estudos pré-clínicos e clínicos anteriores examinaram a combinação de THC e CBD com TMZ. Nesse caso específico, o uso de TMZ não foi possível além do protocolo utilizado durante a quimiorradiação, pois a paciente já havia falhado com essa terapia anteriormente.

Pesquisas pregressas demonstraram que a combinação de THC e CBD apresenta um efeito antitumoral mais significativo e de maior impacto na sobrevivência do que o uso isolado de ambos. No entanto, não foi possível replicar essa associação neste relato em razão de restrições legais e à ausência, na época, de um produto com altas doses de THC. Além disso, apesar de a paciente utilizar THC vaporizado, os resultados não seriam comparáveis aos estudos que avaliaram a combinação desses canabinoides em virtude das diferenças farmacocinéticas entre as duas abordagens. Essas diferenças farmacocinéticas significativas fazem com que os efeitos e a eficácia do THC vaporizado não sejam diretamente comparáveis aos obtidos com a administração oral de THC e CBD. Portanto, apesar do uso de THC vaporizado pela paciente, os resultados não podem ser equiparados aos estudos que utilizaram a combinação de THC e CBD em doses orais, que possuem um perfil de absorção, metabolismo e efeito distinto. Durante o estudo, a paciente não apresentou progressão da doença e não desenvolveu efeitos colaterais graves durante a quimiorradioterapia e os seis ciclos de tratamento com PCV, que frequentemente interrompem o tratamento, e não se pode afirmar se uma das razões deve-se ao fato de apresentar marcadores moleculares que indicavam um prognóstico favorável.

CONSIDERAÇÕES FINAIS

Embora este estudo seja baseado em um único caso, a evolução clínica e radiológica positiva observada é digna de nota e possivelmente vinculada à combinação terapêutica utilizada. Para corroborar esses resultados, é essencial conduzir ensaios clínicos randomizados e controlados por placebo com um maior número de participantes. O uso de CBD e THC na neuro-oncologia deve ser feito com prudência. Pesquisas pré-clínicas e clínicas são necessárias para compreender melhor as interações com os tratamentos padrão, além de avaliar seus impactos nos sintomas, qualidade de vida e potencial de imunomodulação. Essas observações são particularmente importantes, pois a farmacologia dos canabinoides apresenta diferenças significativas em relação aos medicamentos oncológicos tradicionais, oferecendo uma alternativa terapêutica única e possivelmente sinérgica para o tratamento futuro de gliomas. Notadamente a paciente mostrou uma resposta clínica e radiológica satisfatória nas avaliações periódicas durante o curso do tratamento. Imediatamente após a terapia de quimiorradiação, apresentou uma pseudoprogressão exacerbada e precoce, avaliada por RNM, que foi resolvida em um curto período. Também foi observado que durante o tratamento com PCV, a paciente apresentou melhor controle dos efeitos colaterais associados a esse tipo de tratamento, sem interações medicamentosas significativas e também sem efeitos colaterais relacionados ao tratamento combinado com os canabinoides. Esses aspectos não são comumente observados em pacientes tratados apenas com modalidades convencionais. Essa observação pode sugerir o potencial do CBD em aumentar a PSD ou melhorar as respostas à quimiorradiação, além de a associação com o THC melhorar os efeitos colaterais da quimioterapia, influenciando positivamente a sobrevivência. Investigações adicionais com um maior número de pacientes são necessárias para confirmar esses achados.

REFERÊNCIAS BIBLIOGRÁFICAS

1. Szaflarski JP, Bebin EM, Comi AM, Patel AD, Joshi C, Checketts D, et al. Long-term safety and treatment effects of cannabidiol in children and adults with treatment-resistant epilepsies: expanded access program results. Epilepsia. 2018;59:1540.8.
2. Novotna A, Mares J, Ratcliffe S, Novakova I, Vachova M, Zapletalova O, et al. A randomized, double-blind, placebo-controlled, parallel-group, enriched-design study of nabiximols (Sativex®), as add-on therapy, in subjects with refractory spasticity caused by multiple sclerosis. Eur J Neurol. 2011;18:1122-31.
3. Lattanzi S, Brigo F, Cagnetti C, Trinka E7, Silvestrini M. Efficacy and safety of adjunctive cannabidiol in patients with Lennox-Gastaut syndrome: a systematic review and meta-analysis. CNS Drugs. 2018;32:905-16.
4. Lukács G, Tóth Z, Sipos D, Csima M, Hadjiev J, Bajzik G, et al. Long-term follow-up results of concomitant chemoradiotherapy followed by adjuvant temozolomide therapy for glioblastoma multiforme patients. The importance of MRI information in survival: single-center experience. Ideggyogy Sz. 2018;71:95-103.
5. Wooldridge JE, Anderson CM, Perry MC. Corticosteroids in advanced cancer. Oncology. 2001;15:225-34.
6. Hygino da Cruz LC Jr, Rodriguez I, Domingues RC, Gasparetto EL, Sorensen AG. Pseudoprogression and pseudoresponse: imaging challenges in the assessment of posttreatment glioma. Am J Neuroradiol. 2011;32:1978-85.
7. Burstein S. Cannabidiol (CBD) and its analogs: a review of their effects on inflammation. Bioorg Med Chem. 2015;23:1377-85.
8. Jutras G, Bélanger K, Letarte N, Adam JP, Roberge D, Lemieux B, et al. Procarbazine, lomustine and vincristine toxicity in low-grade gliomas. Curr Oncol. 2018;25:e33-9.
9. Buckner JC, Gesme D Jr, O'Fallon JR, Hammack JE, Stafford S, Brown PD, et al. Phase II trial of procarbazine, lomustine, and vincristine as initial therapy for patients with low-grade oligodendroglioma or oligoastrocytoma: efficacy and associations with chromosomal abnormalities. J Clin Oncol. 2003;21:251-5.
10. el Saghir NS, Hawkins KA. Hepatotoxicity following vincristine therapy. Cancer. 1984;54:2006-8.
11. Buckner JC, Shaw EG, Pugh SL, Chakravarti A, Gilbert MR, Barger GR, et al. Radiation plus procarbazine, CCNU, and vincristine in low-grade glioma. N Engl J Med. 2016;374:1344-55.
12. King PD, Perry MC. Hepatotoxicity of chemotherapy. Oncologist. 2001;6:162-76.
13. Park SB, Goldstein D, Krishnan AV, Lin CS, Friedlander ML, Cassidy J, et al. Chemotherapy--induced peripheral neurotoxicity: a critical analysis. CA Cancer J Clin. 2013;63:419-37.
14. Kim L, Hochberg FH, Thornton AF, Harsh GR IV, Patel H, Finkelstein D, et al. Procarbazine, lomustine, and vincristine (PCV) chemotherapy for grade III and grade IV oligoastrocytomas. J Neurosurg. 1996;85:602-7.
15. Soffietti R, Rudà R, Bradac GB, Schiffer D. PCV chemotherapy for recurrent oligodendrogliomas and oligoastrocytomas. Neurosurgery. 1998;43:1066-73.
16. Leweke FM, Piomelli D, Pahlisch F, Muhl D, Gerth CW, Hoyer C, et al. Cannabidiol enhances anandamide signaling and alleviates psychotic symptoms of schizophrenia. Transl Psychiatry. 2012;2:e94.
17. McGuire P, Robson P, Cubala WJ, Vasile D, Morrison PD, Barron R, et al. Cannabidiol (CBD) as an adjunctive therapy in schizophrenia: a multicenter randomized controlled trial. Am J Psychiatry. 2018;175:225-31.

18. Boggs DL, Nguyen JD, Morgenson D, Taffe MA, Ranganathan M. Clinical and preclinical evidence for functional interactions of cannabidiol and Δ9-tetrahydrocannabinol. Neuropsychopharmacology. 2017;43:142-54.
19. Grotenhermen F. Cannabinoids. Curr Drug Targets CNS Neurol Disord. 2005;4:507-30.
20. Perucca E. Cannabinoids in the treatment of epilepsy: hard evidence at last? J Epilepsy Res. 2017;7:61-76.
21. Devinsky O, Patel AD, Thiele EA, Wong MH, Appleton R, Harden CL, et al. Randomized, dose-ranging safety trial of cannabidiol in Dravet syndrome. Neurology. 2018;90:e1204-11.
22. Navari RM. Managing nausea and vomiting in patients with cancer: what works. Cancer Network. Disponível em: https://www.cancernetwork.com/view/managing-nausea-and-vomiting-patients-cancer-what-works; acessado em: 27 jun. 2024.
23. Cyr C. Psychoactive effects of cannabinoid-based medicines: exploration and inquiry. In: Cannabis and Cannabinoid-Based Medicines in Cancer Care. Springer, Cham; 2022.
24. Ward SJ, Lichtman AH, Piomelli D, et al. Cannabinoids and cancer chemotherapy-associated adverse effects. J Natl Cancer Inst Monogr. 2021;58:78-85.
25. Washington State University. Estrogen increases cannabis sensitivity, study shows. ScienceDaily. Disponível em: https://www.sciencedaily.com/releases/2014/09/140903092153.htm; acessado em: 27 jun. 2024.
26. McAllister SD, Soroceanu L, Desprez PY. The antitumor activity of plant-derived non-psychoactive cannabinoids. J Neuroimmune Pharmacol. 2015;10:255-67.
27. Solinas M, Massi P, Cinquina V, Valenti M, Bolognini D, Gariboldi M, et al. Cannabidiol, a non-psychoactive cannabinoid compound, inhibits proliferation and invasion in U87-MG and T98G glioma cells through a multitarget effect. PLoS ONE. 2013;8:e76918.
28. Torres S, Lorente M, Rodríguez-Fornés F, Hernández-Tiedra S, Salazar M, García-Taboada E, et al. A combined preclinical therapy of cannabinoids and temozolomide against glioma. Mol Cancer Ther. 2011;10:90-103.
29. López-Valero I, Torres S, Salazar-Roa M, García-Taboada E, Hernández Tiedra S, Guzmán M, et al. Optimization of a preclinical therapy of cannabinoids in combination with temozolomide against glioma. Biochem Pharmacol. 2018;157:275-84.
30. Scott KA, Dalgleish AG, Liu WM. The combination of cannabidiol and Δ9-tetrahydrocannabinol enhances the anticancer effects of radiation in an orthotopic murine glioma model. Mol Cancer Ther. 2014;13:2955-67.
31. Guzmán M, Duarte MJ, Blázquez C, Ravina J, Rosa MC, Galve-Roperh I, et al. A pilot clinical study of Delta9-tetrahydrocannabinol in patients with recurrent glioblastoma multiforme. Br J Cancer. 2006;95:197-203.
32. Schultz S, Beyer M. GW pharmaceuticals achieves positive results in phase 2 proof of concept study in glioma. 2017. Disponível em: http://ir.gwpharm.com/static-files/cde942fe-555c-4b2f-9cc9-f34d24c7ad27.
33. Sanson M, Marie Y, Paris S, Idbaih A, Laffaire J, Ducray F, et al. Isocitrate dehydrogenase 1 codon 132 mutation is an important prognostic biomarker in gliomas. J Clin Oncol. 2009;27:4150-4.
34. Forst DA, Nahed BV, Loeffler JS, Batchelor TT. Low-grade gliomas. Oncologist. 2014;19:403-13.
35. Louis DN, Ohgaki H, Wiestler OD, Cavenee WK, Burger PC, Jouvet A, et al. The 2007 WHO classification of tumours of the central nervous system. Acta Neuropathol. 2007;114:97-109.

Capítulo **4**

Climatério e perimenopausa

Priscilla D. C. Batista
Ana Carla Ferreira Silva dos Santos

RESUMO

Paciente de 48 anos, apresentando irritabilidade, sintomas ansiosos e depressivos, alterações no sono e ondas de calor episódicas, que se intensificam no período pré-menstrual. Observou-se uma melhora significativa desses sintomas com o uso de óleo de *Cannabis* de espectro completo.

APRESENTAÇÃO

CKX, 48 anos, bancária, mãe de duas filhas. Menarca aos 10 anos e sexarca aos 18, com seu primeiro marido com quem viveu por 17 anos, em um relacionamento que hoje reconhece ter sido tóxico. Nega ter sofrido violência física ou sexual, mas até hoje se ressente do vivido. Há dez anos está convivendo com outra pessoa, com quem se sente cuidada e respeitada. Aos 46 anos, foi diagnosticada com hipertensão arterial sistêmica (HAS) após uma crise de pânico. Na ocasião, iniciou o uso de benzodiazepínicos, que foi descontinuado e, desde então, faz uso de hidroclorotiazida 25 mg/dia e losartana 50 mg/dia. Há cerca de um ano, começou a sentir apatia, episódios de taquicardia, pensamento acelerado e sensação de bolo na garganta, sendo diagnosticada com depressão e ansiedade. Foi prescrita desvenlafaxina 50 mg, sem acompanhamento adequado e sem previsão de desprescrição. Além desses sintomas, passou a experimentar uma queda gradual na libido e ondas de calor insuportáveis.

Embora mantivesse uma alimentação equilibrada, reduziu a atividade física há dois meses e interrompeu a psicoterapia, sentindo-se irritada inclusive com o processo terapêutico. Sua menstruação está ausente há cerca de três meses, mas ela nega relações sexuais desprotegidas e um teste de farmácia para gravidez deu negativo. Atualmente, não consegue ter um sono tranquilo e duradouro, dormindo cerca de quatro horas por noite. Inicialmente, não associou seus sintomas à fase da vida, mas estava resistente a continuar com o medicamento psicotrópico (desvenlafaxina), preferindo tratamentos naturais. Motivada por leituras sobre os efeitos da *Cannabis*, procurou ajuda, desejando recuperar sua disposição e vitalidade.

Ao exame físico, apresentava um bom estado geral e a pressão arterial (PA) era de 160 × 100 mmHg. Os exames complementares que trazia consigo mostravam taxas normais de estrógenos, hormônio foliculoestimulante (FSH), hormônio luteinizante (LH) e prolactina. O lipidograma mostrava taxas normais, e a glicemia de jejum era 111 mg/dL. Os valores de testosterona livre e total estavam no limite inferior. Negava antecedentes de doenças tromboembólicas, bem como de neoplasias. Não tinha experiências prévias com a *Cannabis* e, apesar de sentir-se aberta, refere ainda certa preocupação com os efeitos.

AVALIAÇÃO DIAGNÓSTICA

- Climatério e perimenopausa.
- Hipertensão arterial sistêmica.
- Aumento da glicemia.
- Distúrbios do sono.
- Transtorno ansioso depressivo.

EVOLUÇÃO

No tratamento inicial, a psicoeducação foi fundamental. Foram realizadas orientações à paciente sobre a perimenopausa, o que a aliviou ao saber que não enfrentava um problema de saúde grave. Além disso, os sintomas estavam associados às mudanças em sua vida reprodutiva e seria necessário um acompanhamento periódico para monitorar a intensidade dos sintomas e adotar medidas terapêuticas apropriadas. Recomendou-se que ela conversasse com sua família e colegas de trabalho para que compreendessem a situação e a apoiassem durante essa fase, reforçando a importância do acompanhamento médico periódico, até os doze meses de amenorreia (menopausa), ou a diminuição dos sintomas na perimenopausa.

Iniciou-se o tratamento com o extrato de *Cannabis* rico em canabidiol (CBD), 30 mg/mL, na posologia de 6 mg/dia, via sublingual, inicialmente às 7 h e às 17 h. Na primeira semana relatou uma melhora significativa no sono. Ao longo do dia, entretanto, os fogachos continuaram. A PA, medida três vezes em horários distintos, voltou aos limites de normalidade. Ao final da segunda semana, relata uma melhora no humor, sentindo-se disposta, já conseguindo voltar à musculação. Refere que apesar de os fogachos continuarem, sente-se menos angustiada com o "calorão" e mais paciente e tolerante. Na terceira semana informou que os comprimidos de desvenlafaxina acabaram e achou melhor não reiniciar o uso, pois se sentia bem melhor, inclusive seus familiares e colegas de trabalho já percebiam mudanças. Na quarta semana manteve-se a dose do óleo de *Cannabis*, para reavaliação em três meses, inclusive para reavaliar a glicemia, após a adoção de mudanças nos hábitos alimentares e na prática de atividade física. No retorno, trouxe resultado de glicemia de jejum de 98 mg/dL e hemoglobina glicada de 5,5%; mantinha melhora na qualidade do sono, nos fogachos e nos sintomas ansiosos, porém desde que perdeu um ente querido há cerca de um mês, tem vivido momentos de muita tristeza quase diariamente. De acordo com o que havia lido, queria entender um pouco mais sobre os efeitos do tetra-hidrocanabinol (THC). Diante disso, optou-se por introduzir extrato de *Cannabis* de espectro completo, rico em THC, 30 mg/mL, na posologia de 6 mg/dia, duas vezes ao dia.

Na primeira semana, referiu palpitações episódicas no período da manhã, cerca de trinta minutos após o uso do extrato rico em THC. Orientou-se a diminuição para 2 mg pela manhã, mantendo 3 mg à tarde, apresentando melhora do sintoma. Refere ainda sentir-se menos melancólica. Manteve-se a dose, reforçando a importância de continuar a terapêutica, a prática de atividade física regular, uma alimentação equilibrada e ingesta hídrica adequada. Ao final de seis meses do início do tratamento, os fogachos passaram a ser episódicos, a irritabilidade diminuiu sobremaneira e a qualidade do sono melhorou substancialmente, apesar de pelo menos uma vez a cada duas semanas não dormir tão bem. Sente-se mais disposta e autocompassiva diante da fase de transição que está vivenciando, inclusive matriculou-se em uma turma de pintura, para dar asas à imaginação, pintando flores e plantas que, como ela, em suas palavras, "envelhecem e morrem sem necessariamente sofrer".

Foi utilizada a Escala de Avaliação da Menopausa (*Menopause Rating Scale* - MRS),[1] que avalia a qualidade de vida e os sintomas do climatério por meio de onze questões distribuídas em três subescalas: sintomas somatovegetativos (falta de ar, sudorese, ondas de calor, palpitações, problemas de sono, problemas musculares e articulares), sintomas psicológicos (estado de ânimo depressivo, irritabilidade, ansiedade, esgotamento físico e mental) e sintomas urogenitais (problemas sexuais, problemas de bexiga e ressecamento vaginal). Os sintomas são classificados em: (i) assintomáticos ou escassos - até 4 pontos; (ii) leves - de 5 a 8 pontos; (iii) moderados - de 9 a 15 pontos; (iv) severos - mais de 16 pontos.

Na primeira avaliação, antes do tratamento com derivados canabinoides, a paciente obteve uma pontuação de 23 pontos (sintomas severos), conforme Tabela 1.

Na segunda avaliação, após três meses do tratamento, o resultado foi de 7 pontos, portanto com sintomas leves de acordo com a MRS (Tabela 2).

Tabela 1 Pontuação inicial da avaliação com a Escala de Avaliação da Menopausa (*Menopause Rating Scale* - MRS)

Sintomas	Nenhum	Leves	Moderados	Severos	Extremamente severos
Escores	0	1	2	3	4
1. Falta de ar, suores, calores	○	○	○	◉	○
2. Mal-estar do coração (batidas do coração diferentes, saltos nas batidas, batidas mais longas, pressão)	○	○	◉	○	○
3. Problemas de sono (dificuldade em conciliar o sono, em dormir a noite toda e acordar muito cedo)	○	○	○	○	◉
4. Estado de ânimo depressivo (sentir-se para baixo, triste, a ponto das lágrimas, falta de vontade, instabilidade de humor)	○	○	○	◉	○
5. Irritabilidade (sentir-se nervosa, tensa, agressiva)	○	○	○	◉	○
6. Ansiedade (impaciência, pânico)	○	○	○	◉	○

(continua)

Tabela 1 Pontuação inicial da avaliação com a Escala de Avaliação da Menopausa (*Menopause Rating Scale* – MRS) (*continuação*)

Sintomas	**Nenhum**	**Leves**	**Moderados**	**Severos**	**Extremamente severos**
Escores	**0**	**1**	**2**	**3**	**4**
7. Esgotamento físico e mental (queda geral em seu desempenho, falta de concentração, esquecimento e problemas de memória)	○	○	○	◉	○
8. Problemas sexuais (falta no desejo sexual, na atividade e satisfação)	○	○	◉	○	○
9. Problemas de bexiga (dificuldade de urinar, incontinência, desejo excessivo de urinar)	◉	○	○	○	○
10. Ressecamento vaginal (sensação de ressecamento, ardência e problemas durante a relação sexual)	◉	○	○	○	○
11. Problemas musculares e nas articulações (dores reumáticas e nas articulações)	◉	○	○	○	○

Tabela 2 Pontuação da avaliação após três meses de tratamento, com a Escala de Avaliação da Menopausa (*Menopause Rating Scale* – MRS)

Sintomas	**Nenhum**	**Leves**	**Moderados**	**Severos**	**Extremamente severos**
Escores	**0**	**1**	**2**	**3**	**4**
1. Falta de ar, suores, calores	○	◉	○	○	○
2. Mal-estar do coração (batidas do coração diferentes, saltos nas batidas, batidas mais longas, pressão)	◉	○	○	○	○
3. Problemas de sono (dificuldade em conciliar o sono, em dormir a noite toda e acordar muito cedo)	○	◉	○	○	○
4. Estado de ânimo depressivo (sentir-se para baixo, triste, a ponto das lágrimas, falta de vontade, instabilidade de humor)	○	◉	○	○	○

(*continua*)

Tabela 2 Pontuação da avaliação após três meses de tratamento, com a Escala de Avaliação da Menopausa (*Menopause Rating Scale* – MRS) (*continuação*)

Sintomas	Nenhum	Leves	Moderados	Severos	Extremamente severos
Escores	**0**	**1**	**2**	**3**	**4**
5. Irritabilidade (sentir-se nervosa, tensa, agressiva)	○	◉	○	○	○
6. Ansiedade (impaciência, pânico)	○	◉	○	○	○
7. Esgotamento físico e mental (queda geral em seu desempenho, falta de concentração, esquecimento e problemas de memória)	○	◉	○	○	○
8. Problemas sexuais (falta no desejo sexual, na atividade e satisfação)	○	◉	○	○	○
9. Problemas de bexiga (dificuldade de urinar, incontinência, desejo excessivo de urinar)	◉	○	○	○	○
10. Ressecamento vaginal (sensação de ressecamento, ardência e problemas durante a relação sexual)	◉	○	○	○	○
11. Problemas musculares e nas articulações (dores reumáticas e nas articulações)	◉	○	○	○	○

Após isso, realizou-se o estadiamento de STRAW+10 (*Stages of Reproductive Aging Workshop*+10),[2] e classificamos a condição da paciente no estágio 1, que caracteriza a perimenopausa. Esse estágio é definido pela falha de dois ou mais ciclos menstruais e um período de amenorreia superior a sessenta dias, conforme observado no caso da paciente.

DISCUSSÃO

A transição para a menopausa marca um período de mudanças fisiológicas significativas à medida que as mulheres se aproximam da senescência reprodutiva. As evidências apoiam a importância clínica dessa transição para muitas mulheres, destacando-se como um período de alterações temporárias na saúde e qualidade de vida (como sintomas vasomotores, distúrbios do sono e depressão), além de mudanças a longo prazo em diversos aspectos da saúde (como sintomas urogenitais, saúde óssea e níveis de lipídios).[3] Do ponto de vista epidemiológico, estima-se que entre 70% e 85% das mulheres acima de 40 anos apresentam sintomas.[4] Algumas nomenclaturas são utilizadas para distinguir etapas dessa fase:

- **Climatério:** quando os primeiros sintomas se iniciam, comumente a partir dos 40 anos.
- **Perimenopausa:** quando, além dos sintomas característicos, ocorre amenorreia de pelo menos três meses. Esse período se estende até doze meses de amenorreia.
- **Menopausa:** data da última menstruação após doze meses de amenorreia, comumente entre os 50 e 52 anos.
- **Pós-menopausa:** período desde a menopausa até a morte.

O sistema STRAW+10 oferece uma base mais abrangente para avaliar o envelhecimento reprodutivo em contextos clínicos e de pesquisa. Sua aplicação deve melhorar a comparabilidade dos estudos sobre mulheres de meia-idade e facilitar a tomada de decisões clínicas.[2] Desde o climatério, ocorrem mudanças na produção hormonal, em especial dos hormônios sexuais femininos, como estrogênio, progesterona e testosterona. Trata-se, portanto, de uma condição absolutamente esperada e fisiológica da vida reprodutiva feminina, acompanhada por mudanças físicas, emocionais, hormonais e espirituais. Essas mudanças são aqui compreendidas de acordo com referenciais que consideram a saúde sob perspectivas integrativas, portanto validando diversas cosmopercepções da vida e, consequentemente, da saúde. Os exames complementares podem servir de parâmetro para o acompanhamento clínico, devendo sua solicitação ser feita de maneira criteriosa, alinhada aos princípios da prevenção quaternária. Conforme discutido por Tesser,[5] essa abordagem busca evitar os impactos negativos da hipermedicalização no cuidado em saúde, tanto no nível individual como coletivo.

Considerando a hipermedicalização mencionada, é importante destacar que movimentos de mulheres têm buscado dar visibilidade a perspectivas não medicalizantes dessa fase da vida, especialmente por meio de produções e publicações no ciberespaço. Esses movimentos combatem a imagem da mulher no fim de seu ciclo reprodutivo como alguém de menor valor social e destacam os benefícios da maturidade. Tratam o período pós-reprodutivo como "plenopausa", um momento em que novos parâmetros de qualidade de vida, padrões de beleza e papéis sociais estão abertos para serem redefinidos por um número crescente de mulheres, impulsionado pelo aumento da expectativa de vida no Brasil e em vários outros países.[6]

No cuidado de mulheres no climatério, perimenopausa e menopausa, é fundamental adotarmos uma medicina centrada na pessoa (MCCP),[4] que considera os seguintes aspectos:

- É fundamental conhecer o modo como cada mulher vivencia essa fase da vida, para além de reconhecer os sintomas, sinais e parâmetros laboratoriais.
- A abordagem diagnóstica deve incluir uma avaliação da situação familiar e social de cada paciente.
- O diagnóstico e o plano de cuidados devem ser compartilhados entre médico e paciente, levando em conta as possibilidades reais de adesão. Isso fortalece o vínculo na relação e incorpora medidas preventivas no acompanhamento da situação de saúde.

Muitas mulheres procuram práticas integrativas e complementares em saúde (PICS) para manejar os sintomas da menopausa. Estudos indicam que práticas mentais e corporais podem ser benéficas na redução do estresse e do desconforto associados a esses sintomas. Assim, prestadores de cuidados em saúde devem considerar as evidências das PICS ao fornecer uma abordagem integrativa para o manejo dos sintomas da menopausa, incorporando essas práticas ao tratamento convencional para melhorar a qualidade de vida das pacientes.[7] Durante a transição da menopausa, as mulheres podem experimentar uma variedade de sintomas físicos e psicológicos principalmente ligados às flutuações hormonais. Essas variações podem desencadear disfunções menstruais e sintomas vasomotores. Além disso, podem ocorrer modificações morfológicas, como atrofia mamária e urogenital, alterações na pele e mucosas, e mudanças em sistemas como o cardiovascular e o musculoesquelético.[8]

Na idade reprodutiva, o estrogênio desempenha um papel crucial na regulação da função hepática, influenciando os genes que controlam o metabolismo. Na menopausa, mudanças significativas ocorrem no perfil lipídico, afetando o metabolismo das lipoproteínas séricas e aumentando o risco de distúrbios cardiovasculares.[9] Um estudo investigou a influência dos indicadores antropométricos sobre os marcadores de risco cardiovascular e metabólico para doenças crônicas não transmissíveis (DCNT) em mulheres na pós-menopausa residentes em uma cidade da região Sudeste do Brasil. Os resultados mostraram que a menopausa está associada à intolerância à glicose, uma condição ligada à deficiência de estrogênio. Essa deficiência, aliada ao aumento da gordura abdominal, contribui para o desenvolvimento do diabetes em razão da resistência à insulina.[10]

Os sintomas mais comuns relatados durante a peri e a pós-menopausa são os fogachos (ou ondas de calor) e os suores noturnos, cujas causas exatas não são completamente compreendidas. Acredita-se que a diminuição dos níveis de endorfinas no hipotálamo e de norepinefrina em todo o cérebro seja provocada pela queda de estrogênios que ocorre na menopausa; essa diminuição leva o centro termorregulador do hipotálamo a aumentar a liberação desses neurotransmissores, resultando em perda de calor por vasodilatação (algumas mulheres relatam "vermelhidão" no corpo) e sudorese. Em seguida, ocorre uma queda na temperatura corporal, e a mulher pode sentir frio. A duração desse processo varia entre 5 e 9 minutos.[11]

O uso do óleo de *Cannabis* com maior concentração de CBD foi escolhido no caso em questão em virtude da ausência de experiência da paciente com a planta. A escolha pelo extrato completo deve-se aos benefícios de todos os componentes da *Cannabis* (efeito comitiva), especialmente por contribuírem para o fortalecimento dos mecanismos homeostáticos corporais. O uso de derivados canabinoides alivia uma variedade de sintomas, incluindo aqueles associados à menopausa, como insônia, irritabilidade, depressão e dores nas articulações. Um estudo realizado com 115 mulheres investigou os efeitos da *Cannabis* nos sintomas da menopausa e sua expectativa de alívio, sugerindo que o uso pode tornar a experiência da menopausa menos aversiva sem causar consequências negativas.[12] No entanto, poucas pesquisas abordam o uso de *Cannabis* especificamente em mulheres na menopausa.

Outro estudo realizado com 1.485 mulheres acima de 35 anos no Canadá teve como objetivo explorar suas experiências e perspectivas sobre o uso de *Cannabis* durante a menopausa. Entre as respostas analisadas, 499 mulheres (34%) relataram usar *Cannabis* atualmente, enquanto 978 (66%) indicaram já ter usado derivados canabinoides. Dos atuais consumidores de *Cannabis*, mais de 75% usavam para fins médicos, principalmente para melhorar o sono (65%), reduzir a ansiedade (45%) e aliviar dores musculares ou articulares (33%). Entre essas usuárias, 74% afirmaram que a *Cannabis* foi útil para os sintomas, logo a pesquisa evidenciou que as mulheres recorrem aos canabinoides durante a perimenopausa.[13]

Embora existam poucas evidências conclusivas sobre o uso de *Cannabis* para tratar os sintomas da menopausa, ela é amplamente comercializada e utilizada para esse fim. Dada a escassez de estudos que avaliem o impacto da *Cannabis* nesse contexto, é importante que os médicos compartilhem suas experiências no tratamento desses sintomas. São necessários estudos bem desenhados e baseados em evidências, com foco em resultados relevantes, para determinar com precisão a eficácia do uso de *Cannabis* durante a menopausa.[14]

Dahlgren et al. conduziram uma pesquisa que avaliou os padrões de uso de *Cannabis* medicinal em mulheres na perimenopausa e pós-menopausa, focando em sintomas como ondas de calor, humor deprimido e percepção de saúde. A maioria das participantes relatou uso atual de *Cannabis* (86,1%) e apoio ao uso para sintomas relacionados à menopausa (78,7%). Os principais sintomas que motivaram o uso de *Cannabis* foram distúrbios do sono (67,4%) e alterações de humor/ansiedade (46,1%). No mesmo estudo, as participantes na perimenopausa relataram sintomas significativamente mais graves relacionados à menopausa nas subescalas vasomotoras e psicossociais do "Questionário de Qualidade de Vida Específico da Menopausa". Além disso, relataram maior incidência de sintomas de depressão e ansiedade, bem como maior uso de *Cannabis* para tratar esses sintomas, em comparação com as participantes na pós-menopausa. Os resultados sugerem que muitos indivíduos estão utilizando *Cannabis* como tratamento adjuvante para menopausa.[15]

Durante o período climatérico, ocorre uma perda progressiva de massa óssea. A osteoporose é uma doença sistêmica caracterizada pela diminuição da densidade óssea e alterações em sua microarquitetura, levando à fragilidade e aumentando a predisposição a fraturas por baixo impacto. A matriz óssea se desfaz, liberando cálcio e causando uma alta taxa de remodelação óssea, o que leva progressivamente à osteopenia e à osteoporose.[16] Portanto, a perda óssea e as fraturas constituem um problema significativo para as mulheres na menopausa, em razão do hipoestrogenismo, que aumenta a atividade dos osteoclastos e diminui a atividade dos osteoblastos.[11] Evidências sugerem que o sistema endocanabinoide esquelético desempenha um papel significativo na regulação e renovação da massa óssea. Foi demonstrado que tanto os receptores canabinoides tipos 1 e 2 (CB1 e CB2) como as enzimas responsáveis pela síntese e degradação dos ligantes desempenham papéis importantes nas doenças ósseas. Essas descobertas indicam que a via endocanabinoide pode ser um alvo terapêutico valioso para a prevenção e o tratamento dessas patologias.[17]

As necessidades educacionais das mulheres durante a menopausa abrangem uma ampla gama de áreas de saúde e bem-estar: osteoporose, problemas bucais e dentários, distúrbios metabólicos, doenças cardiovasculares, hipertensão, doenças pulmonares, doenças infecciosas, problemas musculoesqueléticos, urinários, câncer de mama, problemas intestinais, distúrbios genitais, patologias especiais como doenças oculares e hipotireoidismo, terapias hormonais, transtornos mentais, função cognitiva, distúrbios do sono, distúrbios sexuais, problemas físicos, consumo de suplementos, além de problemas de acesso a serviços de saúde pública e de educação em saúde. Essas áreas representam os principais pontos de preocupação e interesse para a educação e cuidados de saúde das mulheres durante a menopausa, refletindo a complexidade e a variedade de desafios que podem surgir durante essa fase da vida.[18]

CONSIDERAÇÕES FINAIS

A psicoeducação revelou-se uma ferramenta fundamental para conseguir a adesão da paciente, que muitas vezes não relaciona seus sintomas com a fase da vida em que se encontra, sentindo-se insegura diante das manifestações comuns desse período transitório. Embora esses sintomas possam parecer bruscos, são esperados e fazem parte do processo. Ressaltamos que o perfil de morbimortalidade de mulheres na faixa etária maior de 40 anos caracteriza-se pela maior incidência de doenças crônicas, como HAS, diabetes, dislipidemia, doenças cardiovasculares, problemas de saúde mental, entre outros. Para tal, a abordagem médica deve considerar sempre os parâmetros mais atuais para manejo clínico, sempre com enfoque sobre a melhoria da qualidade de vida e o acesso da maioria das mulheres.

Pela incidência e prevalência do climatério e da menopausa, justifica-se que os profissionais de saúde estejam aptos a acompanhar essas pessoas, sobretudo aquelas que têm contraindicações ao uso de terapêutica não hormonal, ou que não desejam fazê-lo; ainda, é importante ressaltar os ganhos de um cuidado apoiado por equipe multidisciplinar, portanto sempre que necessário, sugerimos a referência para outros profissionais com experiência, seja para uma segunda opinião ou para a adoção de terapêuticas mais específicas, a exemplo de ginecologistas, endocrinologistas, nutricionistas, psicólogos, terapeutas ocupacionais, fisioterapeutas, educadores físicos etc. Cabe aos profissionais estimularem as mulheres a conhecerem mais sobre essa fase da vida, a realizarem exercícios físicos, manter uma ingesta hídrica adequada e uma nutrição equilibrada, além de práticas meditativas e outras PICS que contribuam para uma vivência mais prazerosa e autônoma, sempre considerando e respeitando as especificidades culturais. O rastreamento de condições comuns nessa fase é mandatório. Considerando os princípios da prevenção secundária em saúde, o Instituto Nacional do Câncer (INCA) recomenda o rastreio periódico de HAS, dislipidemia, diabetes, tabagismo e uso abusivo de álcool, além de neoplasia de mama, colo do útero e cólon.[19]

O uso medicinal de *Cannabis* mostra-se promissor como tratamento não hormonal para minorar sintomas desconfortáveis e aumentar a autonomia, com resultados positivos para o bem-estar de mulheres no climatério que apresentam fogachos, distúrbios do sono e ansiedade; a utilização de escalas parametrizadas com intensidade de sintomas, por sua vez, contribui para o monitoramento dos resultados que devem ser compartilhados com a paciente. Apesar disso, como em outras terapias não hormonais utilizadas nessa fase da vida, pesquisas adicionais são necessárias para investigar a eficácia e segurança da *Cannabis* no alívio dos sintomas da menopausa, além de desenvolver recursos clínicos que ajudem as mulheres a tomarem decisões informadas sobre o uso medicinal da *Cannabis*. Finalmente, vínculo e acompanhamento periódico são fundamentais. Orienta-se o retorno regular até o abrandamento dos sintomas e, caso haja intensificação deles, é importante que o profissional tenha sempre porta aberta para fazer ajustes no tratamento.

REFERÊNCIAS BIBLIOGRÁFICAS

1. Heinemann K, Ruebig A, Potthoff P, Schneider HP, Strelow F, Heinemann LA, et al. Health and Quality of Life Outcomes. 2004;2(1):45.
2. Harlow SD, Gass M, Hall JE, Lobo R, Maki P, Rebar RW, et al. Executive summary of the Stages of Reproductive Aging Workshop + 10. Menopause. 2012 Apr;19(4):387-95.
3. Mitchell ES, Woods NF. Pain symptoms during the menopausal transition and early postmenopause. Climacteric. 2010 May 24;13(5):467-78.
4. Duncan BB, Schmidt MI, Giugliani ERJ, et al. Medicina ambulatorial: condutas de atenção primária baseadas em evidências. Artmed; 2022.
5. Norman AH, Tesser CD. Prevenção quaternária na atenção primária à saúde: uma necessidade do Sistema Único de Saúde. Cadernos de Saúde Pública. 2009 Sep;25(9):2012-20.
6. Martin PPH. Manual de introdução à ginecologia natural. Livra Edições e Publicações Artísticas. Licença Creative Commons; 2018.
7. Johnson A, Roberts L, Elkins G. Complementary and alternative medicine for menopause. Journal of Evidence-Based Integrative Medicine. 2019 Jan 1;24:2515690X1982938.

8. Minkin MJ. Menopause. Obstetrics and gynecology clinics of North America. 2019 Sep;46(3):501-14.
9. Pedrosa DF, Rezende LCD, Silva IV, Rangel LBA, Gonçalves WLS, et al. Efeitos benéficos do estrogênio no sistema cardiovascular. Perspectivas. 2009;3(12):190-6.
10. Orsatti FL, Nahas EAP, Nahas-Neto J, Maestá N, Padoani NP, Orsatti CL. Indicadores antropométricos e as doenças crônicas não transmissíveis em mulheres na pós-menopausa da região Sudeste do Brasil. Revista Brasileira de Ginecologia e Obstetrícia. 2008 Apr;30(4).
11. Fernandes CE, et al. Tratado de ginecologia: Febrasgo. Rio de Janeiro: Elsevier, 2019. 998 p.
12. Slavin MN, Farmer S, Earleywine M. Expectancy mediated effects of marijuana on menopause symptoms. Addiction Research Theory. 2016 Feb 29;24(4):322-9.
13. Babyn K, Ross S, Makowsky M, Kiang T, Yuksel N. Cannabis use for menopause in women aged 35 and over: a cross-sectional survey on usage patterns and perceptions in Alberta, Canada. BMJ Open. 2023 Jun;13(6):e069197.
14. Mejia-Gomez J, Phung N, Philippopoulos E, Murphy KE, Wolfman W. The impact of cannabis use on vasomotor symptoms, mood, insomnia and sexuality in perimenopausal and postmenopausal women: a systematic review. Climacteric. 2021 Mar 24;24(6):572-6.
15. Dahlgren MK, El-Abboud C, Lambros AM, Sagar KA, Smith RT, Gruber SA. A survey of medical cannabis use during perimenopause and postmenopause. Menopause. 2022 Aug 2;29(9):1028-36.
16. Radominski SC, Bernardo W, Paula AP de, Albergaria BH, Moreira C, Fernandes CE, et al. Brazilian guidelines for the diagnosis and treatment of postmenopausal osteoporosis. Revista Brasileira de Reumatologia. 2017;57:452-66.
17. Idris AI, Ralston SH. Role of cannabinoids in the regulation of bone remodeling. Frontiers in Endocrinology. 2012;3.
18. Rostami-Moez M, Masoumi SZ, Otogara M, Farahani F, Alimohammadi S, Oshvandi K. Examining the health-related needs of females during menopause: a systematic review study. Journal of Menopausal Medicine. 2023;29(1):1.
19. Brasil. Ministério da Saúde. Secretaria de Atenção à Saúde. Departamento de Atenção Básica. Rastreamento. Brasília: Ministério da Saúde, 2010.

Capítulo **5**

Cuidados paliativos

Alessandro Gonçalves Campolina
Lauren Cristina de Matos Provin

RESUMO

Paciente diagnosticada com câncer de retossigmoide, com metástases pulmonares e ósseas; apresentando dor em quadril de forte intensidade, piora de mobilidade, desânimo e irritabilidade, apesar do uso de morfina em altas doses. Após associação de extratos à base de *Cannabis* de espectro completo ao tratamento atual, apresentou melhora da dor e de outros sintomas, além de redução da dose de opioide e de outras medicações.

APRESENTAÇÃO

MS, feminina, 51 anos, budista, professora universitária de arquitetura, divorciada, sem filhos, procedente de São José/SC. Mora sozinha com um *pet* (cachorra idosa dependente de cuidados). O ex-marido e o irmão são seus principais cuidadores. Em tratamento de câncer de retossigmoide há um ano e dez meses, estádio clínico IV (EC IV) com metástases pulmonares e ósseas, mais exuberantes em quadril e ilíaco esquerdo. Também apresentava algumas lesões vertebrais dorsais sem colapsos nem sinal de compressão medular, em franca progressão a despeito do tratamento (FOLFOX com bevacizumabe). Não apresentava outras comorbidades e sem história de cirurgias prévias ao tratamento oncológico. Negava tabagismo e etilismo. A maior parte da vida foi sedentária, mas cuidava da alimentação, consumindo predominantemente vegetais e carnes magras.

Em sua primeira consulta no serviço de cuidados paliativos, sua queixa principal era a dor no quadril esquerdo que vinha lhe fazendo usar mais medicações (resgates de morfina), ficar mais parada, afetando suas atividades, mobilidade e humor. Utilizando a escala visual analógica (EVA), a paciente caracterizou a dor como excruciante, alcançando a intensidade máxima (EVA = 10),[1] e piora com determinados movimentos no período da noite. Relatava ainda que: "parece que a carne vai descolar do meu osso e ele vai quebrar" (ver Figura 1). A paciente apresentava inapetência, mas negava náuseas, vômitos, disfagia, queixas alimentares e sintomas cardiorrespiratórios. Referia diurese normal, sem alterações recentes nem queixas genitourinárias. Hábito intestinal oscilante, tendendo a constipação, mesmo quando conseguia evacuar diariamente apresentava fezes endurecidas (escala de Bristol = 1).[2]

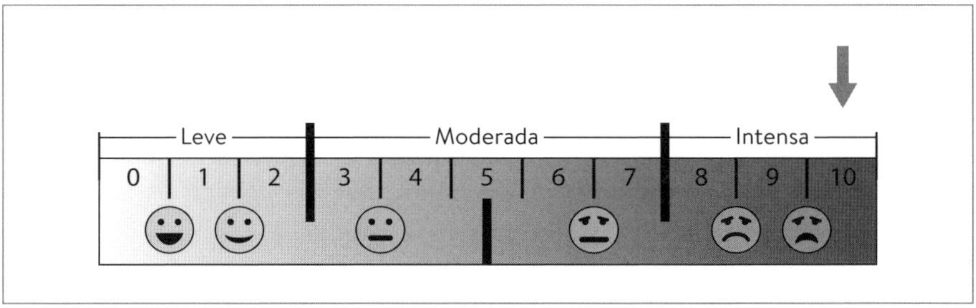

Figura 1 Escala visual analógica inicial demonstrando pontuação máxima (10 pontos).

Nas últimas duas semanas, passava a maior parte do dia sentada ou deitada. Sentia-se cansada do tratamento, dos exames e da "rotina de ser uma paciente com câncer". Utilizava morfina de liberação cronogramada (LC) 100 mg a cada 12 horas, morfina de 30 mg como dose de resgate para dores fortes, dipirona 1 g a cada 6 horas e pregabalina 300 mg a cada 12 horas. Essa prescrição estava vigente havia dois meses, especialmente pela dor no quadril esquerdo. Na ocasião, trazia relato de que estava evoluindo com piora da mobilidade por desânimo, irritabilidade, vontade de ficar somente em casa, mal-estar e escapes de dor que melhoravam parcialmente com o uso dos resgates de morfina. A paciente tendia a usar pouco e a resistir ao resgate de morfina por piora importante da constipação que já apresentava. Também se queixava da persistência do quadro a despeito das rotações de opioides já tentadas até o momento. Havia feito uso prévio de metadona e fentanil transdérmico apenas em intercorrências agudas com necessidade de hospitalizações. Também relatava ter feito uso prévio de anti-inflamatórios esteroidais e não esteroidais, interrompendo o uso por conta própria. Seus exames laboratoriais mais recentes evidenciaram anemia (hemoglobina 9,8 g/dL, hematócrito 32%), com leucócitos, plaquetas e demais exames bioquímicos dentro da normalidade. A paciente buscava ajuda porque já tinha lido sobre uso medicinal da *Cannabis* e conhecia pessoas que estavam em uso. Assim, gostaria de tentar o uso de canabinoides para controle de seus sintomas e evitar a progressão da polifarmácia.

AVALIAÇÃO DIAGNÓSTICA

- Câncer de retossigmoide.
- Metástases pulmonares e ósseas.
- Dor crônica de difícil controle.
- Transtorno misto ansioso depressivo.
- Polifarmácia.

EVOLUÇÃO

Foi associado ao tratamento o extrato de *Cannabis* de espectro completo, canabidiol (CBD) 50 mg/mL e tetra-hidrocanabinol (THC) 2,5 mg/mL, 0,5 mL à noite com progressão de dose a cada três dias (CBD 25 mg, THC 1,25 mg). Dentro de duas semanas, as doses de CBD e THC foram elevadas progressivamente, chegando a um total de CBD 150 mg/dia e THC 7,5 mg/dia. Em seis semanas foram necessários ajustes de doses, entretanto, em razão do relato de sonolência excessiva durante o dia e episódios de tontura, as doses foram reduzidas para os valores prévios de CBD 150 mg/dia e THC 7,5 mg/dia, que se mostrou uma dose confortável e eficaz. A partir de então, com a continuidade do tratamento observou-se: (i) redução da dose de opioide para um equivalente de morfina de 60 mg/dia, rotacionado para buprenorfina transdérmica para melhor conforto posológico (adesivo com troca a cada 7 dias); (ii) retirada completa de pregabalina e dipirona fixa; (iii) não introdução de outras medicações. A paciente permaneceu com dor controlada, melhora do sono, do humor e da constipação, conseguindo sair mais de casa, com melhora da vida social. A escala visual analógica de dor atingiu um valor máximo de 4, com uso de dipirona eventual (média de 5 comprimidos de 1 g por semana). A paciente desde então não fez mais uso de resgates com morfina (Figura 2).

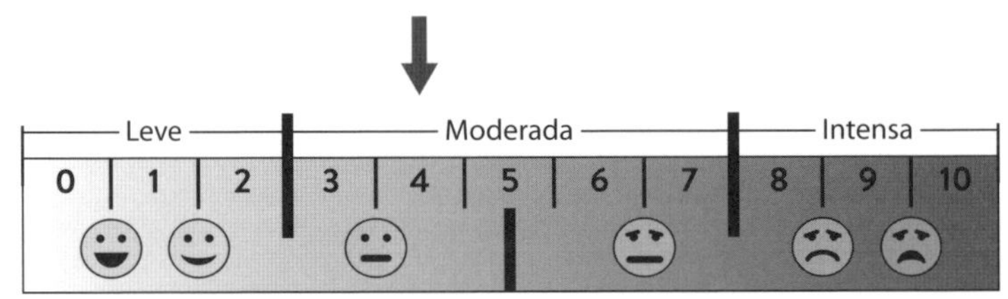

Figura 2 Escala visual analógica evolutiva demonstrando intensidade moderada (4 pontos).

DISCUSSÃO

A Organização Mundial da Saúde (OMS) conceitua os cuidados paliativos (CP) como a assistência multiprofissional que promove a qualidade de vida do paciente e seus familiares, diante de uma doença que ameace a vida, por meio da prevenção e do alívio do sofrimento. A prática de CP requer a identificação precoce, avaliação impecável e tratamento de dor e demais sintomas físicos, sociais, psicológicos e espirituais.[3]

O uso de medicamentos à base de *Cannabis* para o manejo da dor em CP é um tema controverso, mas tem recebido cada vez mais atenção nos últimos anos.[4] Alguns autores têm concluído que, embora sejam eficazes, esses medicamentos proporcionam apenas uma redução moderada da dor, comparável a outros fármacos disponíveis no mercado.[5] Em alguns estudos, esses medicamentos não têm alcançado significância estatística,[5] enquanto em outros apresentam apenas uma tendência para uma redução maior da dor em pacientes com câncer.[6] Até o ano de 2015, entretanto, a literatura médica já destacava que o uso de canabinoides para condições como dor crônica, dor neuropática e espasticidade, causadas por esclerose múltipla, encontrava suporte de evidências de alta qualidade, com vários ensaios clínicos indicando resultados positivos.[7] Mesmo assim, embora houvesse evidências para algumas indicações, outras ainda careciam de apoio científico claro, enfatizando a necessidade de educar os pacientes sobre o uso apropriado de canabinoides e garantir os benefícios com o uso terapêutico.[7]

Nesse contexto, uma revisão sistemática avaliou os benefícios e efeitos adversos dos canabinoides em várias condições, incluindo náusea, dor crônica, espasticidade e distúrbios do sono.[8] Embora a maioria dos estudos tenha mostrado melhorias nos sintomas com o uso dos canabinoides, as associações não foram estatisticamente significativas em todos os casos. Os canabinoides demonstraram ser eficazes no alívio da dor crônica e espasticidade, embora associados a um aumento no risco de eventos adversos de curto prazo, como tontura, boca seca e náusea. Apesar das melhorias observadas em condições como náusea e dor crônica, os resultados da revisão sugerem cautela em razão dos efeitos colaterais associados aos canabinoides. Enquanto evidências de qualidade moderada apoiam seu uso para certas indicações, como dor crônica e espasticidade, evidências de baixa qualidade estão associadas a outras condições, como náuseas e vômitos relacionados à quimioterapia e síndrome de Tourette. Portanto, embora os canabinoides possam ser eficazes em algumas circunstâncias, a avaliação cuidadosa dos riscos e benefícios é necessária antes de sua prescrição.[8]

Em outro estudo, direcionado ao tratamento da dor, os autores realizaram uma revisão sistemática e metanálise para avaliar os benefícios e riscos do uso de canabinoides no manejo da dor crônica.[9] Foram incluídos 32 ensaios clínicos randomizados, totalizando 5.174 pacientes adultos, a maioria comparando a *Cannabis* medicinal com placebo. Os resultados sugerem que o uso de *Cannabis*, principalmente por via oral, proporciona uma leve melhora na redução da dor, na função física e na qualidade do sono em pacientes com dor crônica, embora também apresente efeitos adversos transitórios, como comprometimento cognitivo, vômitos e sonolência. Essa evidência de moderada a alta certeza destaca que a *Cannabis* medicinal oferece uma melhora leve a muito leve no alívio da dor, função física e qualidade do sono em pacientes com dor crônica, em comparação com o placebo. No entanto, é importante considerar os efeitos adversos transitórios associados, como tontura, náuseas e comprometimento cognitivo, ao decidir sobre o uso desses tratamentos.[9]

Já em outro estudo de caráter exploratório, os autores analisaram dados de pacientes com dor crônica grave tratados com um *spray* oromucosal contendo THC e CBD, em 2017, usando informações do registro eletrônico de dor alemão.[10] Dos 30.228 casos registrados, 800 receberam o tratamento, mostrando uma melhoria significativa na redução da dor, especialmente em casos de dor neuropática. Cerca de 15,4% dos pacientes alcançaram uma resposta completa de alívio de sintomas, enquanto 56% apresentaram uma melhoria de pelo menos 50% em cinco dos nove fatores de alívio de sintomas avaliados. Os efeitos adversos foram relatados por 19,9% dos pacientes, sendo os mais comuns o aumento do apetite e disgeusia, com uma pequena porcentagem de descontinuação do tratamento em razão da falta de alívio da dor. Em conclusão, o *spray* oromucosal THC:CBD demonstrou ser uma opção de tratamento eficaz e bem tolerada para pacientes com dor crônica grave, particularmente aqueles com dor neuropática. Embora alguns efeitos adversos tenham sido observados, a maioria foi de intensidade leve e não levou à descontinuação do tratamento. Esses resultados fornecem evidências promissoras sobre o potencial terapêutico dos canabinoides no manejo da dor crônica, destacando a necessidade de mais pesquisas para elucidar seu papel e otimizar seu uso clínico.[10]

Outro estudo, com coleta de dados retrospectiva, analisou pacientes oncológicos certificados para o uso de maconha medicinal (MM), comparando aqueles que utilizaram MM com aqueles que não utilizaram.[11] Os resultados mostraram que os pacientes que utilizaram MM tiveram melhorias significativas nos sintomas físicos, emocionais e totais, medidos pela escala de avaliação de sintomas de Edmonton (EASE), enquanto aqueles que não utilizaram MM não apresentaram melhorias emocionais e experimentaram aumento no consumo de opioides. Além disso, o consumo de opioides diminuiu em pacientes que usaram MM, indicando que pode ser considerada uma terapia adjuvante eficaz para o manejo paliativo da dor em pacientes oncológicos. Esses achados sugerem que a MM desempenha um papel significativo no alívio sintomático e na redução do consumo de opioides em pacientes oncológicos, especialmente aqueles que relatam sintomas emocionais graves. O uso de *Cannabis* medicinal foi associado a melhorias nos sintomas físicos e emocionais, enquanto os pacientes que não utilizaram esse tratamento experimentaram aumento no consumo de opioides e piora nos sintomas emocionais. Portanto, a MM pode ser uma opção viável como terapia adjuvante no manejo paliativo da dor em pacientes oncológicos, proporcionando alívio dos sintomas e reduzindo a necessidade de opioides.[11]

CONSIDERAÇÕES FINAIS

Em um mundo onde mais de 74% da população mundial morre de doença crônica não transmissível (como câncer, insuficiências orgânicas – cardíaca, renal, hepática, respiratória, quadros neurodegenerativos e outras circunstâncias crônicas), os cuidados paliativos se tornam uma necessidade para adequar a assistência à saúde ao prognóstico corretamente feito e aos valores dos pacientes por meio de decisões compartilhadas. A abordagem dos CP contribui para o controle de sintomas multidimensionais, comunicação eficiente e cuidados que acompanham a evolução de todo o quadro e perduram até o fim da vida, buscando proteção contra o sofrimento e o respeito ao processo de ortotanásia.

É reconhecido que pacientes com doenças crônicas têm sobreposição de sintomas, e a qualidade de vida pode ser um grande desafio. Considerando o caso apresentado, pacientes com câncer podem apresentar sintomas decorrentes da própria doença, efeitos adversos precoces e tardios de seus tratamentos e, ainda, de outras comorbidades. O gerenciamento desses sintomas melhora a qualidade de vida de pacientes e familiares, aumenta a adesão ao próprio tratamento oncológico e, possivelmente, aumenta a sobrevida. É comum que os pacientes tenham mais de um sintoma a qualquer momento da doença e é esperado que enfrentem uma média de quatorze sintomas quando se trata de doença metastática, dentre as mais comuns a dor, anorexia, fadiga, ansiedade, dispneia, insônia, náusea, vômitos e constipação.[12]

Nesse contexto, o uso dos derivados de *Cannabis* para controle de sintomas com menos efeitos adversos se torna uma ferramenta terapêutica importante. Pensando no uso de opioides fortes, como a morfina que a paciente estava em uso, os canabinoides podem ter efeito poupador de opioides, sendo possível reduzir de forma significativa as doses da morfina mantendo a analgesia adequada para o paciente. Alguns mecanismos reconhecidos se devem ao fato de o receptor canabinoide tipo 1 (CB1) e receptor opioide μ (mu) serem expressos em áreas responsáveis pela antinocicepção no sistema nervoso central (SNC) e funcionam na redução da dor por meio do receptor acoplado à proteína G (GPCR). Além disso, o receptor canabinoide tipo 2 (CB2) ativa vias aferentes para reforçar a ativação do receptor opioide e sabe-se que agonistas de receptores CB1 e CB2 podem aumentar a liberação de endorfinas.[13] Nesse sentido, cabe ressaltar o duplo impacto do uso de canabinoides em pacientes com dor relacionada ao câncer, a otimização da analgesia multidimensional e a implementação de uma estratégia poupadora de opioide. Seja como for, essa estratégia terapêutica vai de encontro à concepção de CP proposta pela International Association for Hospice and Palliative Care (IAHPC), em que os CP compreendem cuidados holísticos ativos, ofertados a pessoas de todas as idades que se encontram em intenso sofrimento relacionado à sua saúde, proveniente de doença grave, especialmente aquelas que estão no final da vida.[14] Nessa situação, os canabinoides medicinais podem ajudar a cumprir o inquestionável objetivo de melhorar a qualidade de vida dos pacientes, de suas famílias e de seus cuidadores.

REFERÊNCIAS BIBLIOGRÁFICAS

1. Heller GZ, Manuguerra M, Chow R. How to analyze the Visual Analogue Scale: myths, truths and clinical relevance. Scandinavian Journal of Pain. 2016;13(1):67-75.
2. Martinez AP, Azevedo GR. Tradução, adaptação cultural e validação da Bristol Stool Form Scale para a população brasileira. Rev. Latino-Am. Enfermagem. 2012;20(3):1-7.
3. World Health Organization. Palliative Care. World Health Organization; 2020. Disponível em: https://www.who.int/news-room/fact-sheets/detail/palliative-care.
4. Kleckner AS, Kleckner IR, Kamen CS, Tejani MA, Janelsins MC, Morrow GR, et al. Opportunities for cannabis in supportive care in cancer. Ther Adv Med Oncol. 2019;11:1-29.
5. Häuser W, Fitzcharles MA, Radbruch L, Petzke F. Cannabinoids in pain management and palliative medicine – an overview of systematic reviews and prospective observational studies. Dtsch Arztebl Int. 2017;114:627-34.
6. Masnoon N, Shakib S, Kalisch-Ellett L, Caughey GE. What is polypharmacy? A systematic review of definitions. BMC Geriatrics. 2017;17:230.
7. Hill KP. Medical marijuana for treatment of chronic pain and other medical and psychiatric problems: a clinical review. JAMA. 2015 Jun 23-30;313(24):2474-83.
8. Whiting PF, Wolff RF, Deshpande S, Di Nisio M, Duffy S, Hernandez AV, et al. Cannabinoids for medical use: a systematic review and meta-analysis. JAMA. 2015 Jun 23-30;313(24):2456-73. Erratum in: JAMA. 2015 Aug 4;314(5):520. Erratum in: JAMA. 2015 Aug 25;314(8):837. Erratum in: JAMA. 2015 Dec 1;314(21):2308. Erratum in: JAMA. 2016 Apr 12;315(14):1522. PMID: 26103030.
9. Wang L, Hong PJ, May C, Rehman Y, Oparin Y, Hong CJ, et al. Medical cannabis or cannabinoids for chronic non-cancer and cancer related pain: a systematic review and meta-analysis of randomised clinical trials. BMJ. 2021 Sep 8;374: n1034.
10. Ueberall MA, Essner U, Mueller-Schwefe GH. Effectiveness and tolerability of THC:CBD oromucosal spray as add-on measure in patients with severe chronic pain: analysis of 12-week open-label real-world data provided by the German Pain e-Registry. J Pain Res. 2019 May 20;12:1577-604.
11. Pawasarat IM, Schultz EM, Frisby JC, Mehta S, Angelo MA, Hardy SS, Kim TWB. The efficacy of medical marijuana in the treatment of cancer-related pain. J Palliat Med. 2020 Jun;23(6):809-16.
12. Henson LA, Maddocks M, Evans C, Davidson M, Hicks S, Higginson IJ. Palliative care and the management of common distressing symptoms in advanced cancer: pain, breathlessness, nausea and vomiting, and fatigue. J Clin Oncol. 2020 Mar 20;38(9):905-14.
13. Khan SP, Pickens TA, Berlau DJ. Perspectives on cannabis as a substitute for opioid analgesics. Pain Manag. 2019 Mar 1;9(2):191-203.
14. Palliative Care Definition – International Association for Hospice & Palliative Care. Disponível em: https://hospicecare.com/what-we-do/projects/consensus-based-definition-of-palliative-care/definition.

Capítulo **6**

Disfunção temporomandibular

Guilherme Arthur Martins
Carlos José Zimmer Junior

RESUMO

Mulher de 58 anos apresentando quadro de disfunção temporomandibular (DTM) severa, bruxismo, insônia, uso crônico de anti-inflamatórios e indutores do sono. Realizou tratamento com óleo, creme e gomas de *Cannabis*, obtendo remissão substancial dos sintomas após três meses de terapêutica canabinoide.

APRESENTAÇÃO

Paciente feminina de 58 anos, professora de primeiro grau, atleta de remo. Comparece à consulta odontológica apresentando quadro de disfunção temporomandibular (DTM) com dor crônica, insônia, sintomas ansiosos, obstipação intestinal diária, fadiga mental, bruxismo em vigília e possivelmente noturno. Usava com frequência a *Cannabis* inalada, na forma de combustão com altas concentrações de tetra-hidrocanabinol (THC). Tinha histórico de acidente vascular encefálico (AVE) isquêmico transitório em 2018 e não estava desenvolvendo satisfatoriamente sua profissão devido à fadiga mental e diminuição da capacidade cognitiva. Ainda, apresentava sintomas ansiosos e de somatização como tensão muscular, taquicardia, fobia ao tratamento odontológico, transpiração em excesso, além de baixa produção na atividade física (remo). Por causa do distúrbio do sono, não conseguia mais se levantar às cinco da manhã para realizar a prática esportiva. Fazia uso crônico e quase diário de Tandrilax® (diclofenaco sódico 50 mg + carisoprodol 125 mg + paracetamol 300 mg + cafeína 30 mg) e analgésicos. Estava em uso contínuo de ácido acetilsalicílico 100 mg, clopidogrel 75 mg e rosuvastatina 20 mg para prevenção secundária de eventos isquêmicos, dexlansoprazol 60 mg para controle de dispepsia e hemitartarato de zolpidem 10 mg como indutor do sono.

Ao exame físico, foi detectada DTM muscular com pontos de gatilhos dolorosos que alcançavam a pontuação 7/10 na escala visual analógica (EVA)[1] nos músculos masseter e temporal direito e esquerdo, pterigóideo lateral direito, esternocleidomastóideo direito e esquerdo. Além de crepitação em articulação temporomandibular direita. A tomografia revelou ligeira redução (desgaste) do disco articular bilateral. O exame de polissonografia não detectou apneia do sono, porém uma alteração do ciclo circadiano com frequência do sono REM (*rapid eye movements*) abaixo de 15%.

AVALIAÇÃO DIAGNÓSTICA

- Disfunção temporomandibular.
- Distúrbio do sono.
- AVE isquêmico transitório prévio.

EVOLUÇÃO

No início do tratamento, foi confeccionada uma placa rígida de Michigan, em razão do bruxismo, e, ainda, foi prescrito o óleo de *Cannabis sativa* L. *full spectrum* rico em canabidiol (CBD) 100 mg/mL, na dosagem inicial de 30 mg ao dia divididos em duas tomadas diárias. Os primeiros sete dias foram a etapa de observação da sensibilização do sistema endocanabinoide (SEC) e verificação de possíveis efeitos colaterais. Após oito dias, a dose foi ajustada para 50 mg ao dia, divididos em duas dosagens de 25 mg após o café da manhã e após o jantar. Depois de quinze dias, foram prescritas gomas comestíveis contendo 5 mg de delta 9-THC no período noturno com o intuito de desmamar o THC inalado. Foi associado ainda um creme tópico de CBD + CBG (canabigerol) na região dos músculos da face e do pescoço, três vezes ao dia. Após 21 dias de evolução, foram realizados ajustes de dosagens, passando a usar o CBD 50 mg pela manhã e à noite. Foi adicionado ainda óleo isolado de canabinol (CBN), 50 mg/mL, na dose de 15 mg combinado com o THC 2,5 mg à noite.

Após quatro dias de iniciada a terapêutica canabinoide, a paciente suspendeu completamente o Tandrilax® e foi orientada a tomar um grama de dipirona em caso de dor, relatando que a utilizou, no máximo, duas vezes na semana. Em virtude da melhora do sono, foi orientado, após quinze dias, o desmame gradual do zolpidem. Observou-se, após 45 dias, alteração no coagulograma e, em pactuação com os médicos assistentes, houve o desmame do ácido acetilsalicílico, mantendo a utilização apenas do clopidogrel. Apresentou, após sessenta dias do início do tratamento, diminuição substancial da dor (EVA 2/10), sono e ciclo circadiano regulados e suspensão completa do zolpidem. Não utilizou o THC fumado após noventa dias, passando a dormir sete horas de forma ininterrupta e despertando às cinco horas da manhã para prática de remo, além de melhora importante na *performance* laboral e cognitiva. Na Tabela 1 encontra-se um resumo da evolução das dosagens e medicamentos utilizados. Após três meses, a paciente manteve-se utilizando as seguintes dosagens de canabinoides: (i) óleo de *Cannabis full spectrum* rico em CBD 25 mg pela manhã e 75 mg à noite; (ii) óleo com canabinoides isolados de CBN 15 mg + THC 2,5 mg à noite; (iii) creme de CBG + CBN tópico nos músculos masseter e temporal; e (iv) goma de THC 10 mg em caso de necessidade.

Tabela 1 Evolução das dosagens, desmame de alopáticos e uso de diferentes terapêuticas ao longo de doze semanas

	Semana 1	Semana 2	Semana 3	Semana 8	Semana 12
Óleo rico em CBD	30 mg	50 mg	100 mg	100 mg	100 mg
Óleo de CBN + THC isolados	Não	Não	15 + 2,5 mg	15 + 2,5 mg	15 + 2,5 mg
Goma delta 9-THC	Não	5 mg/dia	5 mg/dia	10 mg/dia	Esporadicamente
Creme CBD + CBG	Não	3 x/dia	3 x/dia	3 x/dia	3 x/dia
Anti-inflamatório	Diariamente	Não	Não	Não	Não
Analgésico	Diariamente	2 x/sem	1 x/sem	Não	Não
AAS	100 mg	100 mg	100 mg	Não	Não
Zolpidem	10 mg	5 mg	5mg	Não	Não
THC inalado (combustão)	Sim	Sim	Sim	Sim	Não

DISCUSSÃO

Os distúrbios temporomandibulares são um grupo de condições que causam dor e disfunção dos músculos mastigatórios, das articulações temporomandibulares e suas estruturas associadas. As características mais comuns da DTM são dor na região temporal, movimentos limitados, sons e crepitações durante os movimentos da mandíbula.[2] A prevalência desse problema na população geral é estimada em cerca de 10 a 15%, afetando as mulheres com mais frequência do que os homens.[3,4,5] Fatores psicossociais, como ansiedade, depressão e estresse podem influenciar o início da dor, bem como precipitar ou prolongar o quadro doloroso de DTM.[6-9] A International Association for the Study of Pain (IASP) aponta que a dor facial relacionada à DTM ocorre em 9 a 13% da população em geral, no entanto apenas 4 a 7% procuram tratamento. O quadro também pode afetar as atividades diárias, o funcionamento físico, psicossocial e a qualidade de vida dos indivíduos acometidos.[10]

Os canabinoides são uma recente opção para o controle das dores orofaciais crônicas, não apenas pela sua capacidade analgésica, mas também pelo seu potencial em auxiliar na melhora da qualidade de vida das pessoas. O cuidado integral vem se conformando uma alternativa a se seguir no tratamento das disfunções temporomandibulares e dores orofaciais, de uma forma geral. O tratamento com os extratos da *Cannabis sativa* L. é parte dessa abordagem integral, e sua combinação com outras formas de ativação do sistema endocanabinoide (SEC) contribui para melhor resultado terapêutico a inúmeros pacientes que sofrem de dores orofaciais crônicas. Considerando que os canabinoides são seguros, se comparados a outros fármacos utilizados na DTM, podem ser incluídos no arsenal do profissional, como uma terapia adjuvante eficaz.[11] O sistema endocanabinoide é composto pelos endocanabinoides, receptores canabinoides e enzimas. Os alvos terapêuticos estão na modulação da dor, da ansiedade e do ciclo circadiano, com um mecanismo complexo de agonismo e antagonismo em receptores específicos, podendo os fitocanabinoides (CBD, THC, CBG) atuarem de forma mimética ou não como os endocanabinoides.[12]

O modelo biopsicossocial, no qual fatores biológicos (processo nociceptivo, fatores genéticos e hormônios sexuais), emocionais (ansiedade, estresse, depressão, fatores cognitivos e comportamentais) e sociais (idade, história familiar, valores culturais, papéis sexuais) explicam diferenças individuais relacionadas à expressão de quadros álgicos, também é válido para integrar os mecanismos potenciais da associação entre dor e sono (inflamação, privação e restrição de sono, fatores neuroendócrinos e emocionais).[13] Os canabinoides mais indicados para os distúrbios relatados nesse caso clínico são o CBD, CBN, CBG e o THC. Em virtude de seu efeito analgésico, o THC tem grande potencial na modulação da dor, principalmente quando é aliado ao CBD, uma vez que este possui efeitos anti-inflamatórios e de promoção da homeostase. Ainda o CBD tem papel crucial na modulação do bruxismo, em razão de seu efeito ansiolítico,[14] miorrelaxante[15] e como modulador dopaminérgico e serotoninérgico.[16,17]

No âmbito da odontologia do sono, o CBN tem se mostrado um grande aliado na modulação de distúrbios do sono, em virtude de sua capacidade sedativa,[18] bem como sua capacidade ansiolítica em baixas doses.[19] Nesse sentido, um estudo duplo-cego, randomizado e controlado por placebo, avaliou a qualidade do sono em 293 participantes, entre 18 e 55 anos de idade, que relatavam sono "muito ruim" ou "ruim". O desfecho primário foi a qualidade geral do sono, enquanto os desfechos secundários incluíram latência para seu início, número de despertares noturnos, distúrbios gerais do sono e fadiga diurna. Os resultados sugerem que o uso diário de 20 mg de CBN pode melhorar os distúrbios gerais do sono, incluindo a redução do número de vezes em que se acorda durante a noite, sem ocasionar fadiga diurna.[20]

Um estudo recente comprovou em modelo animal o efeito antinociceptivo do CBG em uso tópico para artrite, e no uso sistêmico, mostrou melhora de dores neuropáticas e inflamatórias, sendo capaz de diminuir a expressão de fatores pró-inflamatórios.[21] A sinalização da anquirina potencial do receptor transitório 1 (TRPA1) – envolvido na nocicepção e na proteção das células em condições de estresse oxidativo – pelo CBG pode ser usada para modular a atividade da doença nos pacientes com artrite reumatoide, reduzindo os níveis de IL-6 e de anticorpos autoimunes.[22]

A resposta do uso de gel de CBD para bruxismo e DTM foi avaliada em um ensaio clínico randomizado (ECR) publicado em 2024,[23] que avaliou 60 pacientes que receberam formulação de CBD a 10%, a 5% e placebo. Utilizou-se a escala EVA de dor para mensuração dos resultados, que evidenciaram superioridade dos grupos de intervenção comparados ao placebo e que, no grupo em que se utilizou CBD a 10%, houve diminuição da dor em 47% e ainda redução de 51% do quadro de bruxismo.

A *Cannabis sativa* L. representa uma fonte de compostos bioativos, que vão além dos canabinoides, como os flavonoides e terpenos, muitos dos quais também são eficazes no alívio da intensidade álgica. Essas substâncias são responsáveis pelos efeitos moduladores das vias relacionadas à dor, reduzindo a liberação de mediadores inflamatórios e regulando a resposta do SEC.[24] Essa resposta, em nível celular, é descrita a seguir. Os receptores canabinoides atuam mediando as proteínas G de membrana promovendo uma cascata celular que inibe a adenilciclase (AC), reguladora da inibição da proteína quinase A (PKA). Essa redução na atividade de PKA está relacionada com a diminuição da expressão gênica e da adenosina monofosfato cíclico (cAMP). Ainda, a estimulação dos receptores CB1 e CB2 ocasiona a ativação de canais de potássio (K^+), inibição dos canais de cálcio (Ca^{2+}) e ativação da fosfolipase C (PLC), gerando aumento do cálcio intracelular. A ativação da PLC produz trifosfato de inositol (IP3) e diacilglicerol (DAG), levando à ativação da proteína quinase C (PKC), que por sua vez fosforila o receptor de potencial transitório vaniloide tipo 1 (TRPV1), promovendo o aumento do cálcio intracelular. Os receptores canabinoides também regulam a fosforilação e ativação de quinases ativadas por mitógenos (MAPKs). A síntese de anandamida (AEA) é ativada pelo aumento do cálcio intracelular e é degradada pela hidrolase de ácidos graxos (FAAH), transformando-se em ácido araquidônico (AA). A AEA ativa TRPV1 e CB1/2, modulando a sinalização intracelular dependente de Ca^{2+} e MAPK, vias que são capazes de ativar fatores de transcrição que controlam a expressão de genes inflamatórios.[25] Esse complexo mecanismo está resumido na Figura 1.

Assim, para almejarmos o melhor resultado clínico dos pacientes com DTM, temos de lançar mão de estratégias terapêuticas que abrangem a tríade: modulação da dor (analgesia e desinflamação), da ansiedade e do ciclo circadiano.

CONSIDERAÇÕES FINAIS

Avaliar o paciente como um todo, buscando um cuidado integral e contínuo, abordando modificações do estilo de vida, é a chave para alcançar melhores respostas terapêuticas. O paciente do caso descrito obteve os seguintes benefícios após a introdução dos canabinoides ao tratamento: (i) alívio da dor – um sintoma muito comum associado à DTM; (ii) redução da inflamação – estudos sugerem que o CBD e o THC possuem propriedades anti-inflamatórias e, se a inflamação estiver contribuindo para os sintomas da DTM, a terapia com canabinoides pode ajudar a reduzi-la; (iii) relaxamento muscular – os canabinoides podem ter efeitos relaxantes nos músculos, o que pode ser benéfico para os pacientes com DTM, especialmente se a tensão muscular estiver contribuindo para os sintomas; (iv) controle do estresse e ansiedade – esses sinais podem piorar os sintomas da DTM; (v) melhora do sono – distúrbios do sono são comuns nesses pacientes, muitas vezes em razão da dor e do desconforto. Canabinoides, como o THC e o CBN, podem ajudar a melhorar a qualidade do sono. A terapêutica canabinoide vem mostrando valiosos benefícios aos pacientes com dor crônica orofacial, porém mais estudos, principalmente os ensaios clínicos randomizados, são necessários para que esse tratamento passe da categoria "adjuvante" para a "primeira escolha".

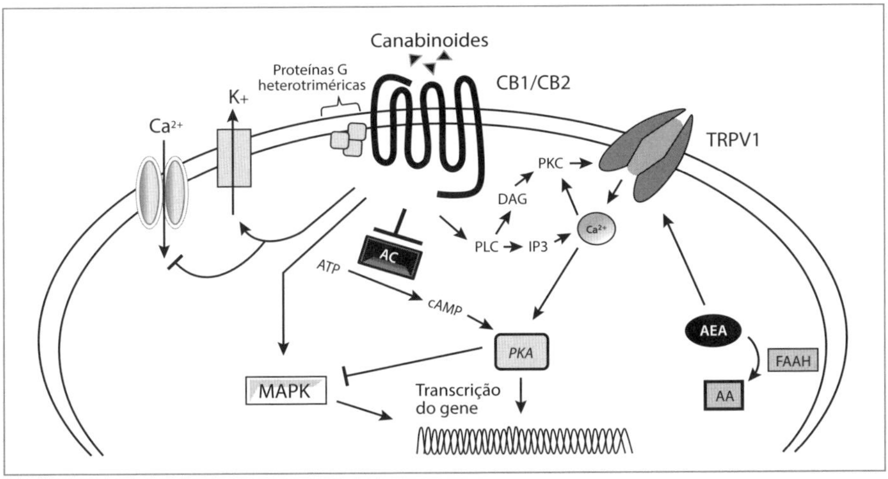

Figura 1 Sistemas clássicos de sinalização canabinoide e potenciais alvos celulares em distúrbios dolorosos orofaciais.

AA: ácido araquidônico; AC: adenilciclase; AEA: anandamida; ATP: adenosina trifosfato; cAMP: adenosina monofosfato cíclico; CB1/CB2: receptores canabinoides tipos 1 e 2; DAG: diacilglicerol; FAAH: amida hidrolase de ácidos graxos; IP3: trifosfato de inositol; MAPK: proteína quinase ativada por mitógenos; PKA: proteína quinase A; PKC: proteína quinase C; PLC: fosfolipase C; TRPV1: receptor de potencial transitório vaniloide tipo 1.

Fonte: adaptada de McDonough.[25]

REFERÊNCIAS BIBLIOGRÁFICAS

1. Murphy, Dermot F, MacDonald A, Poder C, Unwin A, MacSullivan R. Measurement of pain: a comparison of the Visual Analogue with a Nonvisual Analogue Scale. The Clinical Journal of Pain. 1987;3(4):197-200.
2. LeResche L. Epidemiology of temporomandibular disorders: implications for the investigation of etiologic factors. Critical Reviews in Oral Biology Medicine. 1997 Jul;8(3):291-305.
3. Drangsholt M. Temporomandibular pain. In Epidemiology of Pain; Crombie IH, Croft PR, Linton SJ, LeResche L, Von Korff M, Eds.; IASP Press: Seattle, DC, USA; 1999. p. 203-34.
4. Macfarlane TV, Glenny AM, Worthington HV. Systematic review of population-based epidemiological studies of oro-facial pain. Journal of Dentistry. 2001 Sep;29(7):451-67.

5. Nilsson IM, List T, Drangsholt M. Prevalence of temporomandibular pain and subsequent dental treatment in Swedish adolescents. J. Oral Facial Pain. 2005;19:144-50.
6. Berger M, Oleszek-Listopad J, Marczak M, Szymanska J. Psychological aspects of temporomandibular disorders – literature review. Current Issues in Pharmacy and Medical Sciences. 2015 Mar 1;28(1):55-9.
7. de Leeuw R, Klasser GD. Differential diagnosis and management of TMDs. In Orofacial Pain: guidelines for assessment, diagnosis, and management/American Academy of Orofacial Pain, 6th ed.; de Leeuw R, Klasser GD, Eds.; Quintessence Publishing Co. Inc.: Hanover Park, Germany; 2018. p. 143-207.
8. Lajnert V, Francisković T, Grzic R, et al. Depression, somatization and anxiety in female patients with temporomandibular disorders (TMD). Coll Antropol. 2010;34(4):1415-9.
9. Wieckiewicz M, Zietek M, Smardz J, Zenczak-Wieckiewicz D, Grychowska N. Mental status as a common factor for masticatory muscle pain: a systematic review. Frontiers in Psychology. 2017 May 9;8.
10. Raja SN, Carr DB, Cohen M, Finnerup NB, Flor H, Gibson S, et al. The revised International Association for the Study of Pain definition of pain: concepts, challenges, and compromises. Pain. 2020 Sep;161(9):1976-82.
11. Tambeli CH, Martins GA, Barbosa SL, Machado TT. Abordagem integrativa do uso terapêutico da cannabis nas dores orofaciais. Brazilian Journal of Pain. 2023;6(s1).
12. Scott DA, Dukka H, Saxena D. Potential mechanisms underlying marijuana-associated periodontal tissue destruction. Journal of Dental Research. 2021 Sep 13;101(2):133-42.
13. Sessle BJ, Adachi K, Yao D, Suzuki Y, Lavigne GJ. Orofacial pain and sleep. In: Contemporary Oral Medicine. Cham: Springer International Publishing; 2017. p. 1-27. Disponível em: http://dx.doi.org/10.1007/978-3-319-28100-1_40-2; acessado em: 26 abr. 2024.
14. Russo EB, Burnett A, Hall B, Parker KK. Agonistic properties of cannabidiol at 5-HT1a receptors. Neurochemical Research. 2005 Aug;30(8):1037-43.
15. Nitecka-Buchta A, Nowak-Wachol A, Wachol K, Walczyńska-Dragon K, Olczyk P, Batoryna O, et al. Myorelaxant effect of transdermal cannabidiol application in patients with TMD: a randomized, double-blind trial. Journal of Clinical Medicine. 2019 Nov 6;8(11):1886.
16. Covey DP, Mateo Y, Sulzer D, Cheer JF, Lovinger DM. Endocannabinoid modulation of dopamine neurotransmission. Neuropharmacology. 2017 Sep;124:52-61.
17. Laksmidewi AAAP, Soejitno A. Endocannabinoid and dopaminergic system: the pas de deux underlying human motivation and behaviors. Journal of Neural Transmission. 2021 Mar 12;128(5):615-30.
18. Lavender I, McCartney D, Marshall N, Suraev A, Irwin C, D'Rozario AL, et al. Cannabinol (CBN; 30 and 300 mg) effects on sleep and next-day function in insomnia disorder ("CUPID" study): protocol for a randomised, double-blind, placebo-controlled, cross-over, three-arm, proof-of-concept trial. BMJ Open. 2023 Aug;13(8):e071148.
19. Lichenstein SD. THC, CBD, and anxiety: a review of recent findings on the anxiolytic and anxiogenic effects of cannabis' primary cannabinoids. Current Addiction Reports. 2022 Oct 24;9(4):473-85.
20. Bonn-Miller MO, Feldner MT, Bynion TM, Eglit GML, Brunstetter M, Kalaba M, et al. A double-blind, randomized, placebo-controlled study of the safety and effects of CBN with and without CBD on sleep quality. Experimental and Clinical Psychopharmacology. 2023 Oct 5.
21. Wen Y, Wang Z, Zhang R, Zhu Y, Lin G, Li R, et al. The antinociceptive activity and mechanism of action of cannabigerol. Biomedicine Pharmacotherapy. 2023 Feb;158:114163.

22. Lowin T, Tigges-Perez MS, Constant E, Pongratz G. Anti-inflammatory effects of cannabigerol in rheumatoid arthritis synovial fibroblasts and peripheral blood mononuclear cell cultures are partly mediated by TRPA1. International Journal of Molecular Sciences. 2023 Jan 3;24(1):855.
23. Walczyńska-Dragon K, Kurek-Górecka A, Niemczyk W, Nowak Z, Baron S, Olczyk P, et al. Cannabidiol intervention for muscular tension, pain, and sleep bruxism intensity – a randomized, double-blind clinical trial. Journal of Clinical Medicine. 2024 Feb 29;13(5):1417.
24. Crescente G, Minervini G, Spagnuolo C, Moccia S. Cannabis bioactive compound-based formulations: new perspectives for the management of orofacial pain. Molecules. 2022 Dec 23;28(1):106.
25. McDonough P, McKenna JP, McCreary C, Downer EJ. Neuropathic orofacial pain: cannabinoids as a therapeutic avenue. The International Journal of Biochemistry Cell Biology. 2014 Oct;55:72-8.

Capítulo 7

Dor crônica

Pedro da Costa Mello Neto
Florencia Sacchi

RESUMO

Paciente com dor crônica consequente ao quadro de espondilite anquilosante (EA) há aproximadamente oito anos, para o qual fez uso de diferentes tratamentos até ser indicada a terapia imunobiológica, suspendendo seu uso após iniciar tratamento com derivados de *Cannabis* por via oral e inalatória.

APRESENTAÇÃO

ACMO, feminina, 50 anos de idade, fisioterapeuta, comparece à consulta apresentando dor intensa na região sacroilíaca há aproximadamente oito anos, de aparição brusca e forte intensidade, chegando a comprometer a deambulação. Passou por avaliação com ortopedista, realizando radiografia da região acometida e tratamento com anti-inflamatório não esteroidal (etoricoxib) por duas semanas. Foi avaliada por outros especialistas, sendo recomendadas terapias físicas, como fisioterapia e acupuntura. Em razão de falha terapêutica e da presença de fadiga intensa, a paciente foi encaminhada ao reumatologista quatro meses após o início do quadro álgico. Após realizada avaliação clínica e dos resultados de exames complementares, a ressonância magnética (RNM) da região sacroilíaca evidenciou a presença de processo inflamatório e edema subcondral nessas articulações. Após a aplicação dos critérios de

ASAS[1] (*Assessment of SpondyloArthritis International Society*), utilizados para diagnósticos de espondiloartrites axiais e periféricas em fases iniciais, a paciente foi diagnosticada com espondilite anquilosante (Tabela 1).

Tabela 1 Critérios de classificação ASAS para espondiloartrites axiais

Critério obrigatório	a) Lombalgia inflamatória por, no mínimo, três meses e idade de início da doença até 45 anos
Critérios possíveis (b ou c)	b) Sacroileíte em exames de imagem[a] e, pelo menos, uma característica de espondiloartrite[b] c) HLA-B27 positivo e duas ou mais características de espondiloartrite[b]

[a]Radiografia simples (com sacroileíte bilateral graus 2-4 ou unilateral graus 3 ou 4) ou ressonância magnética de articulações sacroilíacas (com edema da medula óssea).

[b]Características de espondiloartrite: lombalgia inflamatória, artrite, entesite, uveíte, dactilite, psoríase, doença de Crohn ou retocolite ulcerativa, boa resposta a anti-inflamatórios não esteroidais (em 24-48 horas de máxima dose tolerada), história familiar de espondiloartrite, HLA-B27 positivo, proteína C reativa elevada.

Fonte: *Assessment of SpondyloArthritis international Society* (ASAS).[1]

Foi iniciado tratamento com medicamento modificador do curso da doença (MMCD) sintético, a sulfassalazina 500 mg duas vezes ao dia durante seis meses, quando foi repetido o exame de RNM da coluna sacroilíaca, que além do edema medular ósseo, demonstrou discreto realce após uso de contraste que podia estar relacionado a entesite, justificando a piora clínica associada a queixa de artrite periférica. Foi aplicado o índice *Bath Ankylosing Spondylitis Activity Index* (BASDAI)[1] e o *Ankylosing Spondylitis Disease Activity Score* (ASDAS),[1] demonstrando atividade muito alta da doença, já que a paciente alcançou a pontuação 5 e maior que 1,4, respectivamente. A seguir, na Tabela 2, encontra-se o *score* de ASDAS, que avalia a atividade da doença.

Tabela 2 *Score* de ASDAS

ASDAS – PCR	0,12 × dor axial + 0,06 × duração da rigidez matinal + 0,11 × avaliação global do paciente + 0,07 × dor/edema periféricos + 0,58 × Ln (PCR+1)
ASDAS – VHS	0,08 × dor axial + 0,07 × duração da rigidez matinal + 0,11 × avaliação global do paciente + 0,09 × dor/edema periféricos + 0,29 × √(VHS)

Dor nas costas, avaliação global do paciente, duração da rigidez matinal e dor/inchaço periférico são avaliados em uma escala numérica (de 0 a 10).

Classificação da atividade da doença: doença inativa < 1,3; atividade moderada: 1,4 a 2,0; atividade alta: 2,1 a 3,5; atividade muito alta > 3,5.

Fonte: adaptada de ASAS.[1]

Por causa dessa condição, o especialista prescreveu tratamento com MMCD biológico, o adalimumabe (40 mg) injetável, inicialmente a cada duas semanas. O medicamento era retirado gratuitamente no Sistema Único de Saúde (SUS), em razão de seu alto custo. A terapia imunobiológica, que é considerada o último recurso para tratamento nesse tipo de diagnóstico, não foi suficiente para evitar crises álgicas que ocorriam sazonalmente, motivo que fazia a paciente associar outros medicamentos como corticoides, miorrelaxantes, analgésicos, entre outros. Um ano após iniciar o uso do imunobiológico, o tratamento reduziu a frequência das crises álgicas e a intensidade das dores pelo menos em 50%, porém piorou substancialmente a fadiga ao ponto de interferir nas suas atividades do cotidiano. Além das dores, a paciente se queixava de transtorno do sono e do humor, caracterizado principalmente por dificuldade em manter o sono e pela presença de sintomas de ansiedade e depressão, que já vinham se intensificando no ano anterior desde o início da pandemia do coronavírus. Na ocasião, passou por avaliação com médico especialista em dor, que realizou a manobra de Gaenslen e teste de Schober modificado, cujos resultados foram positivos. Além disso, voltou a aplicar as escalas anteriores ASDAS e BASDAI, cuja pontuação alcançada demonstrou que a doença continuava ativa. O algoritmo a seguir explica as fases que devem ser observadas na condução da investigação e do tratamento de pacientes com EA (Figura 1).[2]

AVALIAÇÃO DIAGNÓSTICA

- Espondilite anquilosante.
- Dor crônica.
- Transtorno misto ansioso depressivo.
- Insônia.

EVOLUÇÃO

Seguindo a premissa de iniciar com baixas doses e ir ajustando lentamente,[3] foi prescrito o tratamento com óleo de *Cannabis sativa full spectrum* rico em canabidiol (CBD), 20 mg CBD/mL, 1 mg pela manhã e 1 mg à tarde, associado ao óleo rico em tetra-hidrocanabinol (THC), 20 mg THC/mL, 1 mg à

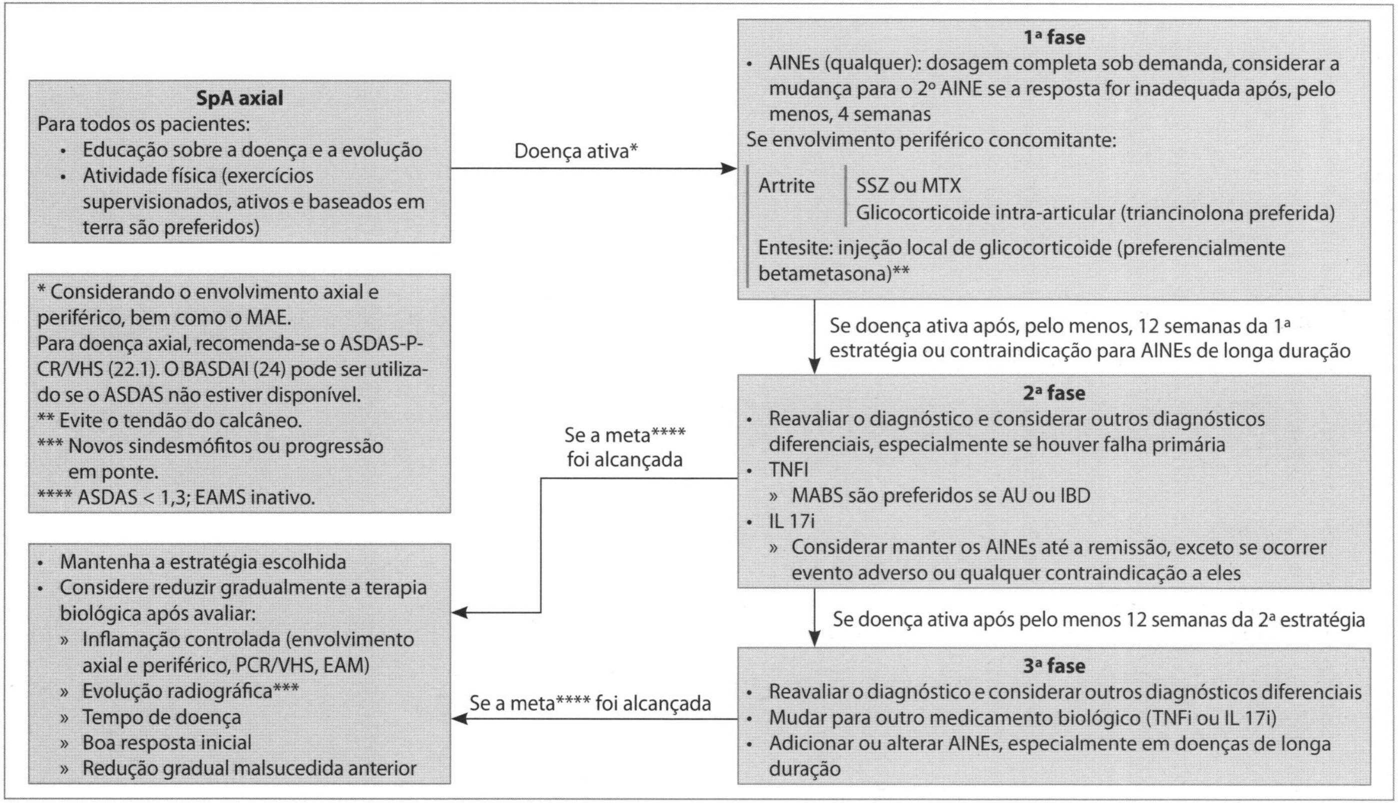

Figura 1 Algoritmo de condução da investigação e tratamento de pacientes com EA.

AINEs: anti-inflamatórios não esteroidais; AU: uveíte anterior; DII: doenças inflamatórias intestinais; IL-17i: inibidores de IL-17; MABs: anticorpos monoclonais; MAE: manifestações extra-articulares; MTX: metotrexato; SSZ: sulfassalazina; TNFi: inibidores de TNF.

Fonte: adaptada de Cristaldo.[2]

noite. Seguiu a recomendação médica de enviar relatório semanalmente, em que eram definidos ajustes nas dosagens dos óleos de acordo com a evolução da paciente. As mudanças no esquema terapêutico levavam em conta a frequência, intensidade, duração e características da dor, além das mudanças no padrão de sono e do humor. Em consulta de reavaliação com o especialista em dor, nove meses após o início do tratamento fitoterápico, a paciente se encontrava produzindo seu próprio remédio, plantando e extraindo o óleo de *Cannabis full spectrum*, mantendo a padronização de 20 mg CBD/mL, em proporção de CBD:THC (18:1), 3 mg pela manhã, 3 mg à tarde e 2 mg à noite, associado ao óleo de *Cannabis sativa full spectrum*, 20 mg THC/mL, na proporção de CBD:THC (1:20), 1 mg pela manhã, 1 mg à tarde e 2 mg à noite. Com esse tratamento, não apresentava queixas relacionadas às crises álgicas, nem sintomas compatíveis com transtorno do humor e do sono. Além disso, a RNM da coluna sacroilíaca já não apresentava sinais de edema ósseo ou sinovite, razão pela qual foi suspenso o tratamento com o adalimumabe, que já vinha usando com a frequência de uma vez ao mês. Foi encaminhada para prática da yoga e Pilates, que contribuíram para manter o bem-estar e melhora na qualidade de vida que havia adquirido. Pouco antes de completar um ano da nova consulta com o especialista no tratamento da dor, testou positivo para Covid-19 e ainda apresentou uma fístula dentária com necessidade de utilização prolongada de antibiótico, desencadeando piora das dores na região sacroilíaca, principalmente ao despertar, inicialmente de leve intensidade (EVA 4/10). Na ocasião, as dores eram aliviadas com as práticas de atividade física matinal e alongamento, voltando a sentir o quadro álgico, além de rigidez local e fadiga no final da tarde. O quadro perdurou por três semanas e evoluiu para dor constante, de forte intensidade, alcançando uma EVA 7/10 com fadiga intensa, dor na articulação do punho direito e nas articulações distais do segundo, terceiro e quarto quirodáctilos, bilateral, sem presença de sinais flogísticos. Apresentou episódios de choro fácil, anedonia e dificuldade maior na atenção e concentração. Com a piora, foi necessário ajustar a dose do óleo rico em CBD (20 mg CBD/mL) para 4 mg 3 vezes ao dia e THC para 2 mg pela manhã e à tarde, e 4 mg à noite, associado ao uso inalatório da inflorescência de *Cannabis sativa* rica em THC, sem ultrapassar a dose total de 1 g ao dia, estratégia que foi suficiente para cessar as dores quatro dias após os ajustes. Desde então, só apresenta sintomas relacionados ao transtorno do humor, do sono ou dores quando faz o uso irregular do tratamento ou em casos de exposição a fatores de estresse intenso. Na última avaliação, a paciente mencionou que há mais de dois meses não apresenta dores.

DISCUSSÃO

A espondilite anquilosante (EA), um subtipo de espondiloartropatia soronegativa, é uma doença inflamatória comum que afeta a coluna vertebral e as articulações sacroilíacas e da pelve, resultando em dor, rigidez e, eventualmente, fusão articular. Um recente estudo epidemiológico mundial descobriu que a prevalência de EA era de 23,8, 31,9 e 16,7 por 10.000 na Europa, América do Norte e Ásia, respectivamente. Embora a etiologia da EA ainda não esteja esclarecida, suspeita-se que fatores genéticos e ambientais desempenham um papel importante. Curiosamente, houve uma associação notável entre a presença de anticorpos imunoglobulina A (IgA) e imunoglobulina G (IgG) contra *Klebsiella pneumoniae* e a ocorrência de EA em comparação com indivíduos sem a doença. É relatado que o microbioma intestinal de pacientes com EA era notavelmente diferente daquele de controles saudáveis.[4] A prevalência da doença é dependente e concordante com a frequência da positividade do HLA-B27 na população. Em geral, tem início entre os 20 e 45 anos de idade, com predileção pelo sexo masculino na proporção de 2-3:1. Cerca de 20 a 25% dos indivíduos têm história familiar positiva para alguma das doenças do espectro das espondiloartropatias, especialmente decorrentes da forte associação com antígeno do complexo maior de histocompatibilidade (MHC) classe 1 (HLA-B27), que está presente em cerca de 70 a 90% dos pacientes acometidos, dependendo da etnia.[5] Outros instrumentos podem ser usados na avaliação dos pacientes com EA: (i) BASDAI – *Bath Ankylosing Spondylitis Disease Activity Index*; (ii) BASFI – *Bath Ankylosing Spondylitis Functional Index*; (iii) BASMI – *Bath Ankylosing Spondylitis Mobility Index*; e (iv) ASDAS – *Ankylosing Spondylitis Disease Activity Score.*

Como manifestações extra-articulares que podem ocorrer na EA,[5] podemos citar:

- Lesões oculares: em 30 a 40% dos pacientes, ocorre uveíte anterior aguda em qualquer momento da doença, em geral recorrente, caracterizada por inflamação ocular unilateral alternada, com dor, vermelhidão, lacrimejamento, fotofobia e visão borrada.
- Envolvimento cardiovascular: aortite, regurgitação aórtica, disfunção do miocárdio e anormalidades na condução cardíaca.
- Envolvimento pulmonar: ocorre fibrose de lobos superiores em menos de 1% dos pacientes e diminuição da expansibilidade torácica.

- Lesões neurológicas: fraturas, subluxação atlantoaxial ou ossificação do ligamento longitudinal posterior, causando mielopatia compressiva e síndrome da cauda equina;
- Envolvimento do trato urinário: nefropatia por IgA, amiloidose secundária e prostatite crônica.

Com exceção do comprometimento ocular, as outras manifestações não ocorrem com frequência. Pode haver lesões no íleo terminal e no cólon em pacientes assintomáticos. A uveíte anterior aguda é a manifestação extraesquelética mais comum, acometendo até 40% dos pacientes, especialmente os com HLA-B27 positivo.[5] Sabe-se que o HLA-B27 tem uma forte associação com a doença, mas outros genes têm sido implicados no seu desenvolvimento. Além da genética, acredita-se que outros fatores estejam envolvidos. Até 70% dos pacientes com EA apresentam inflamação intestinal subclínica, sugerindo que a origem da doença pode estar no intestino. O mecanismo exato pelo qual o início da EA começa é provavelmente complexo e multifatorial. O teste HLA-B27 é recomendado para pacientes com suspeita clínica de espondiloartropatia axial por razões prognósticas (envolvimento axial mais grave, maior risco de uveíte anterior e história familiar de espondiloartropatia axial). Embora seja frequentemente utilizado como ferramenta diagnóstica em nossa população, há evidências muito limitadas de seu valor.[6] Estudos que demonstram a presença de autoanticorpos (como anticorpos anti-CD74, antiesclerostina e antinoggin) e evidências de ativação e expansão clonal de populações de células T apoiam um componente autoimune para a doença.[7] Outra patogênese da EA pode ser atribuída ao desequilíbrio entre as citocinas Th17 e Tregs, Th1 e Th2, o que sustenta ainda que a EA é resultado do equilíbrio perturbado do sistema imunológico inato e do sistema imunológico adquirido.[8]

Hong et al. investigaram a associação genética entre interleucina-6 (IL 6) e artrite autoimune usando vários conjuntos de dados de estudos de associação genômica ampla (GWAS), e encontraram uma associação genética entre o nível aumentado de sinalização de IL-6 e o risco de artrite reumatoide (AR) e EA.[9] Podemos encontrar modificações epigenéticas anormais em *loci* genômicos associados à EA, como metilação do DNA, modificação de histonas, microRNA etc.[10] Entre outros mecanismos de ação que justificam os benefícios do tratamento da EA com os fitocanabinoides, podemos citar a presença dos receptores canabinoides tipo 1 (CB1) em condrócitos e osteócitos derivados de articulações humanas. Há evidências que sugerem que o CB1 facilita a adesão de sinoviócitos (semelhantes a fibroblastos) à fibronectina e reduz a capacidade migratória dessas células. Isso possivelmente diminui a destruição da cartilagem. O membro 1 da subfamília V do receptor de potencial transitório vaniloide tipo 1 (TRPV1) é um canal catiônico ativado por ligante, considerado principalmente um receptor de dor e expresso nos neurônios sensoriais da fibra C e A-gama. Os canabinoides, incluindo anandamida (AEA), CBD e canabigerol (CBG), têm efeitos agonísticos nesses receptores. A ativação do CB1 pode causar redução na atividade do TRPV1, levando à redução na secreção de IL-6 de fibroblastos sensibilizados, destacando a potencial conexão entre o TRPV1, o sistema endocanabinoide e as doenças reumáticas. O receptor 55 acoplado à proteína G (GPR55), referido por alguns pesquisadores como um receptor "CB3", foi descoberto como um receptor órfão acoplado à proteína G, com evidências de sua expressão nos sistemas nervoso central, imunológico e gastrointestinal, bem como nos tecidos da superfície articular. Vários estudos *in vitro* em modelos de ratos com AR e sinoviócitos com AR demonstraram efeitos anti-inflamatórios dos canabinoides por diferentes vias. Os efeitos anti-inflamatórios das N-aciletanolaminas nas células sinoviais da AR foram demonstrados de maneira dependente da cicloxigenase-2 (COX-2).[11]

Ao contrário dos endocanabinoides, as substâncias paracanabinoides, uma família de moléculas sinalizadoras derivadas de lipídios que incluem acil graxos etanolaminas (FAEs) como oleoiletanolamida (OEA) e palmitoiletanolamida (PEA), e ésteres acil graxos, como 2-oleoil-sn-glicerol, são independentes dos receptores CB1 ou CB2; suas ações exigem a ativação de receptores nucleares, como o receptor-a ativado por proliferador de peroxissoma (PPAR-a), TRPV1 e receptor acoplado à proteína G 119 (GPR119). No entanto, na maioria dos estudos biológicos documentados, os efeitos da OEA e da PEA são exercidos por meio da ligação do PPAR-a, o que pode ser responsável pela sua ação anti-inflamatória, controle do metabolismo energético, supressão de nocicepção periférica e neuroinflamação.[12]

Um estudo que analisou alvos terapêuticos e processos moleculares identificados usando bioinformática integrada e farmacologia de rede dos abundantes fitocanabinoides na AR previu que as principais proteínas envolvidas nos numerosos alvos comuns dos fitocanabinoides eram principalmente aquelas envolvidas nas vias do câncer, interação ligante-receptor neuroativo, lipídios e aterosclerose, sinalização de cálcio e sinalização RAP (importante regulador de funções celulares básicas).[13] Outro estudo anterior já havia relatado que os fitocanabinoides podem prevenir condições de AR, diminuindo os níveis de óxido nítrico e citocinas.[14]

O esquema descreve as células imunológicas mais importantes no líquido sinovial que contribuem para o desenvolvimento de doenças reumatológicas e onde a *Cannabis* tem um impacto antiartrítico. A *Cannabis* inibe a proliferação de sinoviais fibroblastos, secreção de citocinas pró-inflamatórias de células imunológicas e secreção de óxido nítrico sintases, como NO sintase indutível (iNOS), de condrócitos, que evita danos à cartilagem (Figura 2).[15]

Em um primeiro ensaio controlado com 58 pacientes usando canabinoides no tratamento da artrite reumatoide, foi possível realizar uma avaliação preliminar da eficácia, tolerabilidade e segurança de um medicamento à base de *Cannabis* (Sativex) no tratamento da dor causada pela artrite reumatoide, com melhorias estatisticamente significativas na dor ao movimento, dor em repouso, qualidade do sono.[16]

Alguns trabalhos têm se dedicado a demonstrar as evidências do tratamento não farmacológico em pacientes com espondiloartropatia axial. Em um estudo no qual pacientes com EA foram submetidos a um programa de reeducação postural global (RPG) supervisionado de 16 semanas (n = 22) ou treinamento não supervisionado (n = 16), em que foram avaliadas rigidez matinal, dor, mobilidade da coluna, função física (*Health Assessment Questionnaire – Spondyloarthropathies* – HAQ-S), qualidade de vida (*Medical Outcomes*

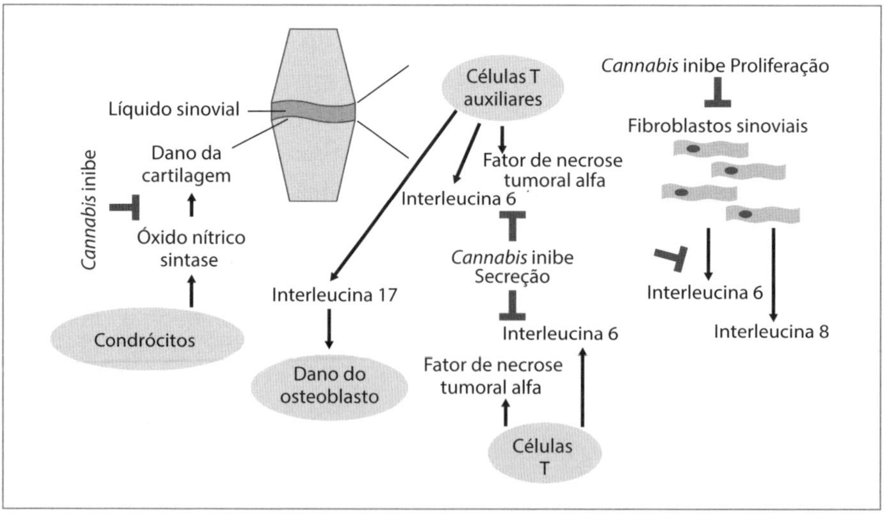

Figura 2 Propriedades antiartríticas dos canabinoides.
Fonte: adaptada de Paland[15] (tradução livre).

Study 36 – Item Short-Form Health Survey – SF-36) e atividade da doença (BASDAI), foram observadas melhorias significativas em todos os parâmetros do estudo entre os períodos pré e pós-tratamento em ambos os grupos. O grupo RPG relatou resultados significativamente melhores para rigidez matinal, mobilidade da coluna e da qualidade de vida do que o grupo controle.[17] Um ensaio clínico randomizado que envolveu 756 pacientes avaliou a efetividade da intervenção educativa (sessão de 2 horas, com orientação sobre a doença e programa de atividade física não supervisionada); nele, 381 pacientes foram alocados no grupo experimental e 375 no grupo controle (sem qualquer intervenção específica). Após seis meses, o grupo experimental apresentou qualidade de vida (ASQoL), função física (BASFI), escores globais de dor e atividade da doença (BASDAI) significativamente melhores do que o grupo controle.[18] Em outro ensaio clínico que incluiu 106 pacientes com EA, que foram randomizados em um grupo que praticou exercícios aeróbicos (3 vezes por semana) e outro grupo controle (ambos com sessão semanal de exercícios de alongamento), foram avaliados, após três meses, a aptidão física (medida em watts) e o componente de dor periférica do BASDAI, em que pôde ser observada melhora significativa no grupo de exercício aeróbico do que no grupo controle.[19]

CONSIDERAÇÕES FINAIS

A cada dia que passa, cresce o interesse por uma maior compreensão dos benefícios da *Cannabis* e seus derivados no tratamento de doenças reumatológicas. Este capítulo se propõe a incentivar que mais estudos sejam realizados e que seus resultados possam contribuir para que a ciência supere o preconceito, oferecendo a um número maior de pessoas uma opção terapêutica segura e eficaz no seu tratamento. Embora ainda seja necessário muito mais pesquisa para estabelecer o uso da *Cannabis* como uma opção de tratamento padrão para espondilite anquilosante, os resultados preliminares são encorajadores. A combinação de uma abordagem baseada em evidências com uma regulamentação cuidadosa e supervisão clínica pode potencialmente transformar o manejo da EA, proporcionando aos pacientes uma nova esperança para o alívio dos sintomas e uma melhor qualidade de vida.

Uma reforma de política transformacional é necessária para facilitar a pesquisa contínua e obter dados sobre o uso medicinal da *Cannabis* por meio de grandes ensaios clínicos randomizados. Essas reformas de política levarão ostensivamente a congruências regulatórias estaduais e federais, maior transparência e consideração das preocupações das partes interessadas para se adaptar efetivamente à aceitação cada vez maior da sociedade à *Cannabis* medicinal e seu uso entre os pacientes.[20]

REFERÊNCIAS BIBLIOGRÁFICAS

1. Assessment of SpondyloArthritis International Society (ASAS). (s.d.). Página inicial. Disponível em: https://www.asas-group.org/.
2. Cristaldo N, Barreto R, Santos MA. Multi-level action research in the practice of design thinking: a case study. Journal of Innovation and Entrepreneurship. 2020;9(1):1-19.
3. Barroso VV, Zimmer Junior CJ, Mello Neto PC. Cannabis medicinal: guia de prescrição; 2023.
4. Li JX, Wu X, Lee YH, Xu H. West meets East in genetics of ankylosing spondylitis. Int J Rheum Dis. 2023;26:2122-6.
5. Brasil. Ministério da Saúde. Protocolo clínico e diretrizes terapêuticas da espondilite anquilosante. Brasília, DF; 2022. Disponível em: https://www.gov.br/conitec/pt-br/midias/protocolos/pcdt_espondiliteancilosante.pdf.
6. Hwang MC, Ridley L, Reveille JD. Ankylosing spondylitis risk factors: a systematic literature review. Clin Rheumatol. 2021 Aug;40(8):3079-93.
7. Mauro D, Thomas R, Guggino G, Lories R, Brown MA, Ciccia F. Ankylosing spondylitis: an autoimmune or autoinflammatory disease? Nat Rev Rheumatol. 2021 Jul;17(7):387-404.
8. Dulic S, Vasarhelyi Z, Bajnok A, Szalay B, Toldi G, Kovacs L, Balog A. The impact of anti-TNF therapy on CD4+ and CD8+ cell subsets in ankylosing spondylitis. Pathobiology. 2018;85(3):201-10.
9. Wang X, Ma Y, Shao Q, Song J, Huang J. Identification of molecular subtypes and a prognostic signature based on inflammation-related genes in colon adenocarcinoma. Frontiers in Immunology, Lausanne, v. 12, n. 707617, p. 1-15, jun. 2021.
10. Yang H, Chen Y, Xu W, Shao M, Deng J, Xu S, et al. Epigenetics of ankylosing spondylitis: recent developments. Int J Rheum Dis. 2021 Apr;24(4):487-93.
11. Jain N, Moorthy A. Cannabinoids in rheumatology: friend, foe or a bystander? Musculoskeletal Care. 2022;20(2):416-28.
12. Passani MB, Provensi G, Piomelli D. The paracannabinoid system: endocannabinoid-like lipids and their functions. Front. Endocrinol. 2023;14:1263924.
13. Nandi A, Das A, Dey YN, Roy KK. The abundant phytocannabinoids in rheumatoid arthritis: therapeutic targets and molecular processes identified using integrated bioinformatics and network pharmacology. Life (Basel). 2023 Mar 5;13(3):700.
14. Mbvundula EC, Bunning RA, Rainsford KD. Effects of cannabinoids on nitric oxide production by chondrocytes and proteoglycan degradation in cartilage. Biochem Pharmacol. 2005 Feb 15;69(4):635-40.
15. Paland N, Hamza H, Pechkovsky A, Aswad M, Shagidov D, Louria-Hayon I. Cannabis and rheumatoid arthritis: a scoping review evaluating the benefits, risks, and future research directions. Rambam Maimonides Medical Journal. 2023;14(4):e0022. Disponível em: https://www.rmmj.org.il/userimages/1676/1/PublishFiles/1731Article.pdf.
16. Blake DR, Robson P, Ho M, Jubb RW, McCabe CS. Preliminary assessment of the efficacy, tolerability and safety of a cannabis-based medicine (Sativex) in the treatment of pain caused by rheumatoid arthritis. Rheumatology (Oxford). 2006 Jan;45(1):50-2.

17. Silva E. Avaliação dos efeitos da reeducação postural global. 2010. Dissertação (Mestrado) – Centro de Ciências da Saúde, Universidade Federal do Rio Grande do Norte, Natal, 2010. Disponível em: https://repositorio.ufrn.br/jspui/bitstream/123456789/13300/1/AvaliacaoEfeitosReeducacao_Silva_2010.pdf.
18. Barbosa AS, Silva MB, Santos ML, Passos BM, Costa DF, Maia EF, et al. Avaliação dos aspectos funcionais, bioquímicos e moleculares em uma família com hipercolesterolemia associada a altos níveis de lipoproteína(a). Jornal Brasileiro de Patologia e Medicina Laboratorial. 2012;48(3):221-6.
19. Niedermann K, Sidelnikov E, Muggli C, Dagfinrud H, Hermann M, Tamborrini G, et al. Effect of cardiovascular training on fitness and perceived disease activity in people with ankylosing spondylitis. Arthritis Care Res (Hoboken). 2013 Nov;65(11):1844-52.
20. Strand N, D'Souza RS, Karri J, Kalia H, Weisbein J, Kassa BJ, et al. Cannabis medicinal: uma revisão da Sociedade Americana de Dor e Neurociência. J Pain Res. 2023;16:4217-28.

Capítulo **8**

Epilepsia

Daniela Fontes Bezerra
Rubens Wajnsztejn

RESUMO

Paciente de 17 anos diagnosticado com epilepsia refratária (ER), encefalopatia crônica não evolutiva da infância, deficiência intelectual e permanente risco de morte súbita, apresentando melhora dos sintomas comportamentais, redução das crises epilépticas e diminuição das doses de medicamentos usuais, após associação do canabidiol (CBD) ao tratamento atual.

APRESENTAÇÃO

LCS, 17 anos, masculino, com histórico de crises epilépticas iniciadas durante o período neonatal. Iniciou seguimento com neurologia infantil em razão dos diagnósticos de encefalopatia crônica não evolutiva (ECNE) consequente a anoxia neonatal, microcefalia, paralisia cerebral (PC) hemiparética e epilepsia. Durante o acompanhamento, observou-se que apresentava cerca de 5 a 6 episódios ao dia de crises convulsivas focais motoras tônicas, atônicas, tônico-clônicas bilaterais e mioclônicas. Necessitou utilizar diversos fármacos anticrises ao longo dos anos, evoluindo com controle parcial das crises apesar da otimização das doses. Realizou dieta cetogênica como tratamento adjuvante, porém sem sucesso por questões culturais e má aceitação materna. Ao longo dos anos, permaneceu internado diversas vezes por causa de crises epilépticas e realizou cirurgias de amigdalectomia e adenoidectomia aos 3 anos de idade. Atualmente encontra-se totalmente dependente para realizar as atividades de vida diária e apresenta dois tipos de crises convulsivas. A primeira, mais intensa, iniciando de forma atônica e evoluindo para tônico-clônica bilateral, com cianose central, duração aproximada de 10 segundos, estado pós-ictal com agitação e confusão mental, frequência de 3 a 5 crises ao dia; e a segunda de início focal motor, tipo mioclônica de membro superior direito, associada a movimentos oro mastigatórios e piscamento, por vezes, versiva (cefálica e ocular) ipsilateral ao membro afetado, disperceptivas, que dura em torno de 10 segundos, estado pós-ictal com sonolência, também na frequência de 3 a 5 crises ao dia.

Durante a anamnese, observou-se um adolescente com contato visual pobre, que não verbaliza, emitindo sons incompreensíveis, além de marcha hemiparética e atraso global do desenvolvimento. Ao exame físico, apresentava reflexos osteotendinosos aumentados à direita, hipotrofia generalizada, hemiparesia à direita e espasticidade ipsilateral. A avaliação de força, sensibilidade e coordenação ficou prejudicada em razão da má compreensão de comandos.

Realizado eletroencefalograma (EEG), evidenciando desorganização e alentecimento difuso e bilateral, predomínio frontotemporal, além de descargas epileptiformes por salvas de polipontas difusas e bilaterais, trem de espículas e complexo ponta onda lenta; após cinco anos, o EEG evolutivo demonstrou desorganização e alentecimento difuso e bilateral, além de descargas epileptiformes de projeção parieto-occipital à esquerda e temporal anterior bilateral. A ressonância magnética (RNM) de crânio revelava cisternas e sulcos corticais alargados, acentuação dos sulcos cerebelares e redução volumétrica de ambos os hemisférios cerebrais, notando-se dilatação dos corpos dos ventrículos laterais, predominando à direita. Ainda, numerosas lesões frontoparietais bilaterais, áreas de hipersinal em *Fluid-Attenuated Inversion Recovery* (FLAIR) de T2, e hipossinal em T1, sugestivas de sequelas isquêmicas, em território de artéria cerebral média bilateral, mais importantes à direita.

Utilizou-se uma escala de triagem para síndrome de Lennox-Gastaut publicada por Piña-Garza et al., que discute critérios maiores e menores a serem observados.[1] O diagnóstico é sugestivo quando cumprir três critérios maiores e pelo menos dois menores. No Quadro 1, encontram-se os critérios da ferramenta diagnóstica REST-LGS (*Refractory Epilepsy Screnning Tool for Lennox-Gastaut Syndrome*) aplicados ao paciente que apresentou três critérios maiores (1, 2 e 4) e dois menores (1 e 3).

Quadro 1 Critérios diagnósticos sugestivos de síndrome de Lennox-Gastaut

Critérios maiores	Critério menores
1. Mais de dois tipos de crise convulsiva 2. Início das crises antes dos 12 anos de idade 3. EEG característico 4. Comprometimento cognitivo desde a infância	1. Crises refratárias apesar do uso de mais de dois fármacos anticrises epilépticas 2. Histórico de estimulação do nervo vago, realização de dieta cetogênica ou neurocirurgia 3. Outras anormalidades no EEG 4. Uso de capacete de proteção para crises ou lesões de face

Fonte: adaptado de Piña-Garza.[1]

AVALIAÇÃO DIAGNÓSTICA

- Epilepsia de difícil controle sugestiva de síndrome de Lennox-Gastaut.
- Encefalopatia crônica não evolutiva da infância.
- Deficiência intelectual.

EVOLUÇÃO

Antes de iniciar o CBD, foi realizado um marco zero de exames com avaliação hepática, de eletrólitos, função renal, peso e um inventário do hábito intestinal e dos sintomas gástricos pré-existentes. Nesse momento, o paciente estava em uso diário de valproato de sódio 2.500 mg, carbamazepina 1.000 mg, clobazam 40 mg e amitriptilina 50 mg. Foi acrescentado à terapêutica o óleo de CBD isolado 200 mg/mL, na dose de 2,5 mg/kg/dia, totalizando 100 mg ao dia e acompanhamento semanal para avaliação de possíveis efeitos adversos. Nas primeiras semanas, apresentou sonolência, sendo reduzida a dose do clobazam para 10 mg a cada 12 horas, com melhora do sintoma.

Após algumas semanas, a dosagem do CBD foi aumentada para 5 mg/kg/dia, 200 mg ao dia, apresentando sonolência, que foi resolvida com o fracionamento das doses do CBD, passando a tomar três vezes ao dia, após as refeições. Nesse momento, as crises convulsivas reduziram a frequência em 50% e observou-se alívio na severidade, duração, intensidade dos movimentos e estado pós-ictal, permanecendo, ainda, apenas as crises atônicas. Mesmo com a boa evolução do quadro e necessidade de modulação da dosagem, os familiares optaram pela manutenção da titulação em razão dos custos elevados do tratamento. O adolescente evolui com avanços cognitivos substanciais, além de melhora na qualidade de vida.

DISCUSSÃO

A epilepsia, que por definição atual deixa de ser uma desordem para ser considerada uma doença do cérebro,[2] pode interferir no desenvolvimento neuropsicomotor da criança e do adolescente, afetando a aquisição de habilidades escolares. A análise da sua etiologia, classificação, tipo de síndrome epiléptica e o tratamento medicamentoso, é essencial para um planejamento terapêutico eficaz, não só do ponto de vista do controle de crises como da qualidade de vida do paciente. As crises epilépticas são descargas neuronais síncronas, excessivas e anormais que têm origem no cérebro. O indivíduo que sofreu uma crise epiléptica não necessariamente possui epilepsia. Qualquer uma das seguintes condições definem a doença epilepsia: (i) duas crises epilépticas, não provocadas, que ocorrem em um intervalo maior que 24 horas; (ii) uma crise epiléptica não provocada e uma probabilidade de pelo menos 60% de apresentar novas crises após dois episódios, e quando ocorrem duas crises em um intervalo de até dez anos; (iii) diagnóstico de uma síndrome epiléptica.[2]

A causa da epilepsia foi revisada ao longo do século XX e início do século XXI, e as inovações tecnológicas se tornaram essenciais para essa reestruturação.[3] Um exemplo é o uso da ressonância magnética de crânio para evidenciar particularidades das estruturas corticais e subcorticais, trazendo uma riqueza de detalhes para a visualização das etiologias estruturais, como as malformações cerebrais. O avanço genético, com o mapeamento do genoma humano, trouxe a possibilidade de se obter um painel de genes que, sob análise molecular, podem ser identificados como patológicos e revelar quais fármacos antiepilépticos devem ser usados, ou não, para o controle das crises. Por exemplo o gene SCN8, uma mutação genética associada a epilepsia e desordens do desenvolvimento neuropsicomotor.[4]

A classificação das epilepsias funciona como uma bússola para a organização de um planejamento terapêutico singular, seja medicamentoso e/ou cirúrgico. Vem sendo discutida e modificada ao longo de várias décadas e em 2017 houve uma reformulação dos termos, sendo dividida em três grandes grupos, o primeiro de acordo com os tipos de crises; o segundo de acordo com os tipos de epilepsia; e o terceiro é o grupo das síndromes epilépticas.[5] Na Figura 1, encontram-se mais detalhes sobre essa classificação.

De uma maneira simplista, a epilepsia generalizada acomete ambos os hemisférios cerebrais concomitantemente, e temos como exemplos as crises de

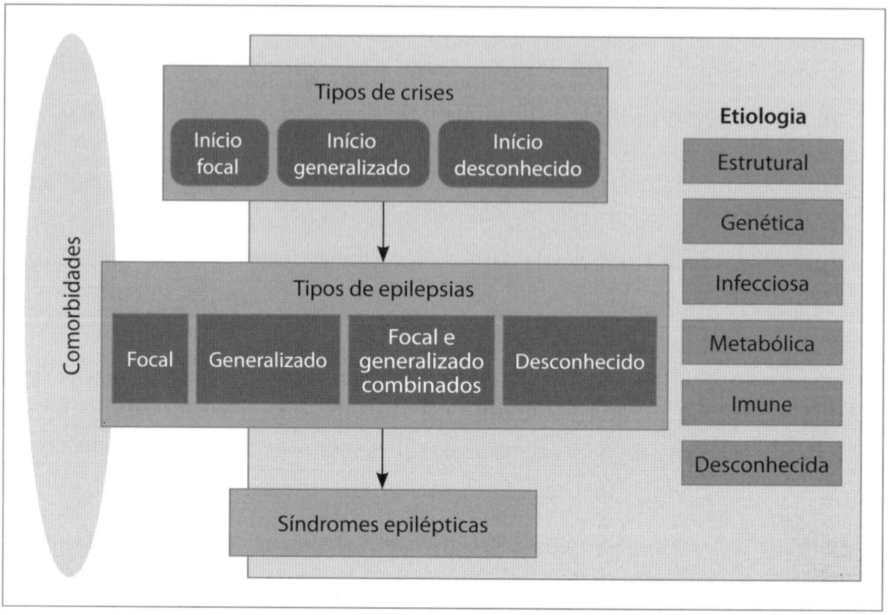

Figura 1 Classificação das epilepsias segundo a International League Against Epilepsy (ILAE).

Fonte: adaptada de Fisher.[5]

ausência, mioclonias e as crises tônico-clônicas generalizadas, conhecidas popularmente como convulsões. A epilepsia focal acomete um grupo específico de neurônios que determinam um local para iniciar as crises e, de acordo com sua topografia, possuem características peculiares à função daquele local afetado no cérebro. As crises focais podem ser perceptivas, que são quando o indivíduo se mantém consciente durante a crise, e disperceptivas, quando existe alteração da consciência.[5]

A incidência da epilepsia na faixa etária pediátrica é maior do que nos outros grupos etários,[6] e isso gera uma preocupação em relação ao desenvolvimento neuropsicomotor, que pode ser acometido pela própria doença ou pelos efeitos adversos dos fármacos antiepilépticos. Nessa etapa, o cérebro encontra-se em fase de amadurecimento neuronal, envolvendo aspectos neurobiológicos como a mielinização, caracterizada por um processo que envolve o revestimento das estruturas neuronais pela camada de mielina, permitindo que as sinapses sejam mais rápidas, mais precisas e mais estáveis. A mielinização se inicia intraútero, alcança o seu ápice em torno dos 2 anos de idade e se estabiliza por volta dos 5 anos. Nesse etapa, uma doença neurológica, como a epilepsia, pode dificultar ou impedir que esse amadurecimento ocorra, promovendo alterações no desenvolvimento que irão se refletir na aprendizagem ou em outras aquisições de habilidades das funções essenciais cerebrais.[6]

Indivíduos com epilepsia possuem uma alta prevalência de comorbidades psiquiátricas se forem comparados aos com outras doenças crônicas ou em relação à população geral.[7] A identificação precoce e o manejo apropriado dessas desordens psiquiátricas podem direcionar o tratamento da epilepsia para um melhor controle de crises, menos efeitos adversos e consequentemente uma melhora na qualidade de vida. Ansiedade, depressão e transtorno do déficit de atenção e hiperatividade (TDAH) são desordens psiquiátricas comuns na criança e no adolescente com epilepsia, quando comparada com a mesma população em geral.[8] Não é incomum encontrar crianças com epilepsia de lobo frontal e alterações importantes da função executiva, ou ainda, crianças com epilepsia do tipo ausência e TDAH do subtipo desatento.[9] Na epilepsia do tipo ausência da infância, as crises podem ter duração de segundos, e, portanto, uma criança que apresenta episódios desse tipo de epilepsia em sala de aula pode parecer desatenta ao longo do dia.[9,10]

No grupo das epilepsias autolimitadas ou epilepsias focais genéticas da infância, a mais frequente é a do tipo rolândica. As crises estão associadas ao sono, é mais comum em meninos, a idade de início ocorre na fase pré-escolar e o pico de incidência é de 3 a 5 anos. Nesses casos, os pacientes, além das crises e dessas alterações de desatenção e comportamento, podem ainda apresentar efeitos adversos dos fármacos antiepilépticos.[10] O comprometimento cognitivo é uma condição muito importante da epilepsia. Deficiências de memória e déficits de atenção são os mais frequentemente relatados. As alterações cognitivas na epilepsia possuem, além da etiologia das crises epilépticas e dos tipos de síndrome epiléptica, os efeitos colaterais do tratamento medicamentoso. Diante disso, a abordagem multifatorial se torna essencial para compreender a composição de uma disfunção cognitiva e de aprendizagem.[11,12]

Na prática clínica, os efeitos indesejáveis dos fármacos antiepilépticos relacionados à função cognitiva podem interferir de maneira negativa na qualidade de vida do paciente. Os prós e contras devem ser analisados para a escolha do tratamento visando um planejamento terapêutico singular com os objetivos de não só controlar as crises, mas também ter uma vida com autonomia em relação às atividades de vida diária, capacidade preservada de comunicação e compreensão, ganhos de habilidades escolares de acordo com a faixa etária e relações interpessoais próprias do desenvolvimento. Por exemplo, uma síndrome epiléptica como a de Lennox Gastaut tem diversas formas de apresentação das crises (ausência atípica, tônica, clônica, tônico-clônica, mioclônica, atônica), e o manejo farmacológico se torna de alta complexidade. Além disso, a própria síndrome leva a uma deficiência cognitiva. Mesmo nas síndromes epilépticas que tendem a ter uma boa evolução, o fármaco escolhido pode ocasionar alterações cognitivas, gerando mais um transtorno para o paciente.[13,14]

Ensaios clínicos randomizados que avaliam pacientes com epilepsia recém-diagnosticada e em monoterapia representam o mais preciso procedimento para avaliar o impacto cognitivo das drogas antiepilépticas (DAE).[10-14] Em torno de 70% dos casos, a epilepsia tem controle clínico adequado com os fármacos antiepilépticos, porém até 30% das epilepsias serão refratárias[11] e necessariamente precisarão de duas ou mais drogas, além de realização de procedimentos neurocirúrgicos, dieta cetogênica e uso de canabidiol (CBD).[14] Os 30% dos pacientes que se encontram no grupo dos refratários podem evoluir para uma encefalopatia epiléptica, caracterizada por um processo inflamatório que transforma o cérebro em um ambiente inóspito para realizar as suas funções adequadamente, possibilitando a perda de habilidades do desenvolvimento neuropsicomotor já adquiridas.[11]

A síndrome de Dravet (SD) e a síndrome de Lennox-Gastaut (SLG) estão entre as doenças epilépticas mais graves e difíceis de serem tratadas, com uma alta taxa de reincidência das crises.[15] Em 2014, uma revisão sistemática da *Cochrane* e da Academia Americana de Neurologia mostrou provas inconsistentes para apoiar o uso de canabidiol (CBD) para epilepsia.[16] Quatro ensaios clínicos disponíveis na época apresentaram limitações metodológicas.[17-20] Posteriormente, ensaios clínicos randomizados (ECRs), publicados entre 2017 e 2021, mostraram evidências conclusivas de eficácia e segurança do uso do CBD na SD, SLG e no complexo de esclerose tuberosa (CET).[21-28] As formulações farmacêuticas altamente purificadas de CBD demonstraram eficácia em diversas síndromes de epilepsia, incluindo convulsões focais e generalizadas. O tratamento com CBD pode determinar uma frequência reduzida de crises nas epilepsias refratárias com um perfil de segurança aceitável, segundo os ECRs.[24-28] Ainda, a segurança a longo prazo e a eficácia do canabidiol como tratamento adjunto foram bem toleradas e reduziram de forma sustentável as crises epilépticas em pacientes com SLG e SD por até três anos.[28,29]

Em relação aos pacientes com CET, o CBD produziu redução significativa na frequência de crises epilépticas por até 72 semanas.[30] Foram realizados programas de acompanhamento de pacientes com epilepsias refratárias, resistentes aos tratamentos convencionais para avaliar sua segurança e eficácia, que mostraram uma redução média de 36,5% na frequência mensal de crises motoras e um perfil favorável de eventos adversos.[31] Outros estudos subsequentes relataram perfis de eficácia e segurança similares, que apoiam o uso a longo prazo do CBD para pacientes com epilepsias refratárias, com os resultados esperados na prática clínica.[32,33]

Após ingestão oral, o CBD sofre metabolismo hepático significativo de primeira passagem e é rapidamente distribuído para o cérebro e tecido adiposo, além de ser metabolizado no fígado pelo citocromo P450. Dependendo da sua concentração, pode inibir algumas enzimas hepáticas que aumentam na presença de certas medicações antiepilépticas. O mecanismo exato da ação antiepiléptica do CBD não é totalmente compreendido, pois tem efeitos antagônicos nos receptores canabinoides tipos 1 e 2 (CB1 e CB2) no sistema nervoso central, além de ser antioxidante e anti-inflamatório.[34] Estudos prévios identificaram interações medicamentosas significativas entre o canabidiol e outras drogas antiepilépticas, como o topiramato, eslicarbazepina, zonisamida, rufinamida e N-desmetilclobazam, o metabólito ativo do clobazam.[35,36]

CONSIDERAÇÕES FINAIS

Como sabemos, os canabinoides são considerados uma ferramenta complementar para o manejo sintomático de várias doenças neurológicas, quando outras terapias de primeira linha falharam. Nas epilepsias refratárias, duas opções terapêuticas estão disponíveis para tratamento, o CBD isolado e os extratos integrais de *Cannabis*. Os dois produtos são funcionalmente distintos, cada um apresentando propriedades farmacocinéticas específicas. Os extratos integrais de *Cannabis* constituem um modelo de sinergia botânica, no qual o efeito clínico é considerado o resultado de interações complexas entre todos os componentes da planta. O mecanismo exato de ação não é conhecido em nenhum dos casos, embora a maioria dos modelos pré-clínicos demonstrem propriedades antiepilépticas. Além disso, as evidências atuais sobre o uso de extratos integrais de *Cannabis* nas epilepsias são insuficientes e há necessidade de ensaios clínicos controlados para confirmar a eficácia clínica e a segurança desses produtos. No entanto, os relatos de casos, pesquisas direcionadas e ensaios clínicos publicados até o momento indicam que eles podem representar um tratamento seguro e eficaz para a ER. Existem fortes evidências científicas para o uso de CBD isolado, e os canabinoides constituem uma alternativa promissora para o tratamento de pacientes com epilepsia refratária.[37] Na prática clínica, um planejamento terapêutico personalizado pode amenizar os efeitos adversos, integrar o paciente às atividades do dia a dia e melhorar a sua qualidade de vida. Estudos futuros e avanços nas políticas públicas são necessários para ampliar o acesso do canabidiol para portadores de epilepsia.

REFERÊNCIAS BIBLIOGRÁFICAS

1. Piña-Garza JE, Boyce D, Tworek DM, Davis KA, Gatens H, Lai G, et al. The refractory epilepsy screening tool for Lennox-Gastaut syndrome (REST-LGS). Epilepsy Behavior. 2019 Jan;90:148-53.
2. Fisher RS, et al. A practical clinical definition of epilepsy. Epilepsia. 2014;55(4):475-82.
3. Bergand AT, Scheffer IE. New conceptions in classification of the epilepsies: entering the 21st century. Epilepsia. 2011;52(6):1058-62.
4. Larsen J, et al. The phenotypic spectrum of SCN8A encephalopathy. Neurology. 2015;84(5):480-9.
5. Fisher RS, et al. Instruction manual for the ILAE 2017 operational classification of seizure types. Epilepsia. 2017;58(4):531-42.
6. Wilmshurt JM, et al. Summary of recommendations for the management of infantile seizures; task force report for the ILAE commission of pediatrics. Epilepsia. 2015;56(8):1185-97.
7. Gaitatzis, et al. The epidemiology of the comorbidity of epilepsy in the general population. Epilepsia. 2004;45(12):1613-22.
8. Kerr MP, et al. International consensus clinical practice statements for the treatment of neuropsychiatric conditions associated with epilepsy. Epilepsia. 2011;52(11):2133-8.
9. Rodrigues MM. Tratado de neurologia infantil. 1.ed. Rio de Janeiro: Atheneu; 2017. p. 417-42.
10. Aldenkamp AP, Dodson WE (eds.). Epilepsy and education: cognitive functions in learning behavior. Epilepsia. 1990;31(4).
11. Trimble R, Dodson WE. Epilepsy and quality of life. New York. Raven Press ed, 1994. Viberg M, Blenoow G, Poski B. Epilepsy in adolescence: implications for the development of personality. Epilepsia. 1987;28(5):542.
12. Arzimanoglou A, Aldenkamp A, Cross H, Lassonde M. Cognitive dysfunction in children with temporal lobe epilepsy (vol. 1). John Libbey Eurotext; 2005.
13. Aldenkamp AP, et al. Withdrawal of antiepileptic medication in children-effects on cognitive function: the multicenter Holmfrid study. Neurology. 1993;43.1 Part 1:41.
14. Jiff DM, Aldenkamp AP. Pediatric neurology Part I: chapter 73. Cognitive side-effects of antiepileptic drugs in children. Vol. 111. Elsevier Inc. Chapters; 2013.
15. Lattanzi S, Trinka E, Striano P, Zaccara G, Giovane C, Nardone R, et al. Cannabidiol efficacy and clobazam status: a systematic review and metanalysis. Epilepsia. 2020; [S.L.] 61(6):1090-8.
16. Gloss D, Vickrey B. Cannabinoids for epilepsy. Cochrane Database Syst Rev. 2014 Mar 5;(3)2014.
17. Cunha JM, Carlini EA, Pereira AE, Ramos OL, Pimentel C, Gagliardi R, et al. Chronic administration of cannabidiol to healthy volunteers and epileptic patients. Pharmacology. 1980;21(3):175-85.
18. Ames FR, Cridland S. Anticonvulsant effect of cannabidiol. S Afr Med J. 1985 Jan 4;69(1):14.
19. Trembly B, Sherman M. Double-blind clinical study of cannabidiol as a secondary anticonvulsant. Marijuana '90 International Conference on Cannabis and Cannabinoids; 1990 Jul 8-11; Kolympari, Crete. International Association for Cannabinoid Medicines; 1990.

20. Mechoulam R, Carlini EA. Toward drugs derived from cannabis. 1978 Apr;65(4):174-9.
21. Perucca E. Cannabinoids in the treatment of epilepsy: hard evidence at last? J Epilepsy Res. 2017;7:61-76.
22. Schoedel KA, Szeto I, Setnik B, Sellers EM, Levy-Cooperman N, Mills C, et al. Abuse potential assessment of cannabidiol (CBD) in recreational polydrug users: a randomized, double-blind, controlled trial. Epilepsy Behav. 2018;88:162-71.
23. Devinsky O, Cross JH, Laux L, Marsh E, Miller I, Nabbout R, et al. Trial of cannabidiol for drug-resistant seizures in the Dravet syndrome. N Engl J Med. 2017;376:2011-20.
24. Devinsky O, Patel AD, Cross JH, Villanueva V, Wirrell EC, Privitera M, et al. Effect of cannabidiol on drop seizures in the Lennox-Gastaut syndrome. N Engl J Med. 2018;378:1888-97.
25. Thiele EA, Marsh ED, French JA, Mazurkiewicz-Beldzinska M, Benbadis SR, Joshi C, et al. Cannabidiol in patients with seizures associated with Lennox-Gastaut syndrome (GWPCARE4): a randomised, double-blind, placebo-controlled phase 3 trial. Lancet. 2018;391:1085-96.
26. Miller I, Scheffer IE, Gunning B, Sanchez-Carpintero R, Gil-Nagel A, Perry MS, et al. Dose--ranging effect of adjunctive oral cannabidiol vs placebo on convulsive seizure frequency in Dravet syndrome: a randomized clinical trial. JAMA Neurol. 2020;77:613-21.
27. Thiele EA, Bebin EM, Bhathal H, Jansen FE, Kotulska K, Lawson JA, et al. Add-on cannabidiol treatment for drug-resistant seizures in tuberous sclerosis complex: a placebo-controlled randomized clinical trial. JAMA Neurol. 2021;78:285-92.
28. Devinsky O, Nabbout R, Miller I, Laux L, Zolnowska M, Wright S, et al. Long-term cannabidiol treatment in patients with Dravet syndrome: an open-label extension trial. Epilepsia. 2019;60:294-302.
29. hiele E, Marsh E, Mazurkiewicz-Beldzinska M, Halford JJ, Gunning B, et al. Cannabidiol in patients with Lennox-Gastaut syndrome: interim analysis of an open-label extension study. Epilepsia. 2019;60:419-28.
30. Thiele EA, Bebin EM, Filloux F, Kwan P, Loftus R, Sahebkar F, et al. Long-term cannabidiol treatment for seizures in patients with tuberous sclerosis complex: an open-label extension trial. Epilepsia. 2022;63:426-39.
31. Devinsky O, Marsh E, Friedman D, Thiele E, Laux L, Sullivan J, et al. Cannabidiol in patients with treatment-resistant epilepsy: an open-label interventional trial. Lancet Neurol. 2016;15:270-8.
32. Szaflarski JP, Bebin EM, Comi AM, Patel AD, Joshi C, Checketts D, et al. Long-term safety and treatment effects of cannabidiol in children and adults with treatment-resistant epilepsies: expanded access program results. Epilepsia. 2018;59:1540-8.
33. Gaston TE, Ampah SB, Martina Bebin E, Grayson LP, Cutter GR, Hernando K, et al. Long-term safety and efficacy of highly purified cannabidiol for treatment refractory epilepsy. Epilepsy Behav. 2021;117:107862.
34. Patel S, Grinspoon R, Fleming B, Skirvin LA, Wade C, Wolper E, et al. The long-term efficacy of cannabidiol in the treatment of refractory epilepsy. Epilepsia. 2021;62:1594-603.
35. Bialer M, Perucca E. Does cannabidiol have antiseizure activity independent of its interactions with clobazam? An appraisal of the evidence from randomized controlled trials. Epilepsia. 2020 [S.L.];61(6)1082-9.
36. Bergmann KR, Broekhuizen K, Groeneveld GJ. Clinical trial simulations of the interaction between cannabidiol and clobazam and effect on drop-seizure frequency. British Journal Of Clinical Pharmacology. 2019 [S.L.];86(2):380-5.
37. Raucci U, Pietrafusa N, Paolino MC, Di Nardo G, Villa MP, Pavone P, et al. Cannabidiol treatment for refractory epilepsies in pediatrics. Frontiers in Pharmacology. 2020;11:586110.

Capítulo **9**

Fibromialgia

Felipe Rodrigues Bezerra
Fernando Erick Damasceno Moreira

RESUMO

Mulher de 44 anos, apresentando dor muscular generalizada, alterações do sono, fadiga e sintomas ansiosos-depressivos, recebendo cuidado integral e utilização de derivados canabinoides em busca da melhora na qualidade de vida e remissão dos sintomas.

APRESENTAÇÃO

GFO, feminina, 44 anos, bancária, ensino superior completo, divorciada, mãe de uma filha. Comparece à consulta desacompanhada, apresentando relato de piora da dor generalizada há três meses, em quatro pontos do corpo com maior intensidade, associada a piora da qualidade do sono e aumento da fadiga. Apresenta frequentemente episódios de choro, medo de perder o emprego, dificuldade de manter a casa organizada, além de não ter disposição para encontros familiares e realizar atividades laborais. Não pratica atividades físicas regulares e suspendeu o acompanhamento psicológico. Tem histórico de fibromialgia há oito anos e acompanhamento irregular com especialistas em reumatologia, ortopedia, psiquiatria e neurologia. Refere ser portadora de hipertensão arterial sistêmica e rinite alérgica. Está em uso de duloxetina 60 mg pela manhã, pregabalina 150 mg pela manhã e à noite, amitriptilina 50 mg no período noturno, hidroclorotiazida 25 mg pela manhã e losartana 50 mg duas vezes ao dia. Utilizava intermitentemente ibuprofeno 600 mg e paracetamol com codeína (500 mg + 30 mg) quando apresentava crises dolorosas, com melhora parcial dos sintomas.

Ao exame, encontrava-se em regular estado geral e apresentava dores generalizadas em região cervical, dorsal, lombar, braços e pernas, além de marcha lentificada, desequilíbrio e dor na palpação profunda de todo o abdome. Dessa forma, foi pontuado 8 no *Widespread Pain Index* (WPI) e 9 na *Symptom Severity Scale* (SSS). Para acompanhar a evolução terapêutica, foi aplicado o questionário de impacto da fibromialgia revisado (*Revised Fibromyalgia Impact Questionnaire* – FIQR- Br),[1] e o escore na primeira consulta foi 67,1. Foi orientada a dar início ao plano terapêutico com a manutenção das medicações usuais e iniciado óleo de *Cannabis sativa* L. *full spectrum* rico em canabidiol (CBD). Recomendou-se, ainda, utilizar analgésicos em doses mais altas e evitar a utilização de opioides ou anti-inflamatórios não esteroidais (AINEs), bem como encaminhada para psicoterapia. Foram solicitados exames laboratoriais gerais e programado cuidado continuado com teleconsulta em quinze dias.

AVALIAÇÃO DIAGNÓSTICA

- Síndrome de fibromialgia.
- Hipertensão arterial sistêmica.
- Transtorno misto ansioso depressivo.
- Rinite alérgica.

EVOLUÇÃO

Na primeira consulta, foi prescrito o óleo de *Cannabis sativa* L. *full spectrum*, rico em CBD, 50 mg/mL, na dose de 5 mg/dia em dose única à noite. Após quinze dias, em teleconsulta, foi reforçada a importância da adesão e do uso regular do remédio, além de observação dos sintomas. No momento foram relatadas boca seca e náusea leve, resolvendo com sintomáticos. O FIQR-BR se manteve como previsto. Após um mês, a paciente retorna com melhora discreta da dor e resolução dos efeitos adversos. Dessa forma, foi orientado o aumento da dose de CBD para 5 mg duas vezes ao dia, com ajustes semanais até a dose de 40 mg/dia divididos em três tomadas. Após a quarta consulta, foi adicionado 1 mg de tetra-hidrocanabinol (THC) noturno e iniciada a retirada gradual de amitriptilina e pregabalina em 50% da dose diária. A dose de THC estabilizou em 2 mg duas vezes ao dia, respeitando-se o aumento de 1 mg de THC a cada 7 dias, quando houve melhora importante dos sintomas, com um escore FIQR-BR de 52. No terceiro mês após o início do tratamento, relata melhora significativa da dor, melhora parcial da qualidade do sono e menor percepção de episódios ansiosos. Foi reforçada a importância da realização de atividades físicas regulares, manutenção da psicoterapia e suporte nutricional, com melhora importante do FIQR-BR para 43. Foi pactuada em consulta a substituição do óleo de *Cannabis* rico em THC pelo óleo de *Cannabis* rico em CBN para alcançar doses mais altas com o objetivo de melhorar ainda mais a qualidade do sono. A dose inicial proposta foi cerca de 4 mg à noite, mantendo a dose de CBD em 40 mg/dia em três tomadas. A seguir, na Figura 1, encontra-se a evolução da pontuação FIQ-BR relacionada ao aumento progressivo de CBD e THC.

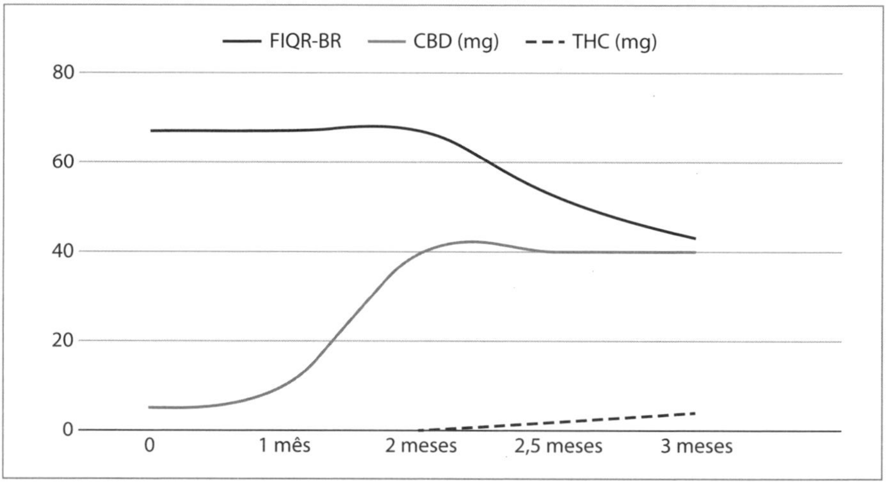

Figura 1 Evolução da pontuação FIQR-BR relacionada ao aumento progressivo das doses de CBD e THC.

DISCUSSÃO

A síndrome de fibromialgia é uma condição crônica multifatorial, que afeta de 2 a 10% da população mundial, sendo mais prevalente em mulheres. Caracterizada por dor generalizada, fadiga, distúrbios do sono, problemas cognitivos e outros sintomas, a fibromialgia está relacionada à sensibilização central. Seus sintomas impactam significativamente a qualidade de vida, causando problemas de saúde, perda de produtividade e desemprego.[1] Pesquisas sobre sua fisiopatologia estão em andamento, e os resultados provavelmente ajudarão na identificação de opções terapêuticas mais eficazes para diminuir o sofrimento dos acometidos por essa condição. Tradicionalmente, a síndrome da fibromialgia era compreendida como um distúrbio da dor caracterizado por dor crônica generalizada, fadiga e distúrbios do sono, "na ausência de qualquer doença orgânica subjacente bem definida".[1] De acordo com a Classificação Internacional de Doenças (CID 10), a fibromialgia era considerada uma categoria nosológica cursando com dor crônica musculoesquelética.

Com a atualização em 2022 para a CID 11, a fibromialgia recebe classificação MG 30.01, e entra em vigor uma nova proposta de definição como "síndrome de fibromialgia" (SFM) ou "estágio de fibromialgia". A SFM passa a se distinguir da dor crônica musculoesquelética, em vez disso, ela é considerada dor crônica generalizada associada a disfunção e distúrbio do sono, sofrimento emocional significativo e/ou incapacidade funcional, sendo a dor não diretamente atribuível a um processo nociceptivo no sistema musculoesquelético.[2] Em alguns pacientes, processos nociceptivos periféricos, como doenças reumáticas inflamatórias minimamente ativas, osteoartrite ou mesmo tensão muscular (pontos de gatilho) podem contribuir ou serem condutores para a dor crônica. A International Association for the Study of Pain (IASP)[2] apontou que a inflamação de doenças reumáticas pode desencadear SFM secundária ou comórbida a um desses processos originais. É agora reconhecido que a síndrome comórbida ocorre em 20 a 30% das pessoas com doença reumática inflamatória, exigindo tratamentos, muitas vezes, diferentes dos tratamentos específicos para a doença reumática. Além disso, a dor visceral intensifica os sintomas, provavelmente aumentando o nível de sensibilização do sistema nervoso central (SNC). Portanto, a SFM comórbida não pode ser descartada. Isso aponta para o fato de que os sistemas de classificação não são capazes de capturar toda a complexidade da realidade clínica.[2] Nesse sentido, passa a ser reconhecida como a condição prototípica em que a dor e outros sintomas se originam da relação entre o sistema nervoso central e fatores sistêmicos, e não necessariamente de inflamação contínua (dor nociceptiva) ou dano nervoso (dor neuropática). Esse terceiro mecanismo de dor foi oficialmente adotado pelo IASP, sendo denominado dor nociplástica,[3] definida como a dor que surge de nocicepção alterada, apesar de não haver evidência clara de dano tecidual real ou ameaçado, causando a ativação de nociceptores periféricos ou evidência de doença ou lesão do sistema somatossensorial causando a dor.[2]

A sensibilização central é tema de estudo nos pacientes com SFM. Corresponde a amplificação da dor nociplástica em nível supraespinhal associada em combinação, ou não, a diminuição da inibição da dor ao longo da via descendente.[4,5] As duas hipóteses são identificadas e provavelmente formam numerosas vias convergindo em uma via principal de amplificação da percepção, transdução e transmissão nociceptiva. O padrão de expansão da dor caracterizado por hiperalgesia (aumento da dor em resposta a estímulos dolorosos) e a alodinia (dor em resposta a estímulos normalmente não dolorosos) sugerem disfunção supraespinhal em vez de disfunção puramente espinhal. Outros sinais e sintomas de acometimento da sensibilização central são a fadiga, insônia, distúrbios do humor e memória, fotossensibilidade e hiperacusia.[5]

O diagnóstico dessa condição em adultos requer a presença de todos os seguintes critérios. Primeiro, a dor generalizada deve estar presente em pelo menos 4 de 5 regiões do corpo, incluindo os lados esquerdo e direito, acima e abaixo da cintura, e na região axial, que compreende a coluna cervical, torácica ou lombar, ou a parede torácica anterior. Segundo, os sintomas devem persistir em um nível semelhante por um período mínimo de três meses, indicando a natureza crônica da condição. Terceiro, o diagnóstico requer a avaliação do índice de dor generalizada (*Widespread Pain Index* - WPI) e da escala de gravidade dos sintomas (*Symptom Severity Score* - SSS). O WPI quantifica o número de áreas do corpo afetadas pela dor, enquanto a SSS avalia a gravidade da fadiga, sono não reparador, sintomas cognitivos e sintomas somáticos gerais. O WPI representa o número de locais de dor durante a semana anterior, considerando 19 locais anatômicos e 18 pontos dolorosos (Figura 2). A SSS é composta por dois itens: sintomas atuais da síndrome da fibromialgia (fadiga, qualidade do sono e sintomas cognitivos) e 41 sintomas experimentados durante a semana anterior. A pontuação total da SSS varia de 0 a 12. O diagnóstico de síndrome da fibromialgia é estabelecido quando o WPI é ≥ 7 e a SSS é ≥ 5, ou quando o WPI está entre 3 e 6 e a SSS é ≥ 9.[6]

Por fim, é essencial destacar que o diagnóstico de síndrome da fibromialgia é válido independentemente da presença de outras condições médicas. No entanto, a presença de fibromialgia não exclui a possibilidade de outras doenças clinicamente importantes, que devem ser investigadas e tratadas adequadamente. O diagnóstico da síndrome deve ser realizado por um profissional de saúde qualificado, levando em consideração a história clínica completa, o

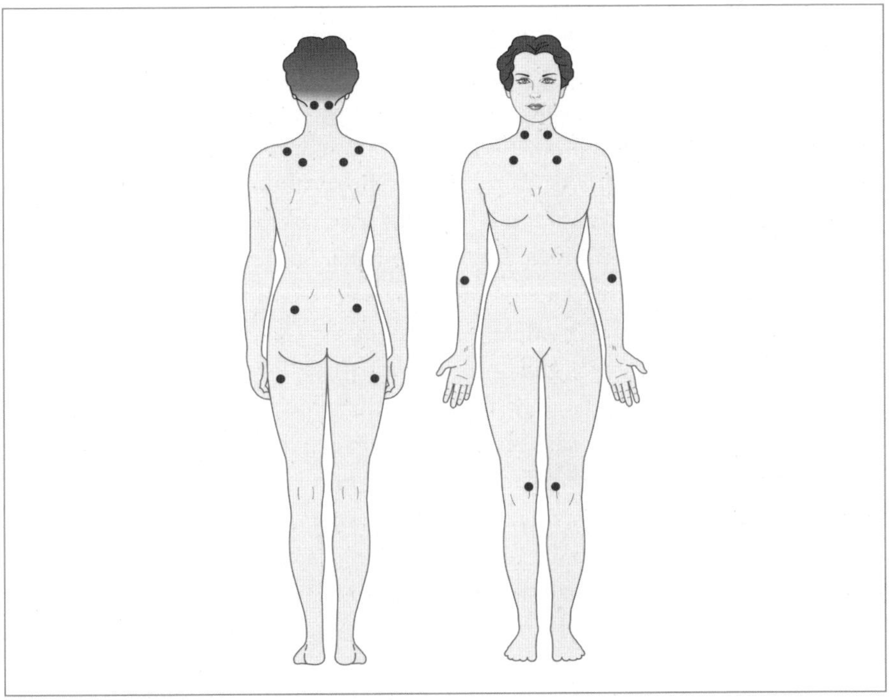

Figura 2 Pontos dolorosos na fibromialgia.
Fonte: adaptada de Provenza JR, Pollak DF, Martinez JE, Paiva ES, Helfenstein M, Heymann R, et al.[7]

exame físico e os critérios mencionados acima. Esse processo de diagnóstico abrangente é crucial para garantir o manejo adequado da condição e o bem-estar geral dos pacientes.

A revisão do questionário de avaliação de impacto da fibromialgia (*Revised Fibromyalgia Impact Questionnaire* – FIQR) foi desenvolvido para superar as deficiências conhecidas do FIQ, com a ajuda de um grupo focal de pacientes. Ele mantém os mesmos três domínios do FIQ (função, impacto geral e sintomas), mas difere por ter questões de função modificadas e a inclusão de perguntas sobre memória, equilíbrio e sensibilidade à dor e a desequilíbrios ambientais. Todas as questões são avaliadas em uma escala numérica de 0 a 10.[1] A adaptação transcultural para o Brasil e a validação psicométrica do instrumento traduzido foi essencial para garantir sua adequação à população-alvo, e, dessa forma, estudos demonstraram com segurança que o instrumento de avaliação do impacto da fibromialgia FIQR-BR é um instrumento confiável e válido para avaliar a população brasileira.[1]

O tratamento farmacológico da SFM transita entre quatro classes de medicamentos: antidepressivos, anticonvulsivantes, opioides (contraindicados atualmente) e mais recentemente os canabinoides. Os antidepressivos tricíclicos, apesar de apresentarem efeitos adversos mais evidentes, conseguem alcançar um NNT = 4.[8] Já os inibidores duais seletivos da recaptação de serotonina e da norepinefrina, como a duloxetina, apresentam um NNT = 6,4 para redução maior ou igual a 50% da dor.[8,9] Os anticonvulsivantes gabapentinoides, que incluem a pregabalina e gabapentina, atuam bloqueando os canais de cálcio e inibindo a condução neuroelétrica no corno distal da medula, o que reduz a via ácido gama-aminobutírico (GABA) e induz liberação de glutamato por astrócitos.[10,11] A gabapentina e a pregabalina possuem um NNT = 7 para redução maior ou igual a 50% da dor.[12]

Cada vez mais os opioides estão saindo do cenário do tratamento farmacológico da dor crônica e da fibromialgia por não apresentarem benefício no controle álgico, na melhora da qualidade de vida e na redução da incapacidade.[11] Uma consequência comum é a hiperalgesia, em que as vias pró-nociceptivas sofrem ativação, gerando facilitação ou redução da inibição das vias de processamento da dor.[11] O atual tratamento farmacológico da SFM visa o alívio dos sintomas, muito embora esse alívio seja modesto e com efeitos colaterais que afetam o seguimento do tratamento. Em geral, o bem-estar e a qualidade de vida desses pacientes são consideravelmente baixos.

A *Cannabis* medicinal demonstra forte tendência a ser incorporada como linha de tratamento para a SFM. Uma revisão sistemática realizada pela Universidade de Cruzeiro do Sul, Austrália, avaliou ensaios em humanos utilizando *Cannabis* na fibromialgia. Dos estudos, houve três ensaios clínicos randomizados (ECRs), seis estudos observacionais e um estudo que comparou o manejo de pacientes com dor crônica e pacientes com SFM. A *Cannabis* foi considerada segura e bem tolerada. Os principais eventos adversos identificados incluíram sensação de "euforia", tontura/vertigem, boca seca, tosse, olhos vermelhos e sonolência, sem relatos de eventos adversos graves.[13] Outra revisão sistemática, dessa vez produzida na Suíça, avaliou quatro ECRs e três estudos observacionais, o que reduziu a qualidade geral das evidências para apoiar uma redução da dor com o tratamento com os canabinoides. Dois ECRs trazem a nabilona (THC sintético) como uma opção de tratamento eficaz e bem tolerada para redução da dor em pacientes com fibromialgia. Outro ECR e os três estudos observacionais apresentam melhora significativa na qualidade de vida e alívio da dor, respectivamente. Apenas um ensaio clínico randomizado demonstrou que os canabinoides não tiveram um efeito diferente do placebo nas respostas à dor.[14]

Em um ECR duplo-cego, controlado por placebo, nacional, realizado em Santa Catarina na Atenção Primária à Saúde (APS), 17 participantes com diagnóstico de SFM receberam óleo de *Cannabis* rico em THC 24 mg/mL com dose inicial de 1 gota a cada 12 horas, evoluindo a cada 15 dias após interconsultas para avaliar melhora do quadro de dor crônica, insônia, fadiga crônica, qualidade de vida, utilizando o questionário de impacto de fibromialgia (FIQ). O estudo traz uma dose terapêutica média de 3,6 gotas/dia (~ 4,4 mg/dia de THC) com melhora significativa dos sintomas.[15] Um estudo retrospectivo alemão que compara dois braços, um que usou THC (dronabinol) e outro que manteve o uso das medicações contínuas, avaliou mudança no padrão de dor, ansiedade, depressão e consumo de analgésicos em 58 participantes internados. O tempo de ajuste de dosagem demorou cerca de 13 dias e a dose média foi de 14,8 mg de THC (dronabinol). Houve mudança significativa no padrão de dor, com redução importante no braço que utilizou THC, assim como nas respostas referentes à qualidade de vida. Não houve diferença significativa no padrão de ansiedade e depressão.[16] Um estudo retrospectivo no Hospital Laniano em Israel avaliou durante 2 meses 26 pacientes com quadro de fibromialgia, e estes foram avaliados com o questionário FIQR, evoluindo satisfatoriamente e melhorando significativamente os sintomas com o uso de *Cannabis* medicinal na dose média de 26 g/mês de *Cannabis* fumada ou vaporizada.[17]

O uso de opioides para o manejo da dor crônica na SFM não está recomendado. Existem evidências de que a *Cannabis* medicinal é uma alternativa viável aos opiáceos. Os opioides agravam a sensibilização central, gerando piora dos sintomas álgicos, distúrbios do sono, qualidade de vida e fadiga. Nesse sentido, existem algumas alternativas relevantes para manejo do paciente com SFM utilizando óleo de *Cannabis* em vez de opioides.[18] O canabinol (CBN) é um derivado de THC e tem propriedades sedativas, anticonvulsivantes, anti-inflamatórias e antibióticas (anti-MRSA). Uma revisão de fitocanabinoides demonstra a capacidade do CBN em inibir uma série de enzimas, como ciclo-oxigenase, lipoxigenase e diversas enzimas da CYP 450.[19]

A abordagem terapêutica na SFM envolve também uma dimensão não farmacológica. Vale ressaltar atividade física aeróbica que alcance 75% da frequência cardíaca máxima para a idade, seguir em ritmo regular pelo menos três vezes por semana e com aumento gradual da intensidade dos exercícios. Soma-se à atividade física, o *tai chi chuan*, caminhadas, bicicleta, natação/hidroginástica em água morna, yoga, acupuntura e participação em grupos de educação em saúde. Associados a isso tudo, ainda devem ser levados em consideração a importância da psicoeducação e o acompanhamento multiprofissional.

CONSIDERAÇÕES FINAIS

O caso clínico ilustra um encontro cada dia mais comum no cuidado à saúde da população brasileira e nos dá parâmetros para refletirmos sobre as melhores práticas e possibilidades. A *Cannabis* medicinal emerge como uma opção terapêutica promissora para o manejo da fibromialgia, oferecendo benefícios potenciais na redução da dor, melhora da qualidade do sono e diminuição dos sintomas associados. No entanto, é fundamental que o uso dos derivados canabinoides seja abordado de forma ética e centrada na pessoa, levando em consideração as necessidades individuais e o bem-estar geral dos pacientes. A tomada de decisão compartilhada entre o médico e o paciente é essencial, garantindo que os indivíduos estejam bem-informados sobre os potenciais benefícios, riscos e limitações dessa terapêutica. Além disso, é crucial que os profissionais de saúde estejam adequadamente capacitados e atualizados sobre as evidências científicas relacionadas ao uso de canabinoides na síndrome da fibromialgia, a fim de fornecer orientações precisas e personalizadas aos pacientes.

Embora os estudos existentes forneçam *insights* valiosos sobre a farmacodinâmica e a farmacocinética da *Cannabis* na SFM, é necessário continuar as pesquisas e produções científicas nessa área. Ensaios clínicos bem desenhados, com amostras maiores e acompanhamento a longo prazo, são essenciais para elucidar ainda mais a eficácia, segurança e os protocolos ideais de uso da *Cannabis*. Além disso, é importante investigar estratégias para otimizar a eficácia terapêutica e minimizar os efeitos adversos, como a determinação das proporções ideais de THC:CBD, o ajuste de doses e o desenvolvimento de formulações e vias de administração mais precisas e convenientes para os pacientes.

A colaboração interdisciplinar, de diferentes especialidades entre médicos, farmacêuticos, pesquisadores e outros profissionais de saúde, é fundamental para avançar no conhecimento e na aplicação clínica da *Cannabis*. Essa abordagem integrada permitirá o desenvolvimento de diretrizes baseadas em evidências, garantindo o uso seguro e eficaz da *Cannabis* medicinal como parte de um plano de tratamento abrangente e centrado no paciente. Em última análise, o objetivo principal do uso dos derivados canabinoides na síndrome da fibromialgia deve ser a melhoria da qualidade de vida, aliviando a dor, promovendo o sono reparador e abordando os sintomas associados. Ao priorizar a segurança, a eficácia e o uso consciente dos canabinoides, podemos oferecer uma opção terapêutica valiosa para indivíduos que lutam contra o impacto debilitante da síndrome da fibromialgia, proporcionando-lhes esperança e recursos para gerenciar sua condição de maneira mais eficiente.

REFERÊNCIAS BIBLIOGRÁFICAS

1. Paiva ES, Heymann RE, Rezende MC, Helfenstein M Jr, Martinez JE, Provenza JR, et al. Uma versão em português do Questionário de Impacto da Fibromialgia Revisado (FIQR): um estudo de validação. Clin Rheumatol. 2013 Ago;32(8):1199-206.
2. International Association for the Study of Pain. Pain 160. 2019:2651-3.
3. Kosek E, Cohen M, Baron R, Gebhart GF, Mico JA, Rice AS, et al. Do we need a third mechanistic descriptor for chronic pain states? Pain. 2016;157:1382-6.
4. Devigili G, Di Stefano G, Donadio V, Frattale I, Mantovani E, Nolano M, et al. Clinical criteria and diagnostic assessment of fibromyalgia: position statement of the Italian Society of Neurology-Neuropathic Pain Study Group. Neurol Sci. 2023 Jul;44(7):2561-74.
5. Fitzcharles MA, Cohen SP, Clauw DJ, Littlejohn G, Usui C, Häuser W. Nociplastic pain: towards an understanding of prevalent pain conditions. Lancet. 2021 May 29;397(10289):2098-110.
6. Wolfe F, Clauw DJ, Fitzcharles MA, Goldenberg DL, Häuser W, Katz RL, et al. 2016 Revisions to the 2010/2011 fibromyalgia diagnostic criteria. Seminars in Arthritis and Rheumatism. 2016;46(3):319-29.
7. Provenza JR, Pollak DF, Martinez JE, Paiva ES, Helfenstein M, Heymann R, et al. Fibromialgia. Rev. Bras. Reumatol. 2004;44(6):443-9. Disponível em: https://www.scielo.br/j/rbr/a/xKmjCGfP8SQnPqngfQ9CS7w/?format=pdf&lang=pt.
8. Finnerup NB, Attal N, Haroutounian S, McNicol E, Baron R, Dworking RH, et al. Pharmacotherapy for neuropathic pain in adults: a systematic review and meta-analysis. Lancet Neurol. 2015;14(2):162-73.
9. Skljarevski V, Desaiah D, Liu-Seifert H, Zhang Q, Chappell AS, Detke MJ, et al. Efficacy and safety of duloxetine in patients with chronic low back pain. Spine (Phila PA 1976). 2010;35(13):E578-85.
10. Calandre EP, Rico-Villademoros F, Slim M. An update on pharmacotherapy for the treatment of fibromyalgia. Expert Opinion on Pharmacotherapy. 2015;16(9):1347-68.
11. Duncan BB, et al. (orgs.). Medicina ambulatorial: condutas de atenção primária baseada em evidências. 5.ed. Porto Alegre: Artmed; 2022.
12. Mathieson S, Lin C-WC, Underwood M, Eldabe S. Pregabalin and gabapentin for pain. BMJ. 2020;369:m1315.
13. Kurlyandchik I, Tiralongo E, Schloss J. Safety and efficacy of medicinal Cannabis in the treatment of fibromyalgia: a systematic review. The Journal of Alternative and Complementary Medicine. 2021 Mar 1;27(3):198-213.
14. Strand NH, Maloney J, Kraus M, et al. Cannabis for the treatment of fibromyalgia: a systematic review. Biomedicines. 2023;11(6):1621.

15. Chaves C, Bittencourt PCT, Pelegrini A. Ingestion of a THC-rich Cannabis oil in people with fibromyalgia: a randomized, double-blind, placebo-controlled clinical trial. Pain Med. 2020 Oct 1;21(10):2212-8.
16. Bettstetter H, Schäfer A. Tetrahydrocannabinol (THC) bei patienten mit fibromyalgiesyndrom (FMS). Der Schmerz. 2023 Jun 8;38(4):259-66.
17. Habib G, Artul S. Medical Cannabis for the treatment of fibromyalgia. JCR: Journal of Clinical Rheumatology. 2018;24(5):255-8.
18. Reiman A, Welty M, Solomon P. Cannabis como substituto de analgésicos à base de opioides: autorrelato do paciente. Pesquisa sobre cannabis e canabinoides. 2017;2:1:160-6.
19. Russo EB, Marcu J. Cannabis pharmacology: the usual suspects and a few promising leads. Advances in Pharmacology, 2017:67-134.

Capítulo **10**

Insônia

Sérgio Arthuro Mota Rolim
Pedro da Costa Mello Neto
Victor Vilhena Barroso

RESUMO

Paciente com quadro de insônia iniciado após situação de luto, apresentando distúrbios do sono resistentes a diversos tratamentos alopáticos. Evolui com sintomas ansiosos e depressivos, apresentando melhora significativa após a substituição dos medicamentos por óleo de *Cannabis sativa full spectrum*.

APRESENTAÇÃO

Paciente masculino, 37 anos, advogado, recorreu à consulta referindo que após falecimento da sua mãe há aproximadamente sete anos, começou a apresentar quadro de insônia, caracterizada por dificuldade para iniciar e manter o sono, cursando com vários despertares noturnos. Posteriormente, a insônia passou a vir acompanhada de sintomas de ansiedade, quando começou a fazer uso de zolpidem, 10 mg à noite. Com o início do tratamento medicamentoso, conseguia manter o sono por aproximadamente cinco horas. Logo após algumas semanas, por orientação de outro profissional médico, substituiu o tratamento anterior pelo zolpidem de liberação prolongada (Stilnox-CR®), 12,5 mg à noite. Em razão da dificuldade de acesso (receituário B1), acabou voltando a utilizar o zolpidem 10 mg. Após alguns meses, o medicamento diminuiu seu efeito (tolerância), reduzindo o total de horas de sono, motivo pelo qual decidiu dobrar a dose para 20 mg à noite. Mesmo com o ajuste da dose, manteve o quadro de insônia, momento em que substituiu o zolpidem pela eszopiclona (Prysma®) 3 mg à noite. Contudo, por causa do efeito colateral de sensação de gosto metálico na boca, interrompeu o tratamento, voltando a fazer uso do zolpidem 20 mg à noite, que tampouco foi suficiente para normalizar o padrão do sono. Em razão da falha terapêutica, mesmo realizando ajuste na dose, foi orientado a trocar o zolpidem pelo Patz® 5 mg à noite, via sublingual. Relata que no início, o efeito indutor do sono era instantâneo, conseguindo iniciar o sono após poucos minutos do uso, porém após um ano, teve de dobrar a dose do medicamento, alcançando a dose total de 25 mg ao dia e, ainda assim, seu sono continuou sem ser restaurador.

Desde então, passou a apresentar fadiga e dificuldade na concentração e déficit de memória, principalmente relacionado a acontecimentos recentes, chegando a causar-lhe esquecimentos inclusive de tarefas que realizava na manhã do dia seguinte. Certo dia, envolveu-se em um acidente automobilístico grave secundário a efeito do tratamento alopático, que o levou a procurar ajuda com o psiquiatra, sendo diagnosticado com transtorno misto ansioso depressivo. Chegou a fazer uso de venlafaxina, fluoxetina e da lisdexanfetamina (Venvanse®), este último sendo substituído pelo metilfenidato (Concerta®) em razão de quadro de retenção urinária. Além disso, era comum recorrer ao uso de anti-inflamatórios não esteroidais (AINEs), principalmente o Tandrilax®, na busca de amenizar dores musculares e em articulações dos ombros.

AVALIAÇÃO DIAGNÓSTICA

- Distúrbio do sono.
- Transtorno misto ansioso depressivo.
- Dor crônica.

EVOLUÇÃO

Em consulta com médico especialista em tratamento com canabinoides, foi prescrito óleo rico em canabidiol (CBD) na concentração de 20 mg/mL, com a dose inicial de 2 mg duas vezes ao dia, quando melhorou substancialmente a qualidade do sono de maneira sustentada. Com os ajustes realizados em um período de doze semanas, chegou a usar 2 mg três vezes ao dia. Em virtude de exposição a situação de estresse, voltou a apresentar sintomas de ansiedade associados a apatia e anedonia, motivo pelo qual foi adicionada a prescrição de óleo rico em tetra-hidrocanabinol (THC), que, somada à prática de atividade física e aos ajustes da dose noturna, melhorou seu quadro de humor, do sono e das dores musculares, queixas que eram recorrentes em consultas de reavaliação. Na última consulta relatou desejo de potencializar o efeito antidepressivo do tratamento, motivo pelo qual a dose foi ajustada para: (i) óleo rico em CBD, 20 mg/mL, 6 mg pela manhã, 6 mg no final da tarde e 5 mg à noite; (ii) óleo rico em THC, 20 mg/mL, 4 mg pela manhã, 4 mg após o almoço e 5 mg à noite (última dose uma hora antes de dormir); (iii) associado a vaporização de *Cannabis sativa* quimiotipo I (rico em THC) *in natura*, 0,4 g 30 minutos antes de ir dormir. Além disso, foi encaminhado para avaliação com nutricionista e para acompanhamento psicoterápico.

DISCUSSÃO

Associado ao diagnóstico de distúrbio do sono do tipo insônia, que se caracteriza pela dificuldade em iniciar e/ou manter o sono, o paciente apresenta um transtorno misto de ansiedade e depressão.[1] Para entendermos melhor o caso, discutiremos inicialmente como é a fisiologia do sono, para então detalharmos o transtorno de insônia. Como o paciente fez uso de zolpidem, descreveremos as principais características desse remédio e por que ele sofreu uma mudança recente na sua forma de prescrição. Por último, abordaremos como os canabinoides podem ser úteis no tratamento da insônia, principalmente associada a ansiedade.

O sono normal

No ser humano, o sono é dividido em quatro estágios principais: o início do sono (estágio 1); o sono leve (estágio 2); o sono profundo (estágio 3); e o sono com movimento rápido dos olhos (REM, do inglês *rapid eye movements*) (estágio 4). Os estágios 1, 2 e 3 podem ser agrupados em sono não REM, ou NREM. A Tabela 1 mostra as principais diferenças entre o estado acordado (também conhecido como vigília) e os estágios de sono REM e NREM.

Tabela 1 Comparação resumida entre vigília, sono REM e sono não REM

	Vigília	Sono REM	Sono NREM
Ação motora	Intensa e controlada	Praticamente inexistente	Pouco presente
Tônus muscular	Normal	Inexistente (com exceção dos músculos respiratórios e oculares)	Baixo
Movimentos oculares	Intensos e controlados	Presentes com movimentos rápidos	Quase inexistentes e, quando ocorrem, são lentos
Frequências cardíaca e respiratória	Variável, a depender da atividade	Irregular	Regular e baixa
Taxa metabólica	Variável	Alta	Baixa
Eletroencefalograma	Predominância de ondas alfa e beta	Ondas teta	Ondas teta no estágio 1 e delta nos estágios 2 e 3
Sensibilidade aos estímulos externos	Nível máximo	Diminuído	Quase inexistente
Sonhos	Ausentes	Mais complexos, frequentemente presentes e relembrados	Atividade onírica tipo pensamento. Sonhos podem ocorrer, porém de conteúdo simples e mais realista
Despertar	–	Costumar ocorrer espontaneamente; menos sensível aos estímulos ambientais	Menos comum ocorrer espontaneamente; sensível a sinais do ambiente

Fonte: adaptada de Rolim.[2]

Quando estamos acordados, normalmente passamos por períodos de atenção, em que nosso cérebro trabalha nas frequências mais rápidas (ondas gama = 40 Hz), e desatenção, em que há uma diminuição da atividade cerebral (ondas beta = 20 Hz). Quando deitamos, fechamos os olhos e relaxamos, as ondas gama e beta são substituídas pelas ondas alfa (que oscilam a 10 Hz). Quando começamos a dormir, essas ondas alfa são gradualmente substituídas por ondas mais lentas ainda, que chamamos de teta (5 Hz), caracterizando assim o primeiro estágio do sono (estágio 1, ou N1). Esse estágio dura pouco pois é uma típica transição entre o estado acordado e o sono, e em uma noite inteira, ocupa cerca de 5% do tempo.[3] Como detalharemos a seguir, muitas pessoas com dificuldade de começar a dormir (como no presente relato de caso) têm dificuldade de relaxar o suficiente para diminuir a atividade cerebral e consequentemente entrar nesse primeiro estágio do sono. No estágio 2 (ou N2), também conhecido como sono leve, já estamos dormindo; porém, qualquer estímulo de maior intensidade vindo do ambiente (como um barulho) pode nos acordar. Nesse estágio temos a presença dos fusos do sono, que são oscilações que participam dos processos de consolidação das memórias. A frequência respiratória e a temperatura corporal continuam diminuindo nesse estágio. O sono leve ocupa cerca de 50% do tempo de sono de uma noite.

No relato de caso descrito anteriormente, o paciente reclamava de dificuldade de manter o sono, pois provavelmente despertava desse estágio, impedindo assim o ciclo normal de aprofundamento do sono, ou seja, ele não conseguia atingir o próximo estágio, que é o sono profundo (estágio 3 ou N3). Nesse estágio, temos a presença dos ritmos mais lentos, caracterizando as ondas delta, que oscilam próximo de 1 Hz. É nesse estágio que o cérebro "descansa" de verdade. No caso que estamos discutindo, o paciente relatou problemas de concentração e memória recente, que podem ser decorrentes dos despertares durante o estágio 2, com consequente privação do estágio de sono profundo. O sono REM (ou estágio 4) é caracterizado por movimento rápido dos olhos, por uma diminuição importante no tônus muscular e pelos sonhos mais longos e típicos. O sono REM ocupa cerca de 20% do tempo total de sono de uma noite.[3]

Esses quatro estágios se apresentam na forma de ciclos de aproximadamente 90 minutos, ou seja, a cada uma hora e meia, mais ou menos, passamos por esses quatro estágios. É de suma importância sabermos que durante a primeira metade de uma noite de sono, isto é, entre meia noite e quatro horas da madrugada, por exemplo, temos principalmente sono leve e sono profundo, como se essa primeira metade servisse para aprofundarmos o sono e descansarmos o cérebro. Já na segunda metade da noite, por exemplo, entre quatro horas da madrugada e oito horas da manhã, temos principalmente sono leve e sono REM, como se essa segunda metade do sono servisse para nos preparar para acordar.[3]

Insônia

O transtorno de insônia é o distúrbio do sono mais frequente, afetando cerca de 10 a 20% dos adultos. É caracterizado por uma dificuldade para iniciar e/ou manter o sono, com consequências negativas como irritabilidade, problemas de atenção e memória e sonolência durante o dia. Para que o médico dê o diagnóstico de insônia, é necessário que o problema ocorra ao menos três vezes por semana por pelo menos um mês, e que resulte em sofrimento clinicamente significativo ou em prejuízo físico, mental ou social.[1] No presente relato de caso, o paciente referia inicialmente uma dificuldade para conciliar e manter o sono, além de problemas para se concentrar e para se lembrar de coisas que aconteceram recentemente. A ansiedade, também relatada pelo paciente, é um sintoma muito comum nesses casos de insônia, pois o cérebro hiperativo e/ou hipervigilante dificulta demais o início do sono e a pessoa não consegue relaxar o suficiente para começar a dormir. Além disso, a ansiedade também facilita o aumento de despertares durante a noite, impedindo assim o devido aprofundamento do sono, com consequente privação do estágio 3 (sono profundo). Na quarta versão do *Manual de diagnóstico e estatístico de transtornos mentais* (DSM-4), o transtorno de insônia era classificado em primário e secundário, dependendo da ausência ou da presença de um outro diagnóstico médico geral ou psiquiátrico. Essa classificação implicava que a insônia poderia ser causada por uma outra doença, logo se encerraria quando a doença causadora fosse devidamente tratada. Na versão seguinte (DSM-5), entretanto, relações de causalidade não são mais atribuídas, em vez disso, entende-se que a insônia pode ser considerada uma comorbidade e deve ser tratada como uma entidade separada. Dessa forma, o diagnóstico de insônia primária foi substituído pela especificação quanto à presença ou à ausência de outras condições, tanto gerais quanto psiquiátricas. No entanto, o DSM-5 reconhece que a insônia não apenas coexiste com vários outros distúrbios, mas que de fato interage de forma complexa e bidirecional com a ansiedade, a depressão, a dor crônica, entre outros. Vale lembrar que o paciente em questão apresentava, além de sintomas de ansiedade e depressão, uma dor crônica no ombro que com certeza dificultava também o início do sono, pois com dor é muito difícil a pessoa relaxar suficientemente para começar a dormir.[3]

A fisiopatologia da insônia ainda não está completamente esclarecida. Recentemente, no entanto, tem-se discutido a hipótese do cérebro hipervigilante, ou seja, com uma atividade aumentada e com uma maior sensibilidade para responder aos estímulos. Esse aumento na atividade cerebral pode ser em decorrência do estilo de vida moderno, em que há um excesso de informações do ambiente para serem processadas pelo cérebro, que consequentemente não consegue relaxar para começar a dormir. A ansiedade decorrente desse estado também facilita o excesso de despertares durante a noite. Vale a pena ressaltar também que o uso de aparelhos eletrônicos durante a noite, principalmente os *smartphones*, pode prejudicar muito o início do sono, pois a luz produzida pelas telas inibe a produção de melatonina. Esse hormônio é produzido pela glândula pineal e tem como principal função nos seres humanos informar ao corpo que é noite, ou seja, que está na hora de deitar e dormir.[4]

Tratamento convencional da insônia

A primeira medida para tratar a insônia é a chamada higiene do sono, que é um conjunto de práticas para facilitar o início do sono e melhorar sua qualidade, como mostrado na Tabela 2. Aliado a essa medida, pode-se tentar a terapia cognitiva-comportamental para insônia, que pode ser realizada tanto individualmente como em grupo, de forma presencial ou via internet. Nessa terapia são abordados os hábitos e as crenças que perpetuam a insônia, bem como a ansiedade associada à expectativa de fracasso em conseguir adormecer. A terapêutica farmacológica não deve ser a primeira linha de tratamento para a insônia; entretanto, se necessária, deve ser usada com muita cautela. Além disso, a orientação é que seja utilizada de forma intermitente, no início do tratamento, sendo seus resultados reavaliados entre 3 e 6 meses depois.

Tabela 2 Orientações gerais de higiene do sono

Otimização das rotinas de sono	• Dormir e acordar no mesmo horário (± 20 min), mesmo em finais de semana • Ajustar as rotinas gradualmente (máxima diferença de 1-2 h por noite) • Evitar sonecas
Promoção de rotinas relaxantes na hora de dormir	• Apenas ir para a cama quando se está com sono • Sair da cama se não adormecer depois de 10-20 min • Evitar atividades estimulantes na cama, tais como: » Assistir à televisão » Usar computador, *smartphone* ou *tablet* » Planejar, trabalhar etc. • Diminuir a ingestão de líquidos antes de dormir • Criar um ritual antes de dormir: » Tomar banho quente » Utilizar técnicas de relaxamento
Manutenção de um quarto que promova o sono	• Manter o quarto calmo e silencioso • Atentar para o ronco de companheiro(a) ou barulho de animais • Manter uma temperatura agradável • Manter o quarto escuro ou usar tapa-olhos • Cama, colchão e travesseiros confortáveis
Exposição à luz adequada	• Expor-se à luz natural durante o dia (de preferência pela manhã) • Reduzir a exposição a iluminação artificial à noite • Desligar aparelhos eletrônicos pelo menos 30 min antes de dormir
Hábitos diurnos promotores de sono	• Exercitar-se regularmente e manter uma dieta saudável • Evitar exercícios físicos vigorosos antes de dormir • Evitar refeições copiosas antes de dormir; preferir um lanche saudável • Evitar consumir café e bebidas estimulantes (chá, refrigerantes etc.) a partir do final da tarde • Evitar o consumo de álcool ou cigarro perto da hora de dormir • Controlar o uso de medicações ou outras substâncias que promovam alerta • Usar a cama apenas para dormir ou para fazer sexo

Fonte: adaptada de Meir.[3]

Os benzodiazepínicos (diazepam, clonazepam, alprazolam etc.) foram as primeiras substâncias utilizadas para o tratamento da insônia. Apesar de terem um efeito indutor do sono importante, observou-se com o tempo que geravam muita dependência. Mais recentemente, diversos trabalhos têm mostrado que o uso crônico de benzodiazepínicos está associado a um aumento dos riscos de queda e à piora cognitiva, principalmente em idosos. Por esses e outros motivos, surgiram no mercado as chamadas drogas Z (zolpidem, zolpiclona etc.), que, por terem uma ação mais específica nos receptores do ácido gama-aminobutírico (GABA), promoveriam menos efeitos colaterais.[5] No entanto, o que se tem observado na prática clínica é que muitos pacientes desenvolvem uma tolerância significativa, necessitando assim de doses maiores para se obter o mesmo efeito, como aconteceu com o paciente do presente relato de caso. Por esse motivo, essas substâncias devem ser prescritas na receita azul, como qualquer outro medicamento controlado.

Tratamento da insônia com derivados canabinoides

Em termos gerais, observa-se que pacientes que têm muitos despertares noturnos reportam diminuição da insônia com o uso do óleo de *Cannabis*, sendo tomado aproximadamente uma hora antes de dormir. A via inalatória proporciona um efeito mais rápido para quem tem dificuldade de iniciar o sono, devendo-se dar preferência para o uso de vaporizadores, pois estes promovem maior alívio dos sintomas e menos efeitos colaterais em comparação com os cigarros. Além disso, é de suma importância lembrar que, às vezes, os canabinoides têm uma ação bifásica, ou seja, um efeito em determinada dose não é necessariamente melhorado por uma dose maior. Por último, devemos buscar encontrar sempre a dose certa para cada paciente, trabalhando junto com ele para maximizar os efeitos terapêuticos e minimizar os efeitos colaterais. A dose específica para cada paciente depende do tipo de produto utilizado, da variação individual, do desenvolvimento de tolerância, da interação com outras drogas e da exposição anterior à *Cannabis*.[6]

Em termos científicos, trabalhos recentes têm mostrado que os derivados canabinoides apresentam resultados promissores para o tratamento da insônia. Usuários de *Cannabis* medicinal perceberam uma melhora significativa na insônia com o uso de plantas do tipo *indica* (em comparação com *sativa* e derivados contendo CBD puro), que parece ter um maior efeito relaxante e sedativo, agindo consequentemente como indutor do sono.[7] Uma metanálise publicada recentemente encontrou que foram poucos os trabalhos que investigaram a eficácia da terapêutica canabinoide para a insônia. Entretanto, os autores observaram resultados promissores, como em um dos trabalhos que mostrou que o THC promoveu uma maior rapidez para início do sono em comparação com o placebo. O estudo ressalta que as principais controvérsias decorrem da heterogeneidade dos participantes, das intervenções e dos resultados.[8]

Na prática clínica, é comum observar que o CBD pode induzir sonolência em um paciente que já esteja privado de sono; no entanto, o mesmo CBD pode induzir vigília assim que o paciente se recupera do repouso, ou se o CBD for tomado no final da tarde em diante.[9] Um outro canabinoide, o canabinol (CBN), que é formado pela oxidação do THC, tem mostrado potencial terapêutico no tratamento de distúrbios do sono. Um ECR publicado em 2023 concluiu que a dose de 20 mg de CBN administrado à noite pode melhorar significativamente os distúrbios do sono sem causar fadiga diurna.[10] No caso clínico específico discutido, o paciente refere ansiedade, o que é muito comum nos casos de insônia com dificuldade para iniciar o sono. Tanto o CBD como o THC são eficazes nesses casos de insônia associada à ansiedade. A dose de THC indicada para esses casos é de 1 a 3 mg, já a de CBD varia entre 2,5 e 10 mg.[11]

CONSIDERAÇÕES FINAIS

A insônia, caracterizada por dificuldades em iniciar ou manter o sono, é um distúrbio prevalente que impacta significativamente a qualidade de vida dos pacientes. A terapia com canabinoides, especialmente com produtos à base de THC e CBD, oferece uma alternativa potencialmente eficaz, porém, é fundamental considerar as particularidades de cada paciente e ajustar a dosagem de maneira personalizada. Uma anamnese detalhada é imprescindível para identificar as características da insônia e outras sintomatologias inerentes às individualidades de cada paciente. Além disso, mais estudos sobre o tema são fundamentais para avaliar com maior precisão a segurança e eficácia desse tipo de tratamento quando utilizado por tempo prolongado.

REFERÊNCIAS BIBLIOGRÁFICAS

1. International Statistical Classification of Diseases and Related Health Problems (ICD). OMS. Disponível em: https://www.who.int/classifications/classification-of-diseases.

2. Mota-Rolim SA, Konkiewitz EC, Ziff EB. Transtornos do sono. In: Konkiewitz EC, Kassuya CAL, Ziff EB (eds.). Tópicos de intersecção entre a neurologia, a psiquiatria e as neurociências. São José dos Campos: Pulso Editorial; 2024.
3. Kryger M, Roth T, Dement WC. Principles and practice of sleep medicine. 6th edition. Elsevier; 2017.
4. Xie Z, Chen F, Li WA, Geng X, Li C, Meng X, et al. A review of sleep disorders and melatonin. Neurol Res. 2017 Jun 3;39(6):559-65. Disponível em: tandfonline.com/doi/full/10.1080/01616412.2017.1315864; acessado em: 12 jan. 2022.
5. Wilson SJ, Nutt DJ, Alford C, Argyropoulos SV, Baldwin DS, Bateson AN, et al. British Association for Psychopharmacology consensus statement on evidence-based treatment of insomnia, parasomnias and circadian rhythm disorders. J Psychopharmacol. 2010 Nov;24:1577-601.
6. Health CMO and care RB Prevention Division, Department of Health. Clinical guidance: for the use of medicinal Cannabis products in Queensland; 2018 Aug.
7. Kuhathasan N, Minuzzi L, MacKillop J, Frey BN. The use of cannabinoids for insomnia in daily life: naturalistic study. J Med Internet Res. 2021;23(10):e25730.
8. Bhagavan C, Kung S, Doppen M, John M, Vakalalabure I, Oldfield K, et al. Cannabinoids in the treatment of insomnia disorder: a systematic review and meta-analysis. CNS Drugs. 2020;34(12):1217-8.
9. Backes M. Cannabis pharmacy: the practical guide to medical marijuana. New York: Black Dog & Leventhal; 2017. p.229-31.
10. Bonn-Miller MO, Feldner MT, Bynion TM, Eglit GML, Brunstetter M, Kalaba M, et al. A double-blind, randomized, placebo-controlled study of the safety and effects of CBN with and without CBD on sleep quality. Experimental and Clinical Psychopharmacology. 2024 Jun;32(3):277–84.
11. Mota-Rolim SA, Melo PC. Insônia. In: Barroso VV, Zimmer Junior CJ, Mello Neto PC (eds.). Cannabis medicinal: guia de prescrição. 1.ed. Manole; 2023.

Capítulo **11**

Migrânea

Rodrigo Macedo Pacheco

RESUMO

Paciente feminina de 39 anos, diagnosticada com migrânea crônica, acompanhada de outras comorbidades, apresentando alta carga de sofrimento. Demonstra redução significativa do uso de medicamentos alopáticos, após início de tratamento com produtos à base de *Cannabis* e medidas não farmacológicas.

APRESENTAÇÃO

SDU, 39 anos de idade, solteira, professora universitária, procura atendimento em 2021 apresentando um quadro de migrânea desde os 16 anos. Apresentava-se entristecida, ansiosa e cansada, referindo um longo histórico de acompanhamento com especialistas e uma extensa lista de uso de medicamentos alopáticos, sem que considerasse sucesso clínico nas abordagens até o momento. Apresentou piora do quadro nos últimos dez anos, com importante prejuízo na quantidade e qualidade de sono, alterações no humor e recentemente o início de dores disseminadas para outras partes do corpo, sugestivas de um quadro de agravamento da sensibilização central.[1] Segundo relato da paciente na primeira consulta, sua dor de cabeça era majoritariamente unilateral, ora pulsátil ora constante, acompanhada de náuseas, foto e fonofobia, cervicalgia associada a episódios e dor facial (área orbital). Com dores recorrentes nas articulações como punhos, cotovelos e joelhos, também descrevia dores na região lombar e pelve com irradiação para os membros inferiores, acompanhadas de excessiva fadiga. Reconhecia importante piora de intensidade da migrânea e das dores pelo corpo durante o período menstrual. Os episódios de migrânea eram diários por mais de um ano, atribuindo-lhes nota 7 na maior parte dos dias e nota 10 em média três vezes ao mês. De acordo com a escala visual analógica (EVA),[2] isso representa uma intensidade alta de dor, e que, segundo SDU, trazia-lhe um prejuízo impossível de mensurar. Destacava a falta de atenção, incapacidade de se concentrar, diminuição da criatividade, a dificuldade de realizar tarefas relacionadas à vida diária e, em especial, as de seu trabalho. Sendo professora, a maior parte de suas tarefas incluem leitura, preparação de aulas, escrita de artigos e relatórios de produtividade. Conciliar as exigências do trabalho e a sensação de incapacitação decorrente da intensidade da dor era muito difícil e custoso. No campo relacional, acabou se afastando de amigos. Sentia tristeza, desmotivação e frustração por não conseguir executar suas tarefas com a qualidade que julgava necessária. O conjunto desses sintomas tomou uma proporção em sua vida em que se via construindo estratégias para lidar com as exigências sociais e de trabalho, que muitas vezes retroalimentavam situações de estresse, gatilhos de novos episódios de migrânea, bem como descompensavam outros problemas de saúde. Descreve um consumo alto e ascendente de cafeína para poder manter-se mais atenta e concentrada e aumento das dosagens de medicamentos para dor. Esses comportamentos aumentavam os níveis de ansiedade e levaram ao abuso de analgésicos. Com o passar do tempo, começou a apresentar sintomas compatíveis a episódios de ansiedade generalizada. Realizou acompanhamento com inúmeros neurologistas e psiquiatras ao longo dos anos. Fez uso de medicamentos alopáticos tradicionais no tratamento e profilaxia de migrânea, como analgésicos, anti-inflamatórios não esteroidais (AINEs), betabloqueadores, anticonvulsivantes, triptanos e derivados ergóticos. Além disso, fez uso de ansiolíticos, antidepressivos tricíclicos e inibidores seletivos de recaptação de serotonina e noradrenalina (ISRN). Chegou a fazer tratamento com osteopata e também investigou e tratou de disfunção da articulação temporomandibular. Apresentou resposta positiva, porém parcial, a algumas proposições de tratamentos, conseguindo fazer correlação de melhora/piora com períodos de menor ou maior estresse na sua vida. Destacou a dificuldade em adaptar-se aos medicamentos e o sofrimento concernente aos efeitos colaterais deles decorrentes, o que levava a suspensão, substituição e, em muitos casos, interrupção do tratamento, a exemplo do que ocorreu com o uso do topiramato.

Como pode-se perceber, o relato de caso apresenta a complexidade de elementos relacionados a uma doença crônica, em que outros quadros se associam e se retroalimentam entre si, contribuindo para um prejuízo total na qualidade de vida do paciente. Vale destacar que a abordagem ao sujeito em sofrimento, qualquer que seja, deve estar atenta a todo o contexto do processo de adoecimento, tornando a escuta clínica específica e individualizada. No caso das migrâneas, há de se considerar que existe uma variabilidade de paciente para paciente e de crise para crise, sendo necessária a construção conjunta de um projeto terapêutico individualizado. Isso significa traçar estratégias para tratar o sujeito que sofre com a migrânea e não a migrânea em si. Nessa complexidade, esteve-se atento ao conjunto dos sintomas e problemas apresentados, entendendo-os como entrelaçados, sendo improvável o sucesso terapêutico sem que o conjunto do quadro fosse tratado concomitantemente.

Já no primeiro encontro, a entrevista clínica e a anamnese evidenciaram tratar-se de um quadro de cefaleia primária, migrânea sem aura. A própria história do curso da doença aponta para uma condição crônica, que precipitou a emergência de outros agravos. O exame clínico não apresentou qualquer sinal de quadros de alguma infecção sistêmica, disfunções endócrinas ou sinais meníngeos. Como apontado por Lima,[3] a taxa de lesões intracranianas significativas em indivíduos que apresentam migrânea, sem alterações no exame neurológico, é baixa, apenas de 0,18%. Apesar de exames complementares como os laboratoriais e de imagem contribuírem para a construção de uma hipótese diagnóstica, no caso das migrâneas, eles não se fazem necessários, desde que o exame neurológico esteja dentro da normalidade, como o do caso apresentado.

A paciente estava em uso diário de dipirona 1 g a cada 6 horas; ciclobenzaprina 10 mg a cada 12 horas; metoclopramida 10 mg quando apresentava náuseas; clonazepam 2,5 mg/mL, 2 a 3 gotas, três vezes ao dia; e, pelo menos três vezes por semana fazia uso de sumatriptano 50 mg + naproxeno 500 mg ao julgar nota 9 na escala EVA. Nos meses anteriores à consulta, suspendeu a venlafaxina e o zolpidem, por causa da piora da fadiga matinal. Ficou evidenciado na primeira consulta que a paciente mantinha uma conduta voltada para o uso de medicamentos abortivos para migrânea e não profiláticos, além de episódios de cefaleia desencadeados por uso excessivo de analgésicos. O principal efeito colateral responsável pelo insucesso dos tratamentos até aquele momento tinha relação com a sedação, o que a deixava mais improdutiva no campo do trabalho e propiciou que chegasse a um consumo alto de cafeína, o que, por sua vez, piorava o quadro ansioso.

AVALIAÇÃO DIAGNÓSTICA

- Migrânea crônica sem aura.
- Cefaleia por uso excessivo de medicamentos.
- Distúrbio do sono.
- Transtorno misto ansioso depressivo.
- Disfunção temporomandibular.
- Síndrome de fibromialgia.

EVOLUÇÃO

Na primeira consulta ficou evidenciado um conjunto de problemas que se retroalimentavam, pioravam e aumentavam a frequência dos episódios, sinalizando uso excessivo de analgésicos e cefaleia induzida por medicação. Apoiado nas recomendações de tratamento profilático[4] e de crises migranosas[5] do Consenso Brasileiro de Cefaleias, procurou-se orientar a que, dentro do possível, evitasse fatores desencadeantes das crises. Naquele momento, os episódios eram diários e muito intensos, o que impedia defini-los com clareza. Foi sugerida a realização de um registro sobre os episódios, observando tempo, intensidade da dor e os possíveis gatilhos desencadeadores das crises. Discutiu-se amplamente o uso, que se mostrava excessivo, de medicações abortivas para dor, bem como a inclusão de medidas não farmacológicas, como atenção maior à alimentação, medidas de higiene do sono, técnicas de relaxamento, controle de estresse, acupuntura, psicoterapia e atividade física. Abordou-se a construção de um projeto terapêutico para o tratamento profilático e outro para os momentos de crise propriamente dita, construídos com ela ao longo dos atendimentos subsequentes, estabelecendo metas e reavaliando a cada atendimento o resultado das medidas tomadas, bem como a tolerabilidade, efeitos esperados e possíveis efeitos colaterais relacionados ao uso dos produtos à base de *Cannabis* medicinal.

Associou-se um extrato de espectro completo rico em canabidiol (CBD) e tetra-hidrocanabinol (THC), CBD 10 mg/mL e THC 6 mg/mL. Iniciou o uso baseando-se na dose do THC em 0,4 mg, via sublingual, à noite. Foi orientada a ajustar a dose, aumentando-a a cada três dias com a intenção de chegar em 2,4 mg de THC e 4 mg de CBD à noite. Após duas semanas, fazendo uso do extrato integral, foi orientada a adicionar 0,4 mg de THC pela manhã até alcançar a dose de 1,2 mg, e 2 mg do CBD, com manutenção da dose noturna. Vale destacar que havia sido explorado em anamnese o uso prévio de *Cannabis* sem relatos de efeitos colaterais importantes e, além disso, apresentava processos dolorosos de várias origens e distúrbio de sono, contexto que fala favoravelmente sobre a inclusão precoce do THC na terapêutica.[6] Foi reavaliada em um mês, com redução expressiva das medicações alopáticas. Relatou dores diárias, porém leves, e crises de migrânea, em média, três vezes por semana. Reduziu o uso de dipirona 1 g de quatro para duas vezes ao dia; a ciclobenzaprina passou a ser esporádica; e o uso de sumatriptano estava restrito às crises mais intensas, três vezes por semana. Percebeu melhora substancial tanto na qualidade do sono quanto na ansiedade de forma geral, já interrompendo o uso do benzodiazepínico. Sentia-se com mais disposição e percebia melhora na concentração. Apesar disso, passou a acordar cedo, por volta das 5 horas da manhã, algumas vezes apresentando taquicardia e boca seca, possíveis efeitos colaterais do uso do THC. Nesse momento, incorporou-se ao tratamento um extrato de espectro completo, rico em CBD, 33,33 mg/mL, via sublingual, 5 mg duas vezes ao dia, ajustando a dose a cada três dias, adicionando 5 mg até alcançar a meta de 15 mg de CBD, duas vezes ao dia.

Após dois meses de tratamento, relatava crises de migrânea a cada quinze dias, fazendo uso de dipirona e sumatriptano nesses episódios. Sua percepção em relação às dores era muito animadora; ela se descrevia com melhora substancial na insônia e na qualidade do sono, sentia-se modulando melhor o humor, percebia-se mais produtiva no trabalho. Enquanto efeito adverso, ainda apresentava eventuais episódios de taquicardia ao acordar e passou a referir aumento na sensação de fome, o que estava contribuindo para um pequeno aumento de peso no intervalo interconsultas. As dores generalizadas, provavelmente relacionadas ao processo de sensibilização central em curso, desapareceram. Optou-se, nesse momento, por substituir o extrato de espectro completo, CBD na proporção de 20:1 (CBD:THC), para outro de proporção 40:1, CBD 200 mg/mL, na perspectiva de aumentar a dose de CBD, alterando minimamente a dose de THC, ajustando os efeitos colaterais que já eram menos intensos, mas que ainda a incomodavam, ampliando o efeito ansiolítico. Alcançou-se a dosagem de 25 mg de CBD, via sublingual, duas vezes ao dia. Destaca-se que, nesse momento, ela havia iniciado atividade física três vezes por semana e havia retomado a psicoterapia. Referia apenas dor, em peso, nota 3 a 4 na escala EVA, em região cervical e trapézio, provavelmente de origem miofascial, tratada com agulhamento seco em consultório.

Após três meses, as queixas eram mínimas no que se refere às dores, o sono estava conciliado e o humor modulado. Conseguiu reduzir o consumo de café, sentia-se mais focada, concentrada, produtiva no campo do trabalho, mais confortável nos eventos sociais, deixando de evitá-los. Estava administrando melhor as crises de migrânea, cada vez mais espaçadas. Nesse momento, estavam restritas ao período menstrual. Mantivemos o esquema com extrato integral balanceado CBD:THC, via sublingual, 1,2 mg de THC pela manhã e 2,4 mg de THC à noite, associado a extrato completo, rico em CBD 200 mg/mL, via sublingual, 25 mg, duas vezes ao dia, fazendo uma dose total diária de 56 mg de CBD e aproximadamente 4 mg de THC. Manteve-se utilizando a dipirona e sumatriptano como medicamentos alopáticos abortivos nas crises. Nesse momento, já mais adaptada e sem os efeitos colaterais do THC, discutiu-se o uso de dose extra de 2,4 mg de THC, usado até três vezes ao dia, em caso de crise, como alternativa de tratamento abortivo com alopáticos. Seu retorno três meses depois aponta uma mudança e piora do quadro geral. Tratava-se de um momento de muitas mudanças e gatilhos emocionais. Ela havia se mudado para um outro estado brasileiro em virtude de uma proposta de trabalho. Todo esse processo foi vivenciado de forma intensa e sua adaptação levou algum tempo. No transcorrer desse evento, recebeu a notícia de adoecimento de familiar próximo e seu rápido agravo. Passou a apresentar aumento na frequência e intensidade das crises dolorosas, piora no quadro de humor, ficando mais entristecida, chorosa, irritada, manifestando dificuldades para dormir com despertares noturnos. Voltou a ter dificuldades de concentração, aumentando novamente o consumo de cafeína. Nesse novo cenário, optou-se por complementar a terapêutica com duloxetina 60 mg pela manhã e aumento da dose do óleo de CBD *full spectrum* para 40 mg duas vezes ao dia. Retornou para reavaliação com intervalo de dois meses, apresentando melhora em todas as queixas anteriores. Estava mais bem adaptada em sua nova residência e no trabalho. Desde então, segue em acompanhamento trimestral, realizando atividade física regular e com acompanhamento psicológico, retornando à dose de 50 mg/dia de CBD e ainda mantendo o tratamento.

DISCUSSÃO

Segundo dados da OMS,[7,8] a cefaleia é um sintoma neurológico bastante frequente na prática clínica, estando entre os distúrbios mais prevalentes da humanidade. As migrâneas, em conjunto com as cefaleias do tipo tensão, ambas cefaleias primárias, são as epidemiologicamente mais expressivas.[7-9] Em termos diagnósticos, a anamnese[3] é uma importante ferramenta de avaliação. Ela dá acesso à história do paciente, bem como permite explorar com detalhes a descrição da dor: início, frequência, localização exata na cabeça, tempo de duração, intensidade, gatilhos, fatores de melhora e agravo, irradiação, periodicidade, uso prévio de medicações. O profissional munido dessas informações poderá, com base na *International Classification of Headache Disorders* (ICHD),[9] levantar uma hipótese diagnóstica sobre o quadro que se apresenta. O detalhamento da anamnese junto ao exame clínico subsidia a diferenciação de causas primárias e secundárias.[3] No caso da migrânea, classificada como cefaleia primária, tem como principais características episódios de dor unilateral, pulsátil, com agravo ao esforço, podendo estar acompanhada de náuseas, fotofobia, fonofobia,[9] como sinalizado na Tabela 1.

Tabela 1 Critérios diagnósticos de migrânea sem aura e sintomas do caso relatado

Critérios diagnósticos de migrânea sem aura		Sintomas de SDU
A	Pelo menos 5 crises que atendam aos critérios B-D	X
B	Ataques de dor de cabeça com duração de 4 a 72 h (quando não tratados ou sem sucesso)	X
C	A dor de cabeça tem pelo menos 2 das 4 características abaixo:	
	1. Localização unilateral	X
	2. Qualidade pulsante	X
	3. Intensidade moderada ou intensa	X
	4. Agravamento por esforço	X
D	Durante a dor de cabeça, pelo menos um dos seguintes:	
	1. Náusea e/ou vômito	X
	2. Fotofobia e fonofobia	X
E	Não é explicado por outro diagnóstico da ICHD-3	X

Fonte: adaptada de Vincent[9] (tradução livre).

Como pôde ser visto, o caso clínico da paciente atende ao conjunto desses sintomas e ainda revela seu caráter crônico, tendo em vista que a paciente relata conviver com crises desde os 16 anos e quando solicitou atendimento apresentava crises migranosas diárias havia mais de um ano. Segundo a ICHD,[9] considera-se migrânea crônica quando há frequência igual ou maior a quinze eventos por mês, por três meses consecutivos. Consideram-se fatores de risco para cronificação: fatores emocionais, estresse, doenças psiquiátricas e abuso de analgésicos.[10] Todos esses fatores estão presentes no caso clínico apresentado, incluindo também no conjunto de diagnósticos a cefaleia por uso excessivo de medicação. De forma geral, as diretrizes do Consenso Latino-Americano para o tratamento da migrânea crônica[11] quanto às recomendações da Sociedade Brasileira de Cefaleias[4,5] destacam a importância de medidas não farmacológicas atuando em conjunto no tratamento das migrâneas, para o controle dos episódios. O tratamento farmacológico alopático tradicional na perspectiva de profilaxia inclui o manejo na prescrição de betabloqueadores (propranolol, atenolol, metoprolol), antidepressivos tricíclicos (amitriptilina, nortriptilina), medicações antiepilépticas (ácido valproico, topiramato), bloqueadores de canais de cálcio (flunarizina), e em alguns casos pode-se usar associação de betabloqueadores com antidepressivos tricíclicos na perspectiva de aumentar a eficácia do efeito e diminuir o número de reações adversas. No que concerne ao tratamento agudo, em casos leves, orienta-se uso de analgésicos e AINEs, associados a metoclopramida ou domperidona quando acompanhados de náuseas e/ou vômitos. Em crises moderadas, indica-se o uso de triptanos. Quando os episódios apresentam maior intensidade, associa-se AINEs à prescrição de triptanos, porém limitados a três vezes por semana. Atualmente, encontra-se disponível no caso de migrânea crônica o uso de toxina botulínica e antagonistas relacionados ao gene da calcitonina (anti-CGRP).

Assim como no caso clínico apresentado, o conjunto dos sintomas e o potencial impacto incapacitante da dor nessa condição podem promover uso abusivo de medicações analgésicas e de outras substâncias. Ao mesmo tempo, o paciente pode sofrer na sua rotina com o conjunto dos efeitos colaterais das medicações alopáticas. Esse é o principal motivo encontrado na prática clínica que leva à interrupção do tratamento e tem contribuído para que as pessoas busquem alternativas aos tratamentos alopáticos tradicionais, investindo, como no caso de SDU, no uso medicinal da *Cannabis*. Sabe-se que a *Cannabis* tem recebido maior atenção com estudos e pesquisas nos últimos anos, especialmente pelos seus resultados expressivos quanto ao seu potencial terapêutico, com um aumento de estudos clínicos e metanálises para algumas patologias.

Apesar dos avanços, existem poucos estudos de alto nível de evidências no tratamento de cefaleias, mesmo com o histórico milenar de seu uso para esse fim. Russo[12,13] apresenta um extenso trabalho de revisão do uso medicinal de *Cannabis* no tratamento para cefaleias ao longo da história e em diferentes culturas. Ele aborda os mundos antigo e clássico, passa pela Idade Média, visita o mundo islâmico e envereda pelos dados etnobotânicos modernos. O autor evidencia o alto valor que a *Cannabis* apresentou no mundo ocidental até meados do século XX e destaca que seu desuso, apesar de também ter relação com a dificuldade no controle de sua qualidade enquanto medicamento, se deu majoritariamente por questões políticas proibicionistas baseadas em preconceito. Isso atrasou consideravelmente o aprofundamento de pesquisas na área, em razão das dificuldades legais. Em trabalho anterior,[14] apresentou-se, a partir de uma revisão de literatura de artigos científicos publicados nos últimos anos, a carência de estudos clínicos substanciosos, que envolvessem amostras populacionais mais robustas. Além disso, as diferentes metodologias usadas na coleta de dados dificultam a comparação entre os estudos, bem como as diferentes vias de administração e *strains* (que definem a proporção da composição) afastam um consenso sobre as dosagens seguras a serem administradas. Apesar disso, sabe-se que o sistema endocanabinoide (SEC) é um sistema neuromodulador, ligado a muitas funções fisiológicas, entre elas, o processamento e a modulação da dor.[15] Já há evidências consistentes no tratamento da dor neuropática/crônica, espasticidade e náusea, condições diretamente relacionadas à experiência de migrâneas, apontando o caminho promissor dos estudos.

A fisiopatologia da migrânea ainda não foi completamente esclarecida,[14,16] mas certos mecanismos já estão documentados como relacionados às crises migranosas. As principais estruturas envolvidas parecem ser o sistema nervoso central (córtex e tronco cerebral), o sistema trigeminovascular e os vasos correspondentes, outras fibras autonômicas que inervam esses vasos, e os vários agentes vasoativos locais (Figura 1).[16] Uma possível alteração genética de um canal de cálcio cerebral específico promove um estado de hiperexcitabilidade, que torna o sistema nervoso central (SNC) mais suscetível a estímulos externos (luz, sons, certos alimentos) e internos (estresse). A depressão alastrante (DA), que surge em decorrência da hiperexcitabilidade do córtex cerebral, leva à hiperativação do sistema trigeminovascular, resultando na liberação de peptídeos vasoativos, como o relacionado ao gene da calcitonina e a substância P, além de mediadores vasoativos, como o óxido nitroso.[14,16] Como consequência, haveria maior sensibilização em receptores nociceptivos na cabeça e pescoço.

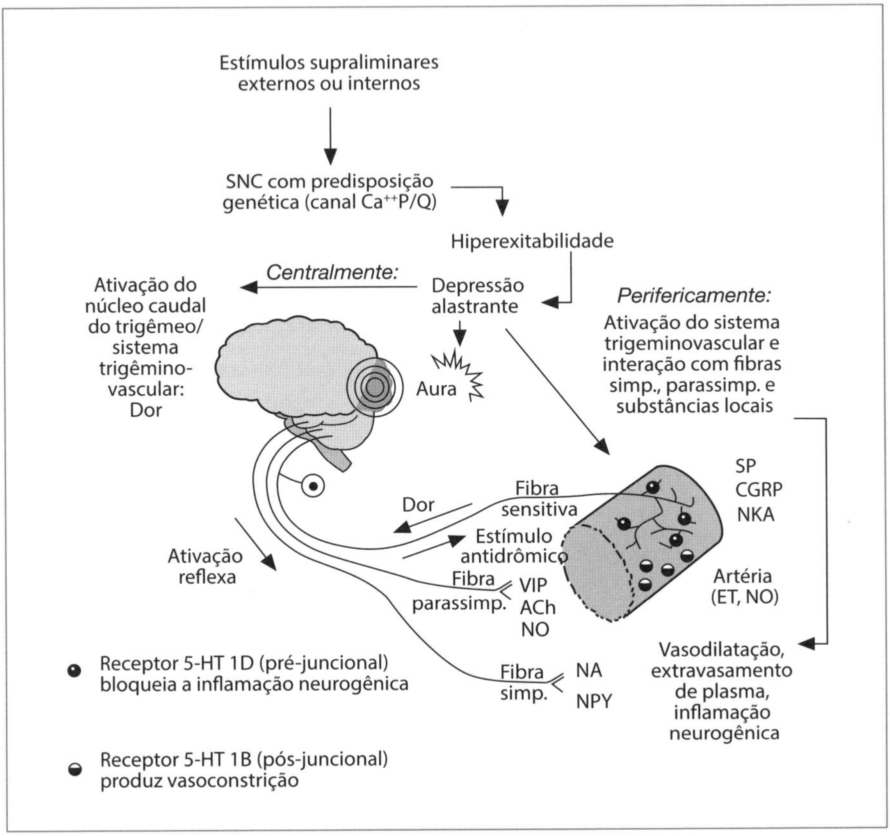

Figura 1 Fibras perivasculares sensitivas, simpáticas e parassimpáticas interagem com agentes vasoativos locais na produção da inflamação neurogênica.

Fonte: adaptada de Vincent.[16]

Outros pontos de atenção nas cefaleias seriam a sinalização serotoninérgica, os eferentes parassimpáticos, a inflamação e o aumento da pressão intracraniana.[14] Náuseas e vômitos decorrem da excitação do núcleo do trato solitário.[16]

No que concerne às evidências clínicas dos canabinoides em migrâneas, estudos apontam efeitos dos endocanabinoides nos sistemas neurológico e vascular, influenciando a modulação de vários componentes da patogênese das migrâneas. Eles também demonstraram efeitos anti-inflamatórios e bloqueadores da dopamina e podem ter efeito profilático específico em migrâneas em razão de sua capacidade de inibir a liberação de serotonina plaquetária e por seu efeito vasoconstritor periférico.[14] De forma simplificada, Sherpa et al.[17] descrevem a atuação, em termos bioquímicos, do CBD e do THC na fisiopatologia da migrânea. O THC atua enquanto agonista no receptor CB1, assim como a anandamida, com quem compartilha a ativação desse sítio. Essa interação afeta áreas do cérebro envolvidas na enxaqueca, como os relés de dor talâmica e a atividade dos gânglios da base. Ele utiliza proteínas endógenas acopladas à proteína G para reparar vias relacionadas à migrânea. O THC também pode agir como um antagonista da dopamina, quando administrado em doses mais altas. Vale destacar que tanto a *Cannabis* como os medicamentos alopáticos para migrânea reduzem os níveis de glutamato no corpo. Como os níveis de magnésio costumam estar baixos durante cefaleias e migrâneas, isso explicaria por que antagonistas do N-metil D-aspartato (NMDA) e suplementos de magnésio atuariam favoravelmente a essas condições.[18] Já os efeitos do CBD, em contrapartida, são mais complexos e envolvem ações metabotrópicas e ionotrópicas. Quanto ao primeiro, ele inibe o receptor GPR55, o que pode ajudar a reduzir a transmissão neural excitatória, ao mesmo tempo em que pode se acoplar ao receptor de potencial transitório vaniloide tipo 1 (TRPV1), que corresponde a um canal iônico. Dados pré-clínicos e clínicos discutidos em literatura recente[19-21] corroboram o papel dos endocanabinoides e lipídeos no tratamento da dor relacionada às migrâneas. Múltiplas moléculas relacionadas ao SEC ou à modulação alostérica de receptores CB1 surgiram como potenciais alvos terapêuticos.[14]

As evidências sintetizadas em uma revisão para avaliar a eficácia e segurança do uso de *Cannabis* no tratamento de migrâneas[22] apontam que seu uso foi associado à redução de dias e de frequência por mês após 30 dias de uso. O mesmo foi observado em relação à intensidade e a gravidade da dor de cabeça, apresentando efeito semelhante e, em um determinado estudo, superior ao tratamento alopático padrão. Ela reduziu significativamente as náuseas e os vômitos associados às crises após seis meses de uso. O artigo também chama a atenção, sugerindo observação e cautela na prescrição, pelos relatos de tolerância e cefaleias por uso excessivo de medicamentos após uso prolongado de *Cannabis*, especialmente pelo uso do THC. Outros eventos adversos foram descritos como leves.

Backes,[6] em seu livro *Cannabis pharmacy: the practical guide to medical marijuana*, apresenta de forma simples e direta sugestões de doses e vias de administração de extratos de espectro completo no tratamento da migrânea. Ele atesta que a forma profilática tem a função de complementar os canabinoides endógenos com os seus equivalentes da planta *Cannabis sativa sp.* Propõe uma dose diária de até 2,5 mg de THC, sugerindo seu uso ao levantar-se ou à tarde, dependendo da percepção do paciente sobre seu padrão de ocorrência de cefaleia. Destaca-se que o alívio dos sintomas é mais eficaz quando administrado no início da progressão da migrânea. No caso de episódios agudos, sugere dose de 10 mg, especialmente se acompanhados de náusea e/ou vômitos. Quando a migrânea evolui com gravidade, pode-se alcançar a dose de 25 mg de THC. Nesse ponto, de forma a diminuir possíveis efeitos psicoativos do THC, sugere-se a adição de 10 mg de CBD. Observamos na prática que nem todos os pacientes toleram doses altas de THC e podem precisar de doses maiores de CBD para diminuir os efeitos psicoativos; por outro lado, para muitos, observa-se que o efeito psicoativo é parte importante da percepção de alívio. Embora Backes apresente uma proposta dosimétrica, vale enfatizar que a dosagem em *Cannabis* medicinal é paciente-dependente. O conhecimento das propriedades medicinais individuais dos canabinoides, terpenos e flavonoides é necessário para cruzar quimiotipos e obter composições sinérgicas direcionadas à migrânea.

Compreender a fisiopatologia da doença principal e doenças adjacentes, bem como a atuação dos canabinoides e suas ações no corpo, permite que se possa fazer uma espécie de terapia de múltiplos alvos, usando a nosso favor a complexidade da *Cannabis* e seu efeito *entourage*. Nessa direção, estabelecer a dose que melhor se aplica a uma dada situação é uma atitude única para cada paciente e seu médico. Aconselha-se que a *Cannabis* seja introduzida em pequenas doses e que seja titulada até que se alcance o efeito desejado junto ao paciente. Dessa forma, é possível ajustar as quantidades para mais ou para menos, incluir ou substituir algum extrato, considerando os efeitos desejados e possíveis efeitos colaterais. Muitos fatores estão envolvidos na dosimetria de cada paciente. A depender do uso anterior, algum nível de tolerância pode já estar presente. Assim como há pessoas que metabolizam de formas distintas CBD e THC, aumentando ou atrapalhando os efeitos desses canabinoides no corpo.

CONSIDERAÇÕES FINAIS

Como pode-se observar, o caso clínico apresentado traz a complexidade de um sujeito em sofrimento, com um polidiagnóstico, o cansaço relacionado aos prejuízos da doença e em especial de tratamentos tradicionais que incorreram em insucesso. Para SDU, a inclusão da *Cannabis* no seu tratamento de migrânea crônica significou trazer ganhos a outras condições e sintomas que comprometiam seu tratamento, trazendo-lhe um ganho importante em termos de qualidade de vida. A escuta atenta aos detalhes evidenciou as características de sua cefaleia, os prejuízos dela decorrentes e como isso afetava seu sono e humor. Sua cronicidade contribuiu ao longo do tempo para uma sensibilização central da dor, que já apresentava sintomas característicos de uma dor nociplástica e possível fibromialgia. As experiências anteriores com uso de *Cannabis* da paciente abriu a possibilidade de já na primeira consulta iniciar o uso de THC.[6] Iniciou-se com uma pequena dose, titulada gradativamente até a dose alvo. Já no primeiro mês de uso, os benefícios alcançados superavam os efeitos colaterais. A queixa principal era a migrânea, no entanto ela passou a conciliar o sono, reduziu significativamente os níveis de dores difusas, diminuindo essa sensibilização central da dor. Com o tempo, reduziu o consumo de alopáticos e foram feitos os ajustes na dosagem e inclusão de extrato de espectro completo rico em CBD. Foi possível construir com ela um projeto terapêutico, com o qual estabilizou suas crises. Ele incluía profilaxia baseada em medidas não farmacológicas como psicoterapia e atividade física, o uso dos produtos à base de *Cannabis* e um antidepressivo. Para os momentos agudos, medicação alopática abortiva para dor ou dose extra de THC. Quanto a esta última, em nossa prática observa-se que os pacientes toleram bem quando essa dose extra de THC esteja equiparada ou chegue até o dobro da usual chegando no máximo a 10 mg. A hipótese que sustenta essa escolha se pauta no fato de a dosimetria em *Cannabis* medicinal ser paciente-dependente, e varia segundo sensibilidade e tolerância.

Os estudos de vida real atuais sobre migrâneas e o uso medicinal de *Cannabis*, bem como a prática clínica mostram o caminho promissor do uso dos canabinoides nessa patologia. Estudos de grande impacto e qualidade ainda são tímidos dada a relevância do tema. Apesar disso, já começam a apresentar dados motivantes. No entanto, faltam estudos com base em revisões sistemáticas ou metanálises relevantes de ensaios clínicos randomizados controlados ou oriundas de diretrizes clínicas baseadas nesses ensaios. Hoje, a maior parte das publicações contemplam modelos explicativos sobre a atuação dos canabinoides e seus mecanismos de ação nas cefaleias, estudos pré-clínicos, retrospectivos, pesquisas *on-line*, relato de casos. Grande parte da dificuldade em encontrar na literatura indicações de dosimetria ideal para o tratamento se deve, em parte, à complexidade da própria planta e sua atuação singular no SEC de cada pessoa. Isso traz desafios do delineamento dos estudos nem sempre adequados às variáveis envolvidas na coleta de dados. Os próprios aspectos legais relacionados ao seu uso em diferentes países limitam o acesso à *Cannabis* de procedência segura, como as encontradas em dispensários em países onde ela é legalizada, e limitam as vias de administração. É fato que o SEC está amplamente envolvido na supressão de neurotransmissão e excitabilidade, indispensável ao controle de estados patológicos de excitotoxicidade, como é o caso das dores crônicas, atuando na neuroplasticidade de curto e longo prazos. Conforme as pesquisas científicas avançarem e alcançarem melhor qualidade metodológica, mais a comunidade médica poderá se apropriar desse importante recurso e prescrever canabinoides de forma cada vez mais segura.

REFERÊNCIAS BIBLIOGRÁFICAS

1. Tschudi-Madsen H, Kjeldsberg M, Natvig B, Ihlebaek C, Dalen I, Kamaleri Y, et al. A strong association between non-musculoskeletal symptoms and musculoskeletal pain symptoms: results from a population study. BMC Musculoskelet Disord. 2011;12.
2. Coêlho F, Porto C. Análise das escalas de dor: revisão de literatura (Analysis of the pain scales: literature review). Revista Brasileira de Ciências da Saúde. 2009;19:86-9.
3. Lima DB, Santos IS, Moraes MSB, Benseñor IM. Cefaleia e enxaqueca. In: Gusso G, Lopes JMC (orgs.). Tratado de medicina de família e comunidade: princípios, formação e prática. Artmed. Porto Alegre; 2012. p. 1.354.
4. Consenso da Sociedade Brasileira de Cefaleia. Arq Neuropsiquiatr. 2002;60(1):159-69.
5. Krymchantowski AV, Gherpelli JLD. Recomendações para o tratamento da crise migranosa. Arq Neuropsiquiatr. 2000;58:371-89.
6. Backes M. Cannabis pharmacy: the practical guide to medical marijuana. New York: Black Dog & Leventhal; 2017.
7. WHO – The Global Burden of Disease. The global burden of disease 2004. Update, World Health Organization. 2004;146.
8. WHO. Atlas of headache disorders and resources in the world 2011. Geneva: WHO and Lifting the Burden; 2011.
9. Vincent M, Wang S jiun. The international classification of headache disorders. 3rd edition. 2018;38(1):1-211.
10. Speciali JG, Kowacs F, Jurno ME, Bruscky IS, Carvalho JJF, et al. Protocolo nacional para diagnóstico e manejo das cefaleias nas unidades de urgência do brasil; 2018.
11. Giacomozzi A, Vindas A, da Silva Junior A, Bordini C, Buonanotte C, Roesler C, et al. Consenso Latino-Americano para as Diretrizes de Tratamento da Migrânea Crônica. 2012;150-61.
12. Russo E. Cannabis for migraine treatment: the once and future prescription? An historical and scientific review. Pain. 1º de maio de 1998;76(1-2):3-8.
13. Russo E. Hemp for headache: an in-depth historical and scientific review of cannabis in migraine treatment. Journal of Cannabis Therapeutics. 2001;1(2):21-92.
14. Pacheco RM. Cefaleias. In: Barroso VV, Zimmer Jr CJ, Mello Neto PC (orgs.). Cannabis medicinal: guia de prescrição. 1.ed. Santana de Parnaíba: Manole; 2023.

15. Guindon J. The endocannabinoid system and pain. CNS Neurol Disord Drug Targets. 2009;8(6):403-21.
16. Vincent MB. Fisiopatologia da enxaqueca. Arq Neuropsiquiatr. 1998;56(4):841-51.
17. Sherpa ML, Shrestha N, Ojinna BT, Ravi N, Shantha Kumar V, Choday S, et al. Efficacy and safety of medical marijuana in migraine headache: a systematic review. Cureus. 2022;14(12):1-8.
18. Stith SS, Diviant JP, Brockelman F, Keeling K, Hall B, Lucern S, et al. Alleviative effects of Cannabis flower on migraine and headache. J Integr Med. 2020;18(5):416-24.
19. Greco R, Demartini C, Zanaboni AM, Francavilla M, De Icco R, Ahmad L, et al. The endocannabinoid system and related lipids as potential targets for the treatment of migraine-related pain. Headache. 2022;62(3):227-40.
20. Della Pietra A, Giniatullin R, Savinainen JR. Distinct activity of endocannabinoid-hydrolyzing enzymes MAGL and FAAH in key regions of peripheral and central nervous system implicated in migraine. Int J Mol Sci. 2021;22(3):1-17.
21. Della Pietra A, Savinainen J, Giniatullin R. Inhibiting endocannabinoid hydrolysis as emerging analgesic strategy targeting a spectrum of ion channels implicated in migraine pain. Int J Mol Sci. 2022;23(8).
22. Okusanya BO, Lott BE, Ehiri J, McClelland J, Rosales C. Medical Cannabis for the treatment of migraine in adults: a review of the evidence. Front Neurol. 2022;13(May):1-7.

Capítulo **12**

Psoríase

Guilherme Marques

RESUMO

Paciente feminina de 35 anos apresentando lesões psoriáticas em placas, prurido e descamação, melhorando significativamente o quadro após a utilização de corticoide tópico, tacrolimus, fototerapia e óleo de *Cannabis* rico em canabidiol (CBD) e canabigerol (CBG).

APRESENTAÇÃO

ACS, 35 anos, sexo feminino, professora, natural e procedente de São Paulo/SP. Procura consulta em razão da presença de lesões cutâneas avermelhadas e descamativas nos cotovelos, joelhos e couro cabeludo, com prurido moderado, há aproximadamente seis meses. A paciente relata o aparecimento inicial de pequenas áreas eritematosas com descamação fina nos cotovelos, que gradativamente aumentaram de tamanho e se tornaram mais espessas. Nos últimos dois meses, foi observado o surgimento de lesões similares nos joelhos e no couro cabeludo, acompanhado de prurido, com piora no período noturno e desconforto estético significativo. Apresentou episódios similares aos 7 anos de idade, de menor intensidade, que se resolveram sem tratamento específico. Não utiliza medicamentos de uso contínuo e tem histórico de psoríase e hipotireoidismo materno.

Ao exame físico apresenta lesões eritêmato-descamativas bem delimitadas, de superfície prateada, localizadas predominantemente nos cotovelos, joelhos e couro cabeludo. Fenômeno de Koebner positivo, que é caracterizado pelo aparecimento de novas lesões em áreas de trauma cutâneo. Resto do exame sem alterações. Realizou exame histopatológico de pele (biópsia de uma lesão no cotovelo) evidenciando acréscimo da camada córnea com paraqueratose (presença de núcleos na camada córnea), ausência da camada granulosa, alongamento das papilas dérmicas com capilares dilatados e infiltrado inflamatório mononuclear perivascular na derme superficial, compatíveis com psoríase em placas.[1]

Os achados clínicos e histopatológicos confirmam o diagnóstico de psoríase vulgar. As lesões eritematosas e descamativas, associadas ao fenômeno de Koebner positivo, são típicas dessa forma de psoríase. A história familiar de psoríase na mãe da paciente sugere uma predisposição genética, corroborada pela literatura, que destaca a relevância de variantes genéticas, especialmente no complexo de histocompatibilidade principal, na suscetibilidade à psoríase.[2]

AVALIAÇÃO DIAGNÓSTICA

- Psoríase vulgar.

EVOLUÇÃO

Na primeira consulta foi recomendada aplicação de dipropionato de betametasona, creme a 0,05%, nas lesões de cotovelos e joelhos, duas vezes ao dia por duas semanas, e pomada inibidora de calcineurina, tacrolimus a 0,1%, uma vez ao dia, em face, couro cabeludo e áreas sensíveis e intertriginosas. Foram indicadas ainda sessões de fototerapia (UVB – banda estreita), três vezes por semana. Além disso, foi associado o óleo de *Cannabis* rico em CBD e CBG *full spectrum*, 125 mg/mL e 42 mg/mL respectivamente, proporção 3:1 (CBD:CBG), na dosagem de 0,5 mg/kg/dia, iniciando com 36 mg de CBD e 12 mg de CBG, duas vezes ao dia. Nas primeiras semanas, a dosagem do óleo foi ajustada para 1,8 mg/kg/dia, alcançando 129,6 mg de CBD e 43,2 mg de CBG, divididos em duas vezes ao dia.

Após três meses de iniciada a terapêutica, a paciente não apresentou efeitos adversos e relatou melhora significativa do prurido e na aparência das lesões cutâneas, evoluindo com diminuição do eritema e da descamação em cotovelos, joelhos e couro cabeludo. Diante da boa evolução, optou-se por suspender a fototerapia e reduzir a aplicação do creme de betametasona para uma vez ao dia, com possibilidade de substituição por um corticosteroide tópico de menor potência, como a hidrocortisona, caso as lesões continuassem melhorando. A dosagem dos canabinoides e a pomada de tacrolimus foram mantidas na mesma posologia com remissão, quase completa, dos sintomas relatados ao final de seis meses.

DISCUSSÃO

A psoríase é uma doença inflamatória crônica e multifatorial da pele, caracterizada pela presença de lesões eritematosas e descamativas. Essas lesões podem variar em tamanho e gravidade, afetando áreas específicas ou extensas do corpo. A condição é amplamente reconhecida por seu impacto significativo na qualidade de vida dos pacientes, incluindo aspectos físicos, emocionais e sociais.[3] A psoríase afeta aproximadamente 2 a 3% da população mundial, com variações significativas entre diferentes grupos étnicos e geográficos. A prevalência é similar em homens e mulheres, podendo se manifestar em qualquer faixa etária, embora seja mais comum entre 15 e 35 anos.[4]

Com o avanço da dermatologia moderna, especialmente a partir do século XIX, a psoríase começou a ser compreendida como uma entidade clínica distinta, com características histopatológicas e imunológicas próprias.[5] É caracterizada por uma série de alterações histopatológicas específicas que refletem a natureza hiperproliferativa e inflamatória da doença. Entre as alterações mais características estão a acantose, paraqueratose, hiperplasia da camada espinhosa e papilomatose.[6] Pode ser classificada das seguintes formas:[7] (i) vulgar – placas; (ii) gutata – gotas; (iii) invertida; (iv) pustulosa – rara e grave; (v) eritrodérmica – grave; (vi) artropática – artrite psoriática; (vii) raras – linear e cincinata.

Com base nas evidências atuais e no conhecimento do sistema endocanabinoide (SEC), propõe-se um tratamento integrado para psoríase que combine abordagens convencionais e a modulação do SEC. A integração dessas abordagens visa não apenas o alívio sintomático, mas também a interferência nos processos patogênicos subjacentes, oferecendo uma abordagem ampla e potencialmente mais eficaz no manejo da psoríase. A modulação do SEC, em particular, pode representar uma nova fronteira terapêutica, especialmente em casos de psoríase que, por ter seu curso crônico e recidivante, exige uso de medicamentos por períodos prolongados, potencializando o surgimento de efeitos adversos.[8] A modulação do SEC se mostra promissora e digna de novos estudos para melhores entendimentos sobre a ação desse sistema tão complexo na patogenia de muitas comorbidades.

Abordagens convencionais

As terapias tópicas são frequentemente a primeira linha de tratamento para psoríase leve a moderada. Incluem corticosteroides tópicos, análogos da vitamina D, inibidores de calcineurina e agentes queratolíticos. Os corticosteroides reduzem a inflamação e inibem a proliferação celular. Análogos da vitamina D, como calcipotriol, normalizam a proliferação e diferenciação dos queratinócitos. Os inibidores de calcineurina, como tacrolimus e pimecrolimus, são utilizados principalmente para lesões em áreas sensíveis, como rosto e regiões intertriginosas.[9] A fototerapia, incluindo UVB de banda estreita e psoraleno com UVA (PUVA), é uma opção eficaz para psoríase moderada a grave. A fototerapia UVB reduz a síntese de DNA, levando à apoptose dos queratinócitos e diminuição da produção de citocinas pró-inflamatórias.[4] A terapia PUVA envolve a administração de psoralenos seguidos por exposição à luz UVA, suprimindo a síntese de DNA. Adversidades incluem eritema, prurido e potencial carcinogênico.[9]

Antes da introdução dos biológicos, os tratamentos sistêmicos orais eram a principal abordagem para a psoríase moderada a grave. Incluem metotrexato, apremilast, acitretina e ciclosporina. Cada um desses medicamentos tem um perfil de eficácia e efeitos adversos diferentes, exigindo consideração cuidadosa na seleção do tratamento.[4] Os agentes biológicos como inibidores de fatores de necrose tumoral alfa (TNF-α), inibidores de interleucina 23 (IL-23) e inibidores de interleucina 17 (IL-17) revolucionaram o tratamento da psoríase, especialmente em pacientes com doença moderada a grave. Eles são projetados para direcionar alvos específicos no sistema imunológico, resultando em uma redução mais eficaz e sustentada dos sintomas.[9]

Modulação do sistema endocanabinoide

O SEC é um complexo sistema de sinalização celular composto por endocanabinoides, receptores canabinoides e enzimas envolvidas na síntese e degradação dos endocanabinoides. Os principais endocanabinoides são a anandamida (AEA) e o 2-araquidonoilglicerol (2-AG), que atuam como ligantes para os receptores canabinoides tipo 1 (CB1) e tipo 2 (CB2). Esses receptores são encontrados em várias células e tecidos, incluindo o sistema nervoso central e periférico, o sistema imunológico e a pele. Os endocanabinoides desempenham um papel crucial na regulação de vários processos fisiológicos, como a dor, a inflamação, a proliferação celular e a apoptose. Na pele estão envolvidos na regulação da homeostase cutânea, modulação da resposta imune e controle da proliferação e diferenciação dos queratinócitos.[8] Estudos demonstram que o SEC pode estar desregulado em doenças inflamatórias crônicas da pele, como a psoríase. A ativação inadequada ou a disfunção do SEC pode contribuir para a patogênese da psoríase ao influenciar processos como a proliferação excessiva de queratinócitos, a inflamação e a angiogênese.[8]

Os receptores CB1 e CB2 desempenham papéis distintos na regulação da inflamação e na homeostase da pele. O receptor CB1 é predominante no sistema nervoso central, mas também é encontrado na pele, onde influencia a proliferação e a diferenciação dos queratinócitos. O receptor CB2 é predominantemente encontrado em células imunológicas e está envolvido na modulação da resposta imune e inflamatória.[8] Na psoríase, a ativação dos receptores CB1 e CB2 pode ter efeitos terapêuticos significativos. A ativação de CB1 pode reduzir a proliferação excessiva de queratinócitos, enquanto a ativação de CB2 pode diminuir a inflamação e a resposta imune exagerada. Estudos sugerem que a modulação desses receptores pode ajudar a restaurar o equilíbrio da homeostase cutânea e reduzir os sintomas da psoríase.[8] Nessa patologia, observa-se uma alteração na expressão dos receptores canabinoides e nas enzimas que metabolizam os endocanabinoides. Essas alterações podem levar a um desequilíbrio no controle da inflamação e na homeostase cutânea. Além disso, os endocanabinoides têm mostrado potencial para modular a resposta imune, reduzindo a produção de citocinas pró-inflamatórias, como TNF-α, IL-17 e IL-23, que são centrais na patogênese da psoríase.[8]

Receptores ativados por proliferadores de peroxissomos gama (PPAR-gama) são uma família de receptores nucleares que regulam a expressão gênica envolvida no metabolismo lipídico, inflamação e homeostase celular. Os canabinoides podem ativar os PPAR-gama, e essa ativação tem sido associada a efeitos anti-inflamatórios e antiproliferativos na pele.[9] A ativação de PPAR-gama na psoríase pode ajudar a normalizar a proliferação de queratinócitos e reduzir a inflamação, sugerindo um mecanismo pelo qual os canabinoides podem exercer efeitos terapêuticos na psoríase. Além disso, a modulação de PPAR-gama pode influenciar a diferenciação dos queratinócitos e melhorar a barreira cutânea, o que é benéfico no manejo da patologia.[10]

Os receptores de potencial transitório (TRP) são uma extensa família de canais iônicos que respondem a diversos estímulos físicos e químicos. Entre esses, os receptores de potencial transitório vaniloide (TRPV) têm recebido atenção considerável pela sua capacidade de modular a resposta inflamatória e sensações como dor e prurido. Estudos mostram que os receptores de potencial transitório vaniloide tipo 1 (TRPV1) e tipo 4 (TRPV4), em particular, desempenham um papel significativo na patogênese da psoríase. A ativação desses receptores em queratinócitos pode levar à liberação de substâncias pró-inflamatórias e ao aumento da proliferação celular, exacerbando os sintomas da psoríase. Por outro lado, a modulação negativa desses receptores tem mostrado potencial terapêutico na redução da inflamação e do prurido, oferecendo alívio sintomático aos pacientes.[11] O canabidiol (CBD) demonstrou a capacidade de desativar os receptores TRPV1, resultando na diminuição da sensação de prurido e na redução da inflamação. O estudo conduzido por Costa et al.[11] mostrou que o efeito anti-hiperálgico do CBD é mediado pelo receptor TRPV1, sugerindo que a modulação desse receptor pode ser uma abordagem promissora no tratamento da psoríase, especialmente para o alívio do prurido.[11]

Portanto, o SEC tem mostrado ser um alvo para novas abordagens terapêuticas na psoríase. Os canabinoides, por meio dos receptores CB1 e CB2, possuem propriedades anti-inflamatórias e anti-proliferativas que podem ser benéficas no manejo da doença.[8] Também são conhecidos por sua capacidade de suprimir a inflamação e a angiogênese, dois processos críticos na patogênese da psoríase. JWH-133, um canabinoide sintético, demonstrou inibir significativamente a expressão de mediadores inflamatórios em modelos *in vitro* e *in vivo*. Esse composto também mostrou reduzir a proliferação e migração de células endoteliais, destacando seu potencial como um tratamento para psoríase.[12] A ativação dos receptores CB1 e CB2 pelo beta-cariofileno, um esquiterpeno bicíclico natural, demonstrou reduzir a inflamação e a resposta imune na patologia. O beta-cariofileno, atuando seletivamente no receptor CB2, tem potencial para modular a inflamação sem os efeitos psicoativos associados ao CB1, tornando-o um candidato promissor para o desenvolvimento de novos tratamentos tópicos para psoríase.[13] Embora estudos pré-clínicos tenham mostrado resultados promissores, são necessários ensaios clínicos para validar a eficácia e segurança dos canabinoides no tratamento da psoríase em humanos. A pesquisa futura deve focar em entender melhor os mecanismos de ação dos canabinoides e explorar formulações tópicas e sistêmicas que possam maximizar os benefícios terapêuticos enquanto minimizam os efeitos adversos.[13]

Finalmente, o CBD tem demonstrado propriedades anti-inflamatórias e antioxidantes, modulando os receptores CB1 e CB2, além da ativação dos receptores PPAR-gama. Esse efeito pode reduzir a geração de espécies reativas de oxigênio (ROS) e melhorar a função da barreira cutânea, contribuindo para a redução da inflamação e proliferação celular. O CBG, um agonista parcial dos receptores CB1 e CB2, também interage com o TRPV1 e os receptores PPAR-gama, promovendo efeitos anti-inflamatórios e antiproliferativos. A inclusão do CBG pode potencializar os benefícios terapêuticos do CBD.[8] Já a palmitoiletanolamida (PEA) atua por meio da ativação dos receptores PPAR-gama, modulando a inflamação e a proliferação celular. Sua inclusão na abordagem terapêutica pode potencializar os efeitos do CBD e do CBG, proporcionando uma modulação mais abrangente do SEC.[13]

CONSIDERAÇÕES FINAIS

A psoríase é uma doença inflamatória crônica da pele que envolve hiperproliferação de queratinócitos e uma resposta imune exacerbada. A fisiopatologia da psoríase é complexa, abrangendo fatores genéticos, imunológicos e ambientais. Abordagens terapêuticas convencionais incluem tratamentos tópicos, fototerapia e medicamentos sistêmicos. As terapias biológicas têm revolucionado o manejo da doença, proporcionando alvos específicos no sistema imunológico. O sistema endocanabinoide emergiu como um alvo terapêutico promissor, com canabinoides como o CBD e o CBG mostrando propriedades anti-inflamatórias e imunomoduladoras.[8]

Futuras pesquisas devem focar na validação clínica dos canabinoides como uma abordagem terapêutica para a psoríase. Ensaios clínicos são necessários para determinar a eficácia e segurança de formulações tópicas e sistêmicas de canabinoides em pacientes com essa patologia. A investigação sobre a interação entre o SEC e outros mecanismos patogênicos pode abrir novas vias para tratamentos combinados, potencialmente melhorando os resultados terapêuticos.[13]

REFERÊNCIAS BIBLIOGRÁFICAS

1. Amer AS, Samaka RM, Moftah NH. Beclin1 in psoriasis: an immunohistochemical study. Clinical and Experimental Dermatology; 2021.
2. Gironés Petit R, Cano A, Ortiz A, Espina M, Prat J, Muñoz M, et al. Psoriasis: from pathogenesis to pharmacological and nano-technological-based therapeutics. Int J Mol Sci. 2021;22:4983.
3. Parisi R, Symmons DP, Griffiths CE, Ashcroft DM. Global epidemiology of psoriasis: a systematic review of incidence and prevalence. J Invest Dermatol. 2013;133(2):377-85.
4. Griffiths CE, Barker JN. Pathogenesis and clinical features of psoriasis. Lancet. 2007;370(9583):263-71.
5. Boehncke WH, Schön MP. Psoriasis. Lancet. 2015;386(9997):983-94.
6. Amer AS, Samaka RM, Moftah NH. Beclin1 in psoriasis: an immunohistochemical study. Clinical and Experimental Dermatology; 2021.
7. Sociedade Brasileira de Dermatologia. Consenso Brasileiro de Psoríase 2020. Anais Brasileiros de Dermatologia. 2021;96(6):774-90.
8. Pucci M, Pirazzi V, Pasquariello N, Maccarrone M. Endocannabinoid signaling and epidermal differentiation. Eur J Dermatol. 2011;21(Suppl. 2):29-34.
9. Sociedade Brasileira de Dermatologia. Consenso Brasileiro de Psoríase 2020. Anais Brasileiros de Dermatologia. 2021;96(6):774-90.
10. Zouboulis CC, Blume-Peytavi U, Kosmadaki M, et al. Skin, hair and beyond: the impact of menopause. Climacteric. 2022;25(5):434-42.
11. Costa B, Giagnoni G, Franke C, Trovato AE, Colleoni M. Vanilloid TRPV1 receptor mediates the antihyperalgesic effect of the nonpsychoactive cannabinoid, cannabidiol, in a rat model of acute inflammation. Br J Pharmacol. 2004;143(2):247-50.
12. Norooznezhad AH, Norooznezhad F. Cannabinoids: possible agents for treatment of psoriasis via suppression of angiogenesis and inflammation. Medical Hypotheses. 2017;99:15-8.
13. Tóth KF, et al. Cannabinoid signaling in the skin: therapeutic potential of the (cut) cannabinoid system. Molecules. 2019;24(9):1693.

Capítulo **13**

Síndrome do intestino irritável

Paula Pileggi Vinha

RESUMO

Paciente de 33 anos apresentando há dois anos distensão abdominal, borborigmos, diarreia e dor em flanco esquerdo persistentes e que pioram com a alimentação, evoluindo com melhora do quadro após associação de extratos à base de *Cannabis* de espectro completo ao tratamento atual.

APRESENTAÇÃO

MMRL, masculino, 33 anos de idade, *videomaker*, graduação completa, casado, dois filhos, natural da França e morando no Brasil há dez anos, comparece à consulta com queixa de dor abdominal, diarreia e borborigmos. Refere que quando chegou ao Brasil pela primeira vez, aos 23 anos, apresentou dor e desconforto abdominal em razão dos hábitos alimentares. Com o passar do tempo houve aumento progressivo da intensidade e duração da dor abdominal. No início, quando apresentava incômodo, tomava antibiótico, mudava a dieta e com isso melhorava. Procurou um gastroenterologista há dois anos, que solicitou colonoscopia e endoscopia, com resultados inconclusivos, mantendo-se a dúvida diagnóstica entre retocolite ulcerativa (RCU) e síndrome do intestino irritável (SII). Durante uma viagem, ingeriu grande quantidade de alimentos ultraprocessados e bebidas alcoólicas. Por causa da má alimentação e do excesso de trabalho, intensificou a dor abdominal na região do flanco e fossa ilíaca esquerda, com irradiação para a região dorsal. Fez uso de anti-inflamatório não esteroidal por conta própria, sem melhora. Utilizou antibióticos (ciprofloxacino e metronidazol), apresentando melhora dos sintomas após oito dias.

Acredita ter bons hábitos alimentares e raramente come em redes de *fast food*. Anteriormente, quando vivia na França, costumava ingerir mais queijos, embutidos e bebidas alcóolicas, sem nenhuma repercussão gastrointestinal. Atualmente, sempre que bebe um pouco mais de vinho ou cerveja, ou exagera na alimentação, tem piora do quadro de dor abdominal e oscilação do hábito intestinal, alternando com diarreia líquida e fezes pastosas. Apresentou episódio de evacuação com laivos de sangue e coágulos (enterorragia). Alimenta-se muito rápido, com eructação intensa após a alimentação, prurido e ardência anal permanentes. Além disso, queixava-se de perda de foco, dificuldades de concentração, fadiga e mal humor. Possui antecedentes pessoais de apendicectomia, síndrome pós-covid com taquicardia persistente durante um ano. Tem histórico de uso prévio de *Cannabis* inalada (fumada), interrompida por reações adversas, como taquicardia e prostração. Pratica pouca atividade física e faz uso social de tabaco. Está em uso contínuo de cloridrato de mebeverina (200 mg/dia) e probióticos diariamente. Como antecedentes familiares, os avós faleceram de câncer de intestino. Ao exame físico, encontrava-se em bom estado geral e com nódulo tireoidiano à palpação. O exame abdominal evidenciou borborigmos, distensão leve, dor à palpação do flanco e da fossa ilíaca esquerda, com irradiação para região dorsal.

Foram solicitados exames laboratoriais para avaliação nutrológica e das hipovitaminoses consequentes à síndrome disabsortiva. Além disso, foram solicitados marcadores de doenças inflamatórias intestinais, bem como marcadores genéticos para investigação de doença celíaca (DC) – mutações nos alelos dos antígenos leucocitários humanos (HLA) DQ2 e DQ8 –, conforme exemplificados na Tabela 1. Também foram solicitados exames de precisão para avaliação completa do microbioma, funcionalidade do trato digestório (Tabela 2), além de endoscopia digestiva alta (EDA) com biópsia de duodeno para avaliar doença celíaca, colonoscopia, ressonância magnética de abdome total e de investigação de intolerâncias alimentares IgG (221 alimentos – IgG 1, 2, 3 e 4).

O teste sérico de IgG é um exame que detecta os níveis de anticorpos contra diversos alimentos. Os anticorpos são gerados pelo sistema imunológico quando ocorre uma reação de hipersensibilidade tardia a certos alimentos, provocando sintomas como dores abdominais, diarreia, constipação, inchaço, erupções cutâneas, fadiga, dores de cabeça, entre outros. A intolerância alimentar por IgG é diferente da alergia alimentar por IgE, que causa reações imediatas e graves, podendo resultar em choque anafilático. O teste

Tabela 1 Exames para diagnóstico de doenças intestinais – valores de referência e finalidade[1-6]

Exame	Valor de referência	Finalidade
Anticorpo antiendomísio	Negativo	Detectar a presença de anticorpos contra uma proteína presente no intestino delgado, indicando a possibilidade de doença celíaca
Anticorpo antigliadina	Menor que 20 U/mL	Detectar a presença de anticorpos contra a gliadina, uma fração do glúten, indicando a possibilidade de doença celíaca ou sensibilidade ao glúten
Anticorpo antirreticulina	Negativo	Detectar a presença de anticorpos contra a reticulina, uma proteína presente no tecido conjuntivo, indicando a possibilidade de doença celíaca ou outras doenças autoimunes
Anticorpo antitransglutaminase tecidual	Menor que 10 U/mL	Detectar a presença de anticorpos contra a transglutaminase tecidual, uma enzima presente no intestino delgado, indicando a possibilidade de doença celíaca
Anticitoplasma dos neutrófilos (ANCA)	Negativo	Detectar a presença de anticorpos contra o citoplasma dos neutrófilos, indicando a possibilidade de doença inflamatória intestinal, como a colite ulcerativa ou a doença de Crohn
Anti-*Saccharomyces cerevisiae* (ASCA)	Negativo	Detectar a presença de anticorpos contra o *Saccharomyces cerevisiae*, um tipo de levedura, indicando a possibilidade de doença inflamatória intestinal, principalmente a doença de Crohn
HLA DQ2	Presente ou ausente	Determinar a presença ou ausência de um antígeno leucocitário humano (HLA) associado à doença celíaca
HLA DQ8	Presente ou ausente	Determinar a presença ou ausência de um antígeno leucocitário humano (HLA) associado à doença celíaca

Tabela 2 Exames de investigação do trato digestório por meio de análises de fezes

Parâmetro	Função	Indicação
Coprológico funcional	Avalia a digestão e absorção dos nutrientes, a velocidade do trânsito intestinal, o estado da flora bacteriana e a presença de parasitas ou fungos	Útil para investigar diarreia, má absorção, disbiose, síndrome do intestino irritável, doença celíaca e intolerâncias alimentares

(continua)

Tabela 2 Exames de investigação do trato digestório por meio de análises de fezes (*continuação*)

Parâmetro	Função	Indicação
Marcadores inflamatórios	Detecta a presença de substâncias produzidas durante o processo inflamatório, como lactoferrina, calprotectina, alfa-1-antitripsina e hemoglobina	Ajuda a diferenciar as causas orgânicas (inflamatórias ou neoplásicas) das funcionais da diarreia, bem como a monitorar a atividade e a resposta ao tratamento das doenças inflamatórias intestinais
Marcadores da função pancreática	Mede a concentração de enzimas digestivas produzidas pelo pâncreas, como a elastase pancreática, que reflete a capacidade do órgão de secretar as enzimas, e a quimotripsina fecal, que avalia a chegada dessas enzimas ao intestino	Auxilia no diagnóstico e acompanhamento da insuficiência pancreática exócrina, que pode ser causada por pancreatite crônica, fibrose cística, obstrução ductal, câncer de pâncreas ou cirurgia pancreática
Marcadores da permeabilidade do epitélio intestinal	Avalia a integridade da mucosa intestinal, que é responsável pela barreira entre o lúmen intestinal e a circulação sanguínea, por meio da dosagem de substâncias que atravessam essa barreira, como a zonulina, a beta-D-glucuronidase e os ácidos biliares	Permite identificar alterações na permeabilidade intestinal, que podem estar associadas a doenças inflamatórias intestinais, doença celíaca, alergias alimentares, síndrome metabólica, diabetes e doenças autoimunes

Fonte: adaptada de: https://lemoslab.com.br/exames_especiais/copromax-investigacao-gastrointestinal/.

avalia a reação dos anticorpos IgG contra 221 alimentos, divididos em 17 grupos: carnes, frutos do mar, peixes, ovos, leites e derivados, cereais, leguminosas, oleaginosas, frutas, verduras, hortaliças, especiarias, ervas, cogumelos, leveduras, aditivos e açúcares. O resultado do teste indica o nível de intolerância para cada alimento, variando de 0 (sem intolerância) a 3 (intolerância alta). Com base nessas informações, o médico ou nutricionista pode elaborar uma dieta personalizada, excluindo ou diminuindo os alimentos que causam intolerância e melhorando a saúde e o bem-estar do paciente. Diante do quadro clínico do paciente, resultados de exames laboratoriais inconclusivos e ausência de evidências de outras doenças orgânicas, sugere-se um provável diagnóstico de SII.

AVALIAÇÃO DIAGNÓSTICA

- Síndrome do intestino irritável.

EVOLUÇÃO

Além de todos os exames solicitados, foram realizadas orientações dietéticas e foi trocada a medicação inicial em uso, de cloridrato de mebeverina para maleato de trimebutina, fármaco com tripla ação que é mais indicado para os desconfortos gerados pela SII, com ação moduladora da motilidade intestinal, gastroprocinética e analgésica.[6] Essa troca da medicação foi feita para melhorar a qualidade de vida do paciente até que a terapia com canabinoides fosse instituída. E mesmo o paciente tendo informado da sua intolerância ao tetra-hidrocanabinol (THC) e ao canabidiol (CBD), ele aceitou o tratamento com doses baixas, visto que o quadro intestinal o estava deixando muito ansioso, irritado e com mau humor. Por isso foi associado ao tratamento o extrato de *Cannabis* de espectro completo, rico em CBD (50 mg/mL) e 0,3% de THC, na posologia de 10 mg de CBD, via sublingual, inicialmente três vezes ao dia (totalizando 30 mg/dia ou 0,37 mg/kg/dia). Optou-se pelo produto de espectro completo já que prioriza o efeito comitiva e o paciente não tinha contraindicações ao uso de THC em baixas doses. Durante os primeiros dias de uso, foi relatada melhora discreta da dor, ansiedade e do sono. Entretanto, por razões inerentes ao paciente, este só fez uso do produto duas vezes ao dia. Referiu também ter ficado "muito tranquilo" durante o dia, desejando reduzir a dose matinal. Na segunda semana foram realizados ajustes de doses, inicialmente para 10 mg pela manhã e 30 mg à tarde (0,5 mg/kg/dia). Na terceira semana o paciente já estava mais adaptado à rotina de uso do produto duas vezes ao dia, com melhora na ansiedade, irritabilidade, humor e redução de 60% de alguns sintomas como dor, flatulência, distensão abdominal e controle da diarreia, após três semanas de tratamento.

DISCUSSÃO

As doenças inflamatórias intestinais (DII) são um grupo heterogêneo de condições crônicas que afetam o trato gastrointestinal, causando inflamação e dano tecidual. As principais formas de DII são a doença de Crohn (DC) e a retocolite ulcerativa (RCU), que diferem em termos de localização, extensão e padrão da inflamação. As DII têm uma etiologia complexa e multifatorial, envolvendo fatores genéticos, ambientais, imunológicos e microbiológicos.

As DII se manifestam por sintomas gastrointestinais variados, como diarreia, dor abdominal, sangramento retal, febre e perda de peso, além de complicações extraintestinais, como artrite, uveíte, dermatite e hepatopatias. O diagnóstico das DII requer uma combinação de achados clínicos, laboratoriais, endoscópicos, histológicos e radiológicos. O tratamento visa induzir e manter a remissão clínica e endoscópica, prevenir as complicações e melhorar a qualidade de vida dos pacientes. Segundo a medicina convencional, as opções terapêuticas incluem medicamentos anti-inflamatórios, imunossupressores biológicos e cirúrgicos, dependendo da gravidade, localização e comportamento da doença.[7]

A SII é um distúrbio funcional do trato gastrointestinal, caracterizado por dor ou desconforto abdominal recorrente associado a alterações na frequência ou consistência das fezes, sem evidências de doença orgânica subjacente.[8] A patogênese da síndrome é multifatorial e envolve fatores psicossociais, alterações na motilidade e sensibilidade intestinal, disbiose intestinal e inflamação de baixo grau da mucosa. A fisiopatologia é complexa, com aspectos que ainda deverão ser mais bem definidos. Entre os principais fatores fisiopatológicos, lembrar que a apresentação inicial da síndrome e as exacerbações dos sintomas podem ser precedidas por estressores de natureza psicológica ou física, além de alterações da motilidade intestinal e do aumento da sensibilidade visceral. No aspecto psicológico, chama atenção a associação entre os sintomas da síndrome e o estresse, depressão e também a coexistência de condições psiquiátricas.[9] Por outro lado, a SII se caracteriza por um perfil pró-inflamatório, com o envolvimento de citocinas interleucinas IL-6 e IL-8.[10] Mais recentemente, o papel da microbiota intestinal tem sido referido na patogênese da síndrome.[11] Nesse sentido, os seguintes aspectos merecem atenção: (i) alterações na microbiota fecal; (ii) uso indiscriminado de probióticos; (iii) SII pós-infecção; (iv) reconhecimento da participação da microbiota intestinal no sistema imunológico. É também peculiar que cerca de 30% dos adultos com diagnóstico da síndrome iniciaram os sintomas após um episódio de infecção intestinal aguda, viral ou bacteriana, situação em que a microbiota intestinal pode ser alterada. É importante considerar as comorbidades de natureza psicológica que podem contribuir para o desenvolvimento da doença como depressão, ansiedade, estresse e insônia.[9] A SII pode ser diagnosticada também com base nos critérios de Roma IV (Quadro 1). Esse critério diagnóstico deve ser utilizado em pacientes com desconforto abdominal e alteração de hábitos intestinais por mais de seis meses, na ausência de sinais de alerta. Esses critérios foram criados por um grupo de especialistas em gastroenterologia e são frequentemente empregados por médicos para auxiliar no diagnóstico e tratamento de distúrbios gastrointestinais funcionais.[12]

Quadro 1 Critérios de Roma IV para diagnóstico da SII

O paciente necessariamente tem de ter **dor abdominal** recorrente, em média, pelo menos uma vez por semana nos últimos três meses, associada a dois ou mais dos seguintes critérios:
1) Relacionada a defecação.
2) Associada com mudança na frequência das evacuações.
3) Associada com mudança na forma/aparência das fezes.
Lembrando que os critérios devem ser preenchidos nos últimos três meses, porém com sintomas definidos por pelo menos seis meses anteriores ao diagnóstico.

Fonte: adaptado de Drossman.[12]

Como não existe marcador biológico para a SII, o diagnóstico é fundamentalmente clínico, estabelecido após diferenciar de outras comorbidades com quadro clínico semelhante. É enfatizada a história clínica tendo os critérios de Roma IV como chave diagnóstica, além de exame clínico característico e exames laboratoriais de rotina normais. A SII deve ser diferenciada de afecções como doença celíaca, intolerância à lactose, doença inflamatória intestinal e outras. Também devem ser lembradas outras eventualidades funcionais, como a síndrome da dor abdominal funcional, a constipação intestinal funcional e a diarreia funcional crônica. A distensão e a sensação de estufamento fazem, muitas vezes, parte do quadro clínico.[13]

As DII, a SII e a DC são três condições distintas que afetam o trato gastrointestinal, mas que apresentam algumas semelhanças e sobreposições. As três podem causar sintomas gastrointestinais similares, como diarreia, dor e desconforto abdominal, e podem estar associadas a fatores genéticos, ambientais e imunológicos. A Tabela 3 resume as diferenças e semelhanças entre essas condições.

A conduta terapêutica da SII depende de fatores como o tipo e a intensidade dos sintomas, e também qual é o predomínio (diarreia, constipação, dor, distensão abdominal). Também devem ser considerados os diagnósticos das comorbidades psicológicas (ansiedade, depressão, estresse) e o impacto negativo na qualidade de vida que acompanha a enfermidade. A abordagem deve incluir: a melhora dos sintomas, da qualidade de vida e a aderência ao tratamento. O tratamento é dirigido para o sintoma predominante, esclarecendo sobre as mudanças no estilo de vida, eventuais limitações e a impor-

Tabela 3 Diferenças e semelhanças entre DII, SII e DC

Característica	DII	SII	DC
Etiologia	Desconhecida, envolve fatores genéticos, ambientais e imunológicos	Desconhecida, envolve fatores psicossociais, alimentares e microbiota intestinal	Alergia ao glúten, proteína presente em cereais como trigo, cevada e centeio
Tipos	Doença de Crohn e retocolite ulcerativa	Não há subtipos	Dermatite herpetiforme, ataxia por glúten e espru celíaco
Manifestações clínicas	Diarreia, dor abdominal, sangramento retal, perda de peso, febre, fístulas, estenoses e abscessos	Dor ou desconforto abdominal, alteração do hábito intestinal (diarreia e/ou constipação), distensão abdominal e flatulência	Diarreia, dor abdominal, distensão abdominal, perda de peso, anemia, osteoporose, dermatite, ataxia e neuropatia
Diagnóstico	Exames de sangue, fezes, endoscopia, colonoscopia, biópsia e imagem	Critérios de Roma IV, exclusão de outras doenças orgânicas	Exames de sangue (anticorpos antigliadina, antiendomísio e antitransglutaminase), biópsia duodenal, resposta à dieta isenta de glúten
Tratamento	Medicamentos anti-inflamatórios, imunossupressores, biológicos e cirurgia	Modificação da dieta, medicamentos antiespasmódicos, antidepressivos, probióticos e terapia cognitivo-comportamental	Dieta isenta de glúten por toda a vida, suplementação de vitaminas e minerais, corticoides e imunossupressores em casos refratários

Fonte: adaptada de Drossman,[12] Lacy[13] e Green.[14]

tância dos fármacos.[15] O estilo de vida e os hábitos de alimentação devem ser avaliados, como a falta de atividade física, deficiências alimentares, falta (ou excesso) de ingestão de fibras solúveis. A dieta pobre em FODMAP (*fermentable, oligosaccharides, disaccharides, monosaccharides and polyois*), como lactose, glúten, dissacarídeos, monossacarídeos, pode apresentar resultados satisfatórios. Por outro lado, a redução de cafeína e álcool pode também ser benéfica sem o eventual risco que FODMAP a longo prazo pode condicionar ao microbioma.[16] Quanto ao uso de probióticos, existem trabalhos demonstrando o uso satisfatório deles, mas o conhecimento sobre qual a efetiva combinação, qual a espécie e cepa realmente efetivas é ainda limitado.[15] Outras abordagens (homeopatia, acupuntura, hipnose, ervas etc.) podem eventualmente contribuir para o tratamento. A seguir, um resumo das principais indicações farmacológicas na SII (Tabela 4).

Tabela 4 Indicações farmacológicas na SII

Terapia	Medicamento	Posologia	Indicação
Primeira linha	Óleo de menta	200 mg 3 ×/dia	Diarreia ou constipação intestinal
	Polietileno glicol	1 ×/dia	Laxativo
	Loperamida	4 mg/quanto necessário	Antidiarreico
	Hioscina	10-20 mg 3 ×/dia	Antiespasmódico
	Brometo de pinavério	50 mg 3 ×/dia	Antiespasmódico
	Brometo de otilônio	20-40 mg 3 ×/dia	Antiespasmódico
Segunda linha	Tegaserode	6 mg 3 ×/dia	Constipação
	Linaclotida	290 μg/dia	Constipação
	Lubiprostona	8 μg 2 ×/dia	Constipação
	Ondansetrona	4 mg 1 ×/dia	Diarreia e padrão misto
	Maleato de trimebutina	400 mg 2 ×/dia	Diarreia e padrão misto
	Amitriptilina	10-30 mg/dia	Ansiedade/depressão
	Fluoxetina	20 mg 1 ×/dia	Ansiedade/depressão
	Pregabalina	225 mg 3 ×/dia	Ansiedade/depressão

Fonte: adaptada de Dinan[10] e Lacy.[13]

O sistema endocanabinoide (SEC) é um sistema de sinalização que modula vários processos fisiológicos, incluindo a motilidade, a secreção, a inflamação e a sensação no trato digestório (Figura 1). Uma alternativa terapêutica que tem despertado interesse nos últimos anos é o uso de produtos derivados da *Cannabis*, que são ricos em canabinoides, compostos químicos que interagem com o SEC do organismo.[12,17]

Estudos pré-clínicos e clínicos sugerem que os canabinoides podem ter efeitos benéficos na SII, reduzindo a inflamação, a hiperatividade motora, a hipersensibilidade visceral e o estresse psicológico. Os canabinoides podem atuar tanto nos receptores periféricos quanto nos centrais, modulando as vias aferentes e eferentes do eixo cérebro–intestino. Além disso, podem melhorar a qualidade de vida e o bem-estar dos pacientes, aliviando sintomas como ansiedade, depressão e insônia.[18] Hoje em dia há estudos mostrando um potencial de atenuação da inflamação a partir do uso de CBD em condições de colite, síndrome do intestino irritável, doença de Crohn e doença celíaca, todas marcadas por um forte componente inflamatório. Essa redução na inflamação tem sido associada com a melhora na percepção subjetiva dos sintomas e aumento da qualidade de vida dos pacientes, mas o canabidiol ainda não foi capaz de, por exemplo, causar remissão. Por isso, novas formas,

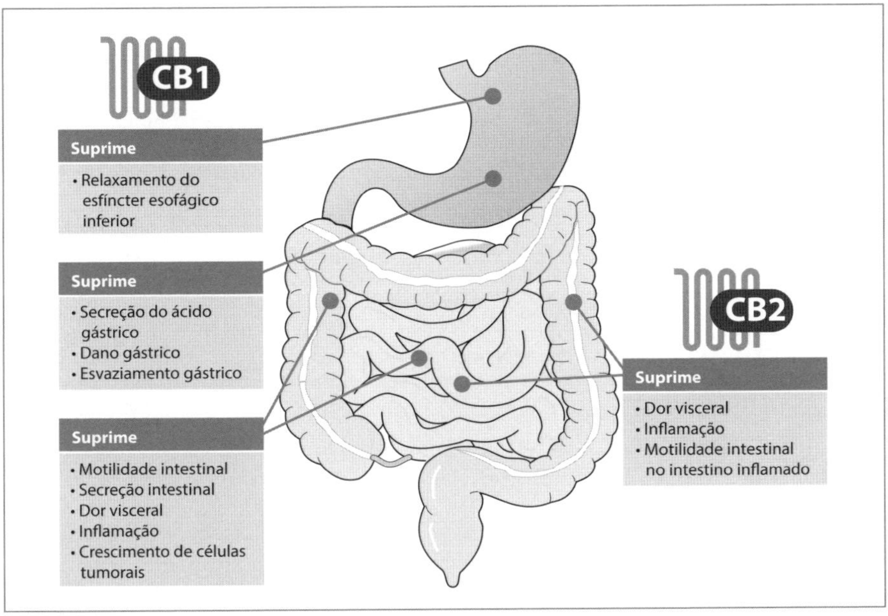

Figura 1 Receptores canabinoides no trato digestório e seus efeitos.
Fonte: https://www.hawaiianethos.com/ethos-blog/2017/7/17/gastrointestinal-conditions-and-the-endocannabinoid-system.

doses e até combinações com outras substâncias anti-inflamatórias, como o ômega 3, têm sido propostas.[19]

Essas condições intestinais inflamatórias causam aumento da permeabilidade intestinal e mudanças na microbiota, causando disbiose intestinal e até mesmo *leaky gut* ou intestino permeável. O CBD parece atuar tanto aumentando a integridade do intestino quanto causando alterações independentes na composição dos microrganismos intestinais. Além disso, o canabidiol também possui efeitos no cérebro, reduzindo a ansiedade e depressão, o que reflete positivamente na saúde intestinal. Ainda precisamos entender melhor as doses e os padrões de uso adequados para colher os potenciais positivos do canabidiol no intestino com o mínimo de efeitos colaterais possível, o que requer mais estudos e de forma mais controlada. Porém, não podemos ignorar os resultados promissores e esperar que a ciência nos presenteie com mais uma possibilidade de manejo para a saúde do eixo intestino–cérebro.[19,20] No entanto, o uso de produtos derivados canabinoides na SII ainda enfrenta diversos desafios, como a falta de padronização, a escassez de evidências robustas, os efeitos adversos potenciais e as questões legais e regulatórias. Portanto, são necessários mais estudos para avaliar a segurança, a eficácia, a dose, a via de administração e os mecanismos de ação dos canabinoides na SII, assim como para definir os perfis dos pacientes que se beneficiariam dessa terapia.[21]

Dessa forma, o SEC pode estar envolvido no desenvolvimento e na progressão de diversas doenças gastrointestinais, como a SII, a DII, a doença celíaca, a obesidade e o câncer colorretal. Os fitocanabinoides podem oferecer benefícios terapêuticos para algumas dessas condições, ao interagirem com o SEC e outros sistemas de neurotransmissores no trato digestivo. Por exemplo, o THC pode reduzir a dor abdominal, a náusea e o vômito, além de melhorar o apetite e a qualidade de vida de pacientes com SII e DII. O CBD pode ter efeitos anti-inflamatórios, antioxidantes, antiespasmódicos e neuroprotetores, que podem aliviar os sintomas e prevenir as complicações de doenças gastrointestinais. Segundo Brierley et al., o manejo da dor visceral em pacientes com distúrbios do eixo cérebro–intestino, especialmente na síndrome do intestino irritável, representa um grande desafio clínico, com poucas opções de tratamento disponíveis, e os pacientes estão cada vez mais usando *Cannabis* e canabinoides para controlar a dor abdominal. Sendo assim, o sistema endocanabinoide representa um alvo terapêutico molecular lógico para o tratamento da dor na síndrome do intestino irritável.[22,23] A Tabela 5 resume algumas das indicações e benefícios dos canabinoides no trato digestivo, com base em importantes referências.

Tabela 5 Efeitos dos principais canabinoides no trato digestório

Doença gastrointestinal	Canabinoide	Efeito	Referências
Síndrome do intestino irritável	THC	Reduz a dor, a náusea, o vômito e a diarreia; melhora o apetite e a qualidade de vida	Brierley et al.[22]; Mechoulam et al.[24]
Doença celíaca	CBD	Reduz a inflamação e a permeabilidade intestinal; atenua os danos na mucosa intestinal	Camilleri et al.[23]
Doença inflamatória intestinal	THC e CBD	Reduzem a inflamação, a dor, a diarreia e o sangramento; melhoram o apetite, o peso e a qualidade de vida	Irving et al.[25]; Naftali et al.[26]
Obesidade	CBD	Reduz o apetite, a ingestão calórica, o peso corporal e o acúmulo de gordura; aumenta o gasto energético e a termogênese	Bielawiec et al.[27]
Câncer colorretal	THC e CBD	Inibem o crescimento, a proliferação e a migração das células tumorais; induzem a apoptose e a autofagia; reduzem a angiogênese e a metástase	Aviello et al.[28]

Os canabinoides são compostos que interagem com os receptores canabinoides do SEC, podendo ser de origem endógena, sintética ou vegetal. Os canabinoides menores são derivados da planta *Cannabis sativa* que estão presentes em baixas concentrações, mas que podem ter efeitos biológicos importantes. Alguns exemplos de canabinoides menores são o canabigerol (CBG), o canabicromeno (CBC), a canabidivarina (CBDV) e a tetra-hidrocanabivarina (THCV). Estudos recentes sugerem que os canabinoides menores podem ter efeitos benéficos na SII, ao atuar em diferentes alvos do SEC e de outros sistemas de sinalização no trato digestório. O CBG, por exemplo, pode reduzir a hipersensibilidade visceral, um dos principais sintomas da SII, ao ativar os receptores de potencial transitório de anquirina A1 (TRPA1) em neurônios entéricos.[29] O CBC pode diminuir a inflamação de baixo grau, que pode estar associada à SII, ao ativar os receptores CB2 em células imunes e inibir a ativação de fator nuclear kappa beta (NF-kB) em células epiteliais colônicas.[30] O CBDV pode melhorar a dor e o desconforto abdominal, ao ativar os receptores de potencial transitório vaniloide tipo 1 (TRPV1) em neurônios entéricos e reduzir a inflamação em modelo murino de SII.[21] O THCV pode normalizar a motilidade intestinal alterada pela SII, ao ativar os receptores CB2 e antagonizar os receptores CB1 em músculo liso gastrointestinal, e também reduzir a hipersensibilidade visceral em modelo murino de SII.[31,32] Portanto, os canabinoides menores podem representar uma nova estratégia terapêutica para o tratamento da SII, ao modular o SEC e outros sistemas de sinalização no trato digestório. No entanto, mais estudos são necessários para avaliar a segurança, a eficácia e os mecanismos de ação dos canabinoides menores na SII em humanos. A seguir, na Tabela 6, encontra-se um resumo dos efeitos dos canabinoides menores no trato digestório.

Tabela 6 Efeitos dos canabinoides menores no trato digestório

Canabinoides	Efeitos no trato digestório	Referências
Canabigerol (CBG)	Diminui a produção de óxido nítrico, modula a resposta imune, protege contra a colite experimental	Pagano et al.[29]
Canabicromeno (CBC)	Reduz a inflamação intestinal, ativa os receptores CB2 e TRPA1	Romano et al.[30]
Tetra-hidrocanabivarina (THCV)	Normaliza a motilidade intestinal	Argueta et al.[31]
Canabidivarina (CBDV)	Atenua a inflamação e a hiperatividade intestinal, suprime as cólicas e os espasmos relacionados à síndrome do intestino irritável	De Filippis et al.[21]

CONSIDERAÇÕES FINAIS

O potencial benefício dos produtos derivados de *Cannabis* no manejo dos sintomas da SII refratária, especialmente aqueles com alto teor de CBD e baixo teor de THC, pode representar uma opção terapêutica promissora para pacientes com SII refratária aos tratamentos convencionais. As evidências disponíveis sugerem que o uso de produtos derivados canabinoides podem oferecer benefícios significativos para pacientes com síndrome do intestino irritável (SII). Estudos clínicos e pré-clínicos demonstraram que os canabinoides presentes na *Cannabis*, como o THC e o CBD, têm propriedades analgésicas, anti-inflamatórias e reguladoras da motilidade gastrointestinal, que são de particular relevância para os sintomas experimentados por indivíduos com SII.

Embora os resultados até o momento sejam promissores, é importante reconhecer as limitações das pesquisas existentes, incluindo a falta de estudos randomizados, duplo-cegos e controlados por placebo em larga escala. Além disso, há uma necessidade premente de investigações mais aprofundadas sobre os efeitos a longo prazo do uso de *Cannabis* medicinal na SII, bem como sua eficácia em diferentes subtipos da doença.

Os profissionais de saúde devem abordar o uso de produtos derivados de *Cannabis* na SII com cautela, considerando fatores como a dosagem, o perfil de segurança e os potenciais efeitos colaterais, além de garantir uma abordagem multidisciplinar no manejo dos sintomas da doença. Além disso, a educação dos pacientes e dos profissionais de saúde sobre o uso apropriado de *Cannabis* na SII é fundamental para garantir uma abordagem informada e segura. Em última análise, o uso de produtos derivados de *Cannabis* medicinal na SII representa uma área de pesquisa em crescimento e um potencial caminho para o desenvolvimento de novas terapias que possam melhorar significativamente a qualidade de vida dos pacientes afetados por essa condição debilitante.

REFERÊNCIAS BIBLIOGRÁFICAS

1. Fasano A, Catassi C. Celiac disease. N Engl J Med. 2012;367(25):2419-26.
2. Leffler DA, Schuppan D. Update on serologic testing in celiac disease. Am J Gastroenterol. 2010;105(12):2520-4.
3. Peery AF, Crockett SD, Barritt AS, et al. Burden of gastrointestinal, liver, and pancreatic diseases in the United States. Gastroenterology. 2015;149(7):1731-41.e3.
4. Rieder F, Zimmermann EM, Remzi FH, Sandborn WJ. Crohn's disease complicated by strictures: a systematic review. Gut. 2013;66(7):1295-304.

5. Torres J, Mehandru S, Colombel JF, Peyrin-Biroulet L. Crohn's disease. Lancet. 2017;389(10080):1741-55.
6. Salvioli B. Trimebutine: a state-of-the-art review. Minerva Gastroenterol Dietol. 2019 Sep;65(3):229-38.
7. Baumgart DC, Sandborn WJ. Inflammatory bowel disease: clinical aspects and established and evolving therapies. Lancet. 2007;369(9573):1641-57.
8. Blake MR, Raker JM, Whelan K. Validity and reliability of the Bristol Stool Form Scale in healthy adults and patients with diarrhoea-predominant irritable bowel syndrome. Aliment Pharmacol Ther. 2016 Oct;44(7):693-703.
9. Mayer EA, Craske MG, Naliboff BD. Depression, anxiety and the gastrointestinal system. J Clin Psychiatry. 2001;62: supll 8:28-36.
10. Dinan TG, Quigley EM, Ashmed SM, et al. Hypothalamic-pituitary-gut axis dysregulation in irritable bowel syndrome: plasma cytokines as a potential biomarker? Gastroenterology. 2006;130:304-11.
11. Moraes-Filho JPP, Quigley EMM. The intestinal microbiota and the role of probiotics in irritable bowel syndome: a review. Arq Gastroenterol. 2015;52:331-8.
12. Drossman DA. Functional gastrointestinal disorders: history, pathophysiology, clinical features and Rome IV. Gastroenterology. 2016;150(6):1262-79.
13. Lacy BE, et al. ACG guideline: management of irritable bowel syndrome. Am J Gastroenterol. 2021;116:17-44.
14. Green PHR, Lebwohl B, Greywoode R. Celiac disease. J Allergy Clin Immunol. 2015;135(5):1099-106.
15. Ford AC, Sperber AD, Corsetti M, Camilleri M. Irritable bowel syndrome. The Lancet. 2020 Nov;396(10263):1675-88.
16. Halos EP, et al. Diets that differ in their FODMAP content alter the colonic luminal microenvironment. Gut. 2015;64:93-100.
17. Izzo AA, Sharkey KA. Cannabinoids and the gut: new developments and emerging concepts. Pharmacol Ther. 2010;126(1):21-38.
18. Russo EB. Clinical endocannabinoid deficiency reconsidered: current research supports the theory in migraine, fibromyalgia, irritable bowel, and other treatment-resistant syndromes. Cannabis Cannabinoid Res. 2016;1(1):154-65.
19. Silvestri C, Pagano E, Lacroix S, Venneri T, Cristiano C, Calignano A, et al. Fish oil, cannabidiol and the gut microbiota: an investigation in a murine model of colitis. Front. Pharmacol. 2020;11:585096.
20. Karoly HC, Mueller RL, Bidwell LC, Hutchison KE. Cannabinoids and the microbiota–gut–brain axis: emerging effects of cannabidiol and potential applications to alcohol use disorders. Alcoholism: Clinical and Experimental Research. 2019;44(2):340-53.
21. De Filippis D, Esposito G, Cirillo C, et al. Cannabidiol reduces intestinal inflammation through the control of neuroimmune axis. PLoS One. 2011;6(12):e28159.
22. Brierley SM, Greenwood-Van Meerveld B, Sarnelli G, Sharkey KA, Storr M, Tack J. Targeting the endocannabinoid system for the treatment of abdominal pain in irritable bowel syndrome. Nat Rev Gastroenterol Hepatol. 2023 Jan;20(1):5-25.
23. Camilleri M, Zheng T. Cannabinoids and the gastrointestinal tract. Clinical Gastroenterology and Hepatology. 2023 Dec;21(13):3217-29.
24. Mechoulam R, Parker LA, Gallily R. Cannabidiol: an overview of some pharmacological aspects. J Clin Pharmacol. 2002;42(S1):11S-19S.
25. Irving PM, Iqbal T, Nwokolo C, Subramanian S, Bloom S, Prasad N, et al. A randomized, double-blind, placebo-controlled, parallel-group, pilot study of cannabidiol-rich botanical extract in the symptomatic treatment of ulcerative colitis. Inflamm Bowel Dis. 2018;24(4):714-24.

26. Naftali T, Mechoulam R, Lev LB, Konikoff FM. Cannabis for inflammatory bowel disease. Dig Dis. 2014;32(4):468-74.
27. Bielawiec P, Harasim-Symbor E, Chabowski A. Phytocannabinoids: useful drugs for the treatment of obesity? Special Focus on Cannabidiol. Front Endocrinol (Lausanne). 2020;11:114.
28. Aviello G, Romano B, Borrelli F, Capasso R, Gallo L, Piscitelli F, et al. Chemopreventive effect of the non-psychotropic phytocannabinoid cannabidiol on experimental colon cancer. J Mol Med (Berl). 2012;90(8):925-34.
29. Pagano E, Capasso R, Piscitelli F, Romano B, Parisi OA, Finizio S, et al. Effect of non-psychotropic plant-derived cannabinoids on bladder contractility: focus on cannabigerol. Nat Prod Commun. 2015;10(6):1009-12.
30. Romano B, Borrelli F, Pagano E, Cascio MG, Pertwee RG, Izzo AA. The cannabinoid TRPA1 agonist cannabichromene inhibits nitric oxide production in macrophages and ameliorates murine colitis. Br J Pharmacol. 2013;169(1):213-29.
31. Argueta DA, Ventura CM, Kiven S, Sagi V, Gupta K. Δ9-tetrahydrocannabivarin modulates intestinal motility and reduces obesity in diet-induced obese mice. Mol Nutr Food Res. 2020;64(13):e1901107.
32. Bolognini D, Rock EM, Cluny NL, Cascio MG, Limebeer CL, Duncan M, et al. The plant cannabinoid delta9-tetrahydrocannabivarin can decrease signs of inflammation and inflammatory pain in mice. Br J Pharmacol. 2010;160(3):677-87.

Capítulo **14**

Tiques crônicos

Ana Gabriela Hounie

RESUMO

Paciente com tiques crônicos e déficit de atenção sem resposta aos tratamentos habituais que melhorou após associação de extratos à base de *Cannabis* de espectro completo à terapêutica atual.

APRESENTAÇÃO

GB, do sexo masculino, 15 anos de idade, estudante do ensino médio, compareceu à consulta acompanhado dos pais, com história de tiques desde os 9 anos, que no início eram de piscar os olhos. Apresentou um tique vocal por curto período. Foi encaminhado pela psiquiatra assistente para segunda opinião. Aos 9 anos, tinha sido medicado com haloperidol, apresentando boa resposta. Posteriormente parou de responder à medicação, que após aumento da dose para 6 mg/dia provocou efeito colateral extrapiramidal como trismo e disartria. Em seguida, utilizou a risperidona, que provocou aumento de peso. A seguir, foi medicado com aripiprazol, que não foi tolerado, pois apresentou falta de ar e sensação de desmaio. A partir daí a família procurou outro profissional que prescreveu ziprasidona e olanzapina, ambas sem resposta terapêutica. Essas medicações foram usadas ao longo dos últimos sete anos, sem resposta satisfatória. Nos últimos dois meses houve piora do quadro, evoluindo com tiques complexos de braços, tiques de contração abdominal, de contorção da cintura e da coluna, com dor e prejuízo da sua qualidade de vida.

Sempre teve dificuldade de concentração e necessitou apoio pedagógico. Não era hiperativo e tinha bom comportamento, embora a família o considerasse imaturo para a idade quando comparado aos pares. Durante o ensino fundamental foi para recuperação pela primeira vez em algumas matérias. Utilizou ainda metilfenidato e lisdexanfetamina, porém com piora dos tiques, sendo necessária a interrupção do tratamento. Queixava-se também de sintomas ansiosos, para os quais foi prescrita a sertralina, sem resposta terapêutica. No momento da primeira consulta fazia uso de 150 mg de sertralina, 4 mg de haloperidol, 2 mg de biperideno e clonazepam. Apresentava seletividade alimentar, com dieta pobre em frutas e verduras, consumia apenas alface e não comia peixe. Dormia em torno de oito horas por noite sem a presença de tiques durante o sono. Não realizava nenhuma atividade física pois relatava piora dos tiques. Não apresentava alterações na coordenação motora, exceto por disgrafia. Aos 2 anos de idade submeteu-se a amigdalectomia e adenoidectomia.

AVALIAÇÃO DIAGNÓSTICA

- Tique motor crônico.
- Transtorno ansioso.

EVOLUÇÃO

A conduta inicial foi começar a reduzir lentamente a sertralina, pois pode piorar os tiques, substituindo o tratamento pelo citalopram. O haloperidol foi mantido inicialmente com planejamento de desmame caso as outras intervenções fossem bem-sucedidas. Foram associados ao esquema terapêutico o topiramato e a clonidina. Para o déficit de atenção, utilizou-se a bupropiona. O topiramato melhorou os tiques mas prejudicou a concentração. A clonidina teve efeito muito sedativo e a bupropiona promoveu piora dos tiques. Foi utilizada a modafinila até a dose de 400 mg/dia, sem melhora da concentração.

Optou-se por iniciar o tratamento com *Cannabis*, utilizando um produto importado, com 50 mg de canabidiol (CBD) por mL e 0,3% de tetra-hidrocanabinol (THC), na proporção aproximada de 20:1 (CBD:THC). A dose foi ajustada gradualmente até 2 mL por dia (100 mg de CBD e aproximadamente

5,2 mg de THC). Em virtude da melhora dos tiques, foi suspenso o topiramato, e o haloperidol foi reduzido para 1 mg/dia. Como os tiques ainda estavam presentes, e às vezes evoluíam com crises mais intensas, optou-se por associar um produto rico em THC (25 mg/mL), iniciando com 5 gotas ao deitar (aproximadamente 6 mg de THC). Somados ao THC do primeiro produto, ele passou a usar então 100 mg de CBD e aproximadamente 12 mg de THC, reduzindo a proporção para 10:1 (CBD:THC).

Aos 24 anos de idade, após oito anos de uso dos derivados canabinoides, a vida do paciente transformou-se completamente. Com a terapêutica, houve melhora significativa da concentração. Com isso foi possível a conclusão do ensino médio, cursar ensino superior e graduar-se na faculdade de administração. Os tiques foram melhorando ao longo do tempo com o desmame de todos os alopáticos, permanecendo apenas com a *Cannabis* por mais um ano. Atualmente passa a maior parte do tempo sem usar nenhuma medicação, e em fases de maior estresse, quando os tiques ameaçam voltar, faz uso por curto período de THC na dose de 5 mg ao deitar. Em razão da sonolência diurna com uso do THC, optamos por utilizá-lo apenas à noite. Em algumas ocasiões, o paciente apresentava escleras avermelhadas e manifestações psicoativas, para esta última situação, orientava-se a redução da dose do THC noturno. Não houve nenhum efeito adverso grave.

DISCUSSÃO

A síndrome de Tourette (ST) se caracteriza pela presença de tiques motores e, pelo menos, um vocal, com duração de no mínimo um ano e com início antes dos 18 anos de idade. Os tiques causam sofrimento e/ou interferem significativamente nas atividades escolares, profissionais, sociais e em outras rotinas da vida do indivíduo, e não são secundários a outras doenças ou ao uso de substâncias. Há outros sintomas, que, embora não façam parte dos critérios diagnósticos para o transtorno, são muito prevalentes nessa população, como: (i) fenômenos sensoriais ou sensações premonitórias; (ii) sintomas de ansiedade e depressão; (iii) sintomas obsessivo-compulsivos (SOC); (iv) irritabilidade; (v) desatenção; (vi) inquietude, hiperatividade e impulsividade; (vii) distúrbios do sono.[1] No caso em questão, como ele teve um tique vocal somente e por pouco tempo, optou-se por não dar o diagnóstico de ST e sim de transtorno de tiques crônicos. Dos sintomas que costumam acompanhar a ST, o paciente apresentava somente déficit de atenção e ansiedade. O tratamento medicamentoso convencional é feito com agonistas alfa-2-adrenérgicos, como clonidina e guanfacina, antipsicóticos típicos e atípicos, topiramato e outras medicações com menor nível de evidência quanto à eficácia, além de terapia cognitivo-comportamental (em especial a reversão de hábito), e em casos refratários a várias abordagens, indica-se neurocirurgia ou estimulação cerebral profunda (*deep brain stimulation* – DBS).[1]

Existem alguns relatos de caso de tratamento de ST com *Cannabis* (Müller-Vahl et al.;[2,3] Brunnauer et al.;[4] Jakubovski e Müller-Vahl;[5] Trainor, Evans e Bird[6]), nos quais foram usados dronabinol, dronabinol mais amissulprida, inflorescências ricas em THC e nabiximols. Percebam que os produtos usados são todos com alto teor de THC e sem CBD, exceto pelos nabiximols (27 mg de THC e 25 mg de CBD por mL). Schwittay et al.[7] relataram o caso de um rapaz de 25 anos de idade tratado com 300 mg de tiaprida sem benefício e que teve melhora de 90% com nabiximols administrado "quando necessário". Existem três ensaios duplo-cegos e controlados que usaram dronabinol (Müller-Vahl et al.[8-10]). Recentemente foi publicado um estudo aberto (Anis et al.[11]) que avaliou 18 pacientes com ST que fizeram uso medicinal de *Cannabis*, 80% na forma inalada, com redução de 38% nos tiques de acordo com a escala YGTSS (*Yale Global Tic Severity Scale*) e 20% de redução de sintomas premonitórios de acordo com a escala PUTS (*Premonitory Urge Tic Scale*). Seis pacientes tiveram efeitos adversos cognitivos. A concentração de canabinoides usada foi de 10% de THC e 2% de CBD, chegando a usar 8,9 mg de THC por dia. Nesse estudo, três pacientes interromperam o tratamento por efeitos adversos do THC. Abi Jaude et al.[12] fizeram um estudo controlado no qual avaliaram doze pacientes com ST (dos quais nove concluíram o estudo), que vaporizaram uma dose única de THC a 10% ou CBD:THC a 9% ou placebo com intervalo de duas semanas, mas não conseguiram demonstrar objetivamente melhora nos tiques, embora na escala clínica global tenham referido melhora. Os eventos adversos foram mais pronunciados com THC 10% do que com os outros produtos.

Não existem estudos que tenham avaliado unicamente extratos integrais para uso via oral em diferentes proporções. O estudo israelense de Barchel et al.[13] avaliou 70 pacientes com ST, incluindo sete pacientes com idades entre 9 e 17 anos, e que usaram extrato oleoso ou inflorescência vaporizada com uma dose média diária de THC e CBD de 123 mg e 50,5 mg, respectivamente, ou seja, uma proporção de 2:1 de CBD:THC. Após seis meses de tratamento, houve melhora da qualidade de vida, do aumento do número de indivíduos empregados (trabalhando) e redução do número de medicações. Houve ainda melhora de 67% do TOC e 89% da ansiedade, porém sem resposta significativa na intensidade e frequência dos tiques motores e vocais ou do humor, sendo os efeitos adversos mais frequentes tontura e aumento de apetite.

CONSIDERAÇÕES FINAIS

Apesar da falta de evidências de extratos de *Cannabis* integrais no tratamento da ST, e da maior evidência disponível ser para o uso de THC, sabemos dos riscos associados ao uso dessa substância em dose alta e por longo prazo na infância e na adolescência, em pessoas predispostas a psicose (Aran e Cayam-Rand[14]). Assim, a decisão clínica mais utilizada foi iniciar com produtos ricos em CBD e que tenham uma boa quantidade de THC (entre 2 e 3 mg de THC/mL), e uma proporção em torno de 20:1, que é a proporção usada nas crianças com autismo na maioria dos estudos (Aran et al.[15]). Quando esses produtos não trazem bons resultados, recomenda-se associar o THC em dose baixa e aumentar conforme necessário até obtenção de resposta terapêutica.

REFERÊNCIAS BIBLIOGRÁFICAS

1. Robertson MM, Eapen V, Cavanna AE. The international prevalence, epidemiology, and clinical phenomenology of Tourette syndrome: a cross-cultural perspective. J Psychosom Res. 2009 Dec;67(6):475-83.
2. Müller-Vahl KR, Schneider U, Kolbe H, Emrich HM. Treatment of Tourette's syndrome with delta-9-tetrahydrocannabinol. Am J Psychiatry. 1999 Mar;156(3):495.
3. Müller-Vahl KR, Schneider U, Emrich HM. Combined treatment of Tourette syndrome with Δ9-THC and dopamine receptor antagonists. Journal of Cannabis Therapeutics. 2002a; 2(3-4):145-54.
4. Brunnauer A, et al. Cannabinoids improve driving ability in a Tourette's patient. Psychiatry Res. 2011 Dec 30;190(2-3):382.
5. Jakubovski E, Müller-Vahl K. Speechlessness in Gilles de la Tourette syndrome: Cannabis-based medicines improve severe vocal blocking tics in two patients. Int J Mol Sci. 2017 Aug 10;18(8):1739.
6. Trainor D, Evans L, Bird R. Severe motor and vocal tics controlled with Sativex®. Australas Psychiatry. 2016 Dec;24(6):541-4.
7. Schwittay MA, Steinbrecher A, Lobsien E. Tic reduction in adult onset Gilles de la Tourette syndrome using as required nabiximols spray. Tremor Other Hyperkinet Mov (N Y). 2021 Aug 6;11:33.

8. Müller-Vahl KR, et al. Influence of treatment of Tourette syndrome with D9-tetrahydrocannabinol (D9-THC) on neuropsychological performance. Pharmacopsychiatry 2001;34:19-24.
9. Müller-Vahl KR, et al. Delta 9-tetrahydrocannabinol (THC) is effective in the treatment of tics in Tourette syndrome: a 6-week randomized trial. J Clin Psychiatry. 2003 Apr;64(4):459-6.
10. Müller-Vahl KR, et al. Treatment of Tourette's syndrome with delta 9-tetrahydrocannabinol (THC): a randomized crossover trial. Pharmacopsychiatry. 2002 Mar;35(2):57-61.
11. Anis S, et al. Medical Cannabis for Gilles de la Tourette syndrome: an open-label prospective study. Behav Neurol. 2022 Mar 9;2022:5141773.
12. Abi-Jaoude E, et al. A double-blind, randomized, controlled crossover trial of Cannabis in adults with Tourette syndrome. Cannabis Cannabinoid Res. 2023 Oct;8(5):835-45.
13. Barchel D, Stolar O, Ziv-Baran T, Gueta I, Berkovitch M, Kohn E, Bar-Lev Schleider L. Use of medical Cannabis in patients with Gilles de la Tourette's syndrome in a real-world setting. Cannabis Cannabinoid Res. 2024 Feb;9(1):293-9.
14. Aran A, Cayam-Rand D. Medical Cannabis in children. Rambam Maimonides Med J. 2020 Jan 30;11(1):e0003.
15. Aran A, Harel M, Cassuto H, Polyansky L, Schnapp A, Wattad N, et al. Cannabinoid treatment for autism: a proof-of-concept randomized trial. Mol Autism. 2021 Feb 3;12(1):6.

Capítulo **15**

Transtorno ansioso depressivo

Gustavo Vieira Dias
Isadora Vieira Dias

RESUMO

Paciente diagnosticado com transtorno misto ansioso depressivo, apresentando tristeza, pensamento pessimista e sintomas ansiosos, com histórico de alcoolismo. Demonstrando remissão sintomática além de substituição gradual de psicofármacos convencionais, antidepressivo e benzodiazepínico, por tratamento à base de extratos de *Cannabis* de espectro completo ricos em canabidiol (CBD) e tetra-hidrocanabinol (THC).

APRESENTAÇÃO

EMM, masculino, 48 anos de idade, músico e professor, casado e pai de duas filhas. Comparece à consulta relatando história de humor depressivo e sintomas ansiosos controlados parcialmente com óleo de *Cannabis* de espectro completo rico em CBD e clonazepam. Apresenta expectativa de melhorar a fadiga e cessar uso de benzodiazepínico. Com uma infância difícil, lidou com a separação problemática dos seus pais nessa fase da vida. Fazia parte da religião Rastafári e iniciou o uso cultural da maconha aos 14 anos de idade. Aos 18 anos resolveu parar de fumar maconha por motivos familiares e sociais, como a prisão do seu irmão por porte de *Cannabis*. Ele relata que a partir de então, por pressão social, substituiu o consumo da erva pelo álcool. Em pouco tempo passou a fazer uso frequente e excessivo de álcool, em média cinco dias por semana, como forma de lidar com seu sofrimento. Relata que quase três anos antes da consulta, cessou o consumo de bebidas alcoólicas com auxílio do Alcoólicos Anônimos (AA). Porém passou a apresentar sintomas de abstinência. Por esse motivo, buscou ajuda no Centro de Atenção Psicossocial - álcool e outras drogas (CAPS-AD) mais próximo de sua casa. Foi atendido pelo psiquiatra do serviço, que lhe prescreveu clonazepam, iniciando com 0,5 mg (com posterior aumento para 1 mg) à noite e quando necessário, como em momentos de abstinência do álcool.

Um ano antes da primeira consulta, começou a apresentar humor depressivo, com tristeza, anedonia, pensamentos pessimistas, fadiga, entre outros. Vale destacar que o surgimento desses sintomas ocorreu ainda na vigência da pandemia de Covid-19. Nesse período, buscou outro psiquiatra que lhe prescreveu o antidepressivo escitalopram, apesar de o paciente demonstrar desinteresse em medicações alopáticas. Não apresentou melhora do humor com o uso diário da medicação, apenas melhora parcial da fadiga. Após avaliação minuciosa, concluiu-se que o paciente apresentava sintomas ansiosos (parcialmente controlados com o benzodiazepínico clonazepam) e humor depressivo persistentes, apesar do tratamento com antidepressivo inibidor seletivo da recaptação da serotonina (ISRS). O paciente poderia ser classificado com transtorno de humor com base no DSM-5 (*Manual diagnóstico e estatístico de saúde mental* – 5ª edição), porém, pelo fato de as manifestações depressivas não se mostrarem mais importantes que os sintomas ansiosos, optou-se pela categoria diagnóstica transtorno misto ansioso e depressivo da CID-10 (Classificação Internacional de Doenças – 10ª edição) para fins burocráticos. Os conjuntos de sintomas das duas síndromes também não se apresentavam graves o suficiente para justificar ambos os diagnósticos individualmente.

AVALIAÇÃO DIAGNÓSTICA

- Transtorno misto ansioso depressivo.
- Uso crônico de benzodiazepínico.

EVOLUÇÃO

Após avaliação diagnóstica, foi associado ao tratamento convencional o extrato de *Cannabis* de espectro completo, rico em CBD, 20 mg/mL, inicialmente na posologia aproximada de 4 mg/dia, divididos em duas doses por via sublingual, com aumentos graduais até 12,25 mg/dia, divididos em três vezes. As doses iniciais não foram eficazes, porém também não apresentaram efeitos adversos. Após ajustes, o paciente apresentou resposta parcial, com melhora da tristeza, anedonia, pensamento pessimista e da ansiedade, reduzindo-se a necessidade de uso de clonazepam. Apesar da terapêutica, ainda se queixava de fadiga. Não sendo identificadas contraindicações, a nova estratégia foi adicionar ao esquema terapêutico o óleo de *Cannabis* de espectro completo rico em THC e CBD (1:1), 15 mg/mL, inicialmente na dose aproximada de 4 mg, divididos em três vezes ao dia. A posologia foi ajustada de forma personalizada até encontrar um esquema que funcionou melhor, sendo o óleo híbrido (1:1), na dose aproximada de 12,5 mg, divididos em duas vezes ao dia; e extrato de *Cannabis* de espectro completo rico em CBD, 20 mg/mL, aproximadamente 8,5 mg à noite. Após essa mudança do esquema terapêutico o paciente cessou o uso do benzodiazepínico e retornou um mês após relatando resolução da fadiga e não apresentar mais nenhum sintoma ansioso ou depressivo.

Após três meses e três semanas, retornou para reavaliação de rotina, mantendo remissão sintomática de ambas as condições, ansiedade e depressão. Porém, no mês seguinte, começou a apresentar insônia inicial (dificuldade para iniciar o sono). Havia introduzido o uso inalado da *Cannabis* por conta própria e, dessa forma, estava conseguindo resolver o problema do sono. Sendo assim, a partir de uma avaliação dos riscos e benefícios do uso inalado das flores (já que a via inalatória tem início de ação mais precoce) e construção de um plano terapêutico em conjunto respeitando a cultura e preferências pessoais, foi realizada a prescrição de vaporização de flores ricas em CBD e decidido manter-se sem o uso do benzodiazepínico. Nessa ocasião, diante dos relatos positivos e inexistência de efeitos adversos, decidiu-se manter o esquema de CBD e THC em óleo via oral.

DISCUSSÃO

Considerados problemas de saúde emergentes e de alto impacto na saúde da população, os transtornos depressivos e ansiosos são condições complexas que envolvem fatores biopsicossociais na sua gênese. A ansiedade e a depressão já expressavam aumento na sua prevalência ano após ano, o que foi alavancado pela recente pandemia de Covid-19, pelas crises econômicas e guerras ao redor do mundo. De acordo com a OMS,[1] apenas no primeiro ano da pandemia a prevalência global de ansiedade e depressão aumentou em 25%. No Brasil, a situação não foi diferente. Um estudo que avaliou o relato de tristeza/depressão, nervosismo/ansiedade e problemas de sono na população adulta brasileira encontrou, entre os 45.161 brasileiros respondentes, que durante a pandemia de Covid-19 40,4% se sentiram frequentemente tristes ou deprimidos, e 52,6% frequentemente ansiosos ou nervosos; 43,5% relataram início de problemas de sono, e 48% problema de sono preexistente agravado.[2]

De acordo com o DSM-5, o transtorno depressivo maior é a condição clássica do grupo de transtornos depressivos, sendo caracterizado por episódios distintos envolvendo alterações nítidas de afeto, cognição e funções neurovegetativas, sendo que cada episódio deve durar pelo menos duas semanas. Para o diagnóstico, devem estar presentes constantemente pelo menos cinco sintomas, sendo que um deles deve ser humor deprimido ou perda de interesse ou prazer. Entre os outros sintomas estão: insônia, fadiga, agitação ou retardo psicomotor. Embora o transtorno seja recorrente, um episódio é suficiente para o diagnóstico. Além disso, o episódio não pode ser atribuível aos efeitos fisiológicos de uma substância ou a outra condição médica, nesse caso o diagnóstico pode ser reconhecido como transtorno depressivo induzido por substâncias e transtorno depressivo causado por outra condição médica.[3]

O mesmo DSM-5 classifica os transtornos de ansiedade em: transtorno de pânico, agorafobia, fobias específicas, transtorno de ansiedade social ou fobia social, transtorno de ansiedade generalizada e transtorno de ansiedade de separação.[3] A ansiedade trata-se de uma resposta emocional, cognitiva e comportamental, sendo um mecanismo evolutivo que auxilia o indivíduo a adotar as medidas necessárias para lidar com os desafios, de forma que certo grau de ansiedade é esperado e adaptativo. A ansiedade passa a ser caracterizada como um transtorno mental quando se torna uma emoção desagradável e incômoda, que surge sem um estímulo externo definido ou proporcional para explicá-la.[3] E assim como na depressão, a intensidade, duração, frequência, sofrimento e prejuízos no desempenho social ou profissional que os sintomas ansiosos causam ao sujeito podem definir se se trata de um transtorno ansioso.[4] Já no transtorno misto de ansiedade e depressão classificado na CID-10, apresentam-se sintomas ansiosos e depressivos sem que nenhum dos dois conjuntos de sintomas seja intenso o suficiente para justificar um dos dois diagnósticos de forma separada.[5]

Muita cautela é necessária ao abordar pessoas que buscam atendimento por sofrimento psíquico, pois incorremos no risco de medicalizar comportamentos e/ou emoções naturais e esperadas para situações da vida. E então, erroneamente podemos patologizar a expressão da multiplicidade de formas de existir e resistir a partir de critérios diagnósticos cujas definições são atualizadas periodicamente. Ou seja, não podemos nos ater apenas ao que as pessoas têm em comum (tristeza, fadiga, medo, falta de concentração etc.) em detrimento do que elas têm de singular (sua biografia e padrões de comportamento e emoções adquiridos a partir dela). Sem descartar a importância e influência de fatores psicossociais na etiopatogenia dos transtornos de ansiedade e depressão, observa-se que alguns mecanismos de ação de intervenções terapêuticas para esses quadros, sejam elas farmacológicas, psicológicas ou mudanças de estilo de vida, envolvem a modulação do sistema serotoninérgico e dopaminérgico, além de estímulo a neuroplasticidade.[6,7]

Apesar dos avanços significativos no tratamento de transtornos de humor durante as últimas décadas, estudos mostraram que o efeito dos antidepressivos convencionais podem estar sendo superestimados. Uma análise foi feita de nove ensaios clínicos randomizados comparando antidepressivos com placebos ativos (que imitam os efeitos colaterais dos antidepressivos) em pessoas com depressão, e pequenas diferenças foram encontradas em favor dos antidepressivos se tratando de melhoria do humor.[8] Outro estudo analisou 232 ensaios clínicos randomizados, duplo-cegos, controlados por placebo de monoterapia medicamentosa para transtorno depressivo maior, e concluiu que apenas 15% dos participantes tiveram um efeito antidepressivo substancial, além de um efeito placebo.[9]

O tratamento farmacológico convencional recomendado para ambos os transtornos consiste basicamente em antidepressivos: tricíclicos, ISRS, inibidores da recaptação da serotonina e noradrenalina (ISRN) ou atípicos. Porém, os benzodiazepínicos são o grupo de psicotrópicos mais prescritos na prática clínica, sendo bastante utilizados para controle de sintomas de ansiedade, insônia e abstinência de álcool. Entretanto, esse grupo de psicotrópicos pode apresentar efeitos colaterais importantes, podendo manifestar-se por sonolência, vertigem, cansaço, confusão mental, cefaleia, ansiedade, letargia, ataxia, hipotensão postural, amnésia retrógrada, acidentes, tolerância, dependência e aumento na frequência de quedas.[10] Seu uso deve ser cauteloso, e as recomendações atuais são de que o período não deve durar mais que algumas semanas, uma vez que causam dependência, tolerância e crise de abstinência.[11]

O mesmo não parece acontecer com o uso do CBD, pois pesquisas demonstram, a partir de diversos estudos *in vivo* e *in vitro*, que a utilização terapêutica do canabidiol, em um vasto espectro de concentrações da planta, não apresentou importantes efeitos colaterais e tóxicos, possuindo um perfil de segurança adequado, boa tolerabilidade e resultados positivos favorecendo seu uso na prática clínica.[12] Em uma análise retrospectiva, dentro de uma coorte de 146 pacientes que iniciaram terapia com *Cannabis*, 45,2% dos pacientes interromperam com sucesso sua terapia pré-existente com benzodiazepínicos. Também relataram diminuição do sofrimento diário causado por suas condições médicas após a prescrição de canabinoides.[13] Evidências preliminares apontam que derivados da *Cannabis sativa* podem ser uma terapia alternativa para o controle da ansiedade por apresentar uma menor recorrência de efeitos colaterais em comparação aos medicamentos geralmente utilizados.[14] Além de efeito ansiolítico, os ensaios clínicos iniciais apoiam a eficácia do CBD como antipsicótico e antidepressivo e, mais importante, com um perfil positivo de risco-benefício.[12]

O sistema endocanabinoide (SEC) vem emergindo como um potencial alvo na busca de terapias multimodais para os sintomas ansiosos e depressivos. O SEC possui receptores amplamente distribuídos no sistema nervoso central (SNC), especialmente em áreas envolvidas com comportamento, emoções e cognição, como córtex cerebral, hipocampo e sistema límbico.[15] A ação desses receptores parece modular neurônios serotoninérgicos e dopaminérgicos dessas regiões.[16] Além disso, há evidências de que o SEC está profundamente envolvido com a neuroplasticidade, que tem papel crucial para o aprendizado de comportamentos e pensamentos alternativos às ruminações depressivas e o pessimismo ansioso. Pesquisas pré-clínicas sugerem que canabinoides sintéticos ou naturais induzem neurogênese hipocampal em roedores adultos, por meio de complexos mecanismos que envolvem receptores canabinoides e enzimas de degradação dos endocanabinoides.[17] Em um estudo, foi observado aumento de anandamida (AEA) e fator neurotrófico derivado do encéfalo (BDNF) em humanos saudáveis após exercício de alta intensidade, o que sugere que canabinoides induzem a liberação de BDNF, que, por sua vez, estimula a neurogênese.[18] O SEC atua no SNC principalmente por meio dos receptores canabinoides tipo 1 (CB1), que são receptores pré-sinápticos acoplados à proteína G, que limitam a liberação de neurotransmissores, modulando vias dopaminérgicas e serotoninérgicas por meio de múltiplos mecanismos diretos e indiretos. No caso das vias dopaminérgicas, o SEC influencia as respostas à recompensa e o aprendizado pelo reforço. Nas vias serotoninérgicas, a atuação se dá por modulação da liberação de serotonina e a expressão de seus receptores. Vale destacar que o SEC e os circuitos da 5-HT têm papéis sobrepostos em diversas funções, tais como apetite, temperatura corporal, sono e excitação.[16] Importante realçar que além dos receptores CB1 e CB2, os canabinoides atuam em outros receptores do organismo. Evidência experimental indica que o CBD interage com receptores 5-HT1A do hipocampo e do neocórtex temporal, de forma variável dependendo da dose. Em doses baixas, ativa os receptores; já em doses altas parece atuar como agonista inverso desses receptores acoplados à proteína G.[19]

A maior parte da evidência clínica da eficácia de derivados da *Cannabis* para sintomas depressivos deriva de estudos com THC ou análogos sintéticos, com ou sem CBD, para condições como dor crônica e esclerose múltipla.[20] Para se avaliar o efeito do CBD sobre a ansiedade, alguns estudos clínicos foram realizados com voluntários saudáveis, com transtorno de ansiedade generalizada, transtorno de ansiedade social e transtorno de estresse pós-traumático, utilizando doses que variaram de 6 a 400 mg. O CBD demonstrou melhora de escores de ansiedade em diferentes instrumentos, sendo bem tolerado e com efeitos adversos mínimos, principalmente fadiga e sedação.[21] Portanto, embora ainda haja escassa evidência de alta qualidade da eficácia dos canabinoides para transtornos mentais como desfecho primário, a segurança já estabelecida em estudos para outras condições de saúde e a evidência preliminar sugerem que os canabinoides são promissoras ferramentas farmacológicas para o tratamento de transtornos de ansiedade e depressão.[21,22]

CONSIDERAÇÕES FINAIS

Ansiedade e depressão são condições de saúde que cada vez mais se destacam na nossa sociedade pelo aumento da prevalência e seu forte impacto na qualidade de vida, funcionalidade e custos sociais, decorrentes dos tratamentos e absenteísmo ao trabalho. A abordagem a pessoas com transtornos ansiosos e depressivos é complexa e multidisciplinar, envolvendo terapêuticas farmacológicas e psicológicas, acolhimento, psicoeducação e estímulo à mudança de estilo de vida. Em razão da limitada eficácia e baixa eficiência, e importante perfil de efeitos adversos das opções farmacológicas atualmente disponíveis, outras abordagens, como práticas integrativas e complementares (PICS) são buscadas pelos pacientes como alternativas.

A *Cannabis* e derivados surgem como promissoras ferramentas medicamentosas para tais condições, com respaldo científico principalmente advindo de evidência pré-clínica e um incipiente suporte de ensaios clínicos. Apesar da escassa evidência científica de eficácia para transtornos mentais, a segurança e tolerabilidade já estão bem estabelecidas, apresentando um perfil favorável de efeitos adversos (inclusive sem eventos graves, quando se excluem os grupos de risco) em relação aos tratamentos convencionais, além da baixa toxicidade.[12] Os canabinoides mais estudados são o CBD e o THC. O CBD encontra mais respaldo na literatura científica, especialmente para alguns transtornos ansiosos. O THC, ora está envolvido com melhora de fadiga, comum na fibromialgia, sugerindo um efeito estimulante, ora está associado a melhora da qualidade do sono, como demonstrado em ensaios clínicos para condições como dor crônica e apneia obstrutiva do sono. Logo, o efeito do THC deve ser avaliado individualmente e depende da dose administrada, sendo que doses mais altas tendem à sedação. No caso, o paciente sentia melhora da fadiga em uso de baixas doses de THC em horários diurnos e melhora do sono com CBD no período noturno. Mas vale destacar que é possível que ocorra o contrário e o paciente sinta sonolência em uso do THC. Outro ponto que vale destaque é a questão da via de administração, sendo a via oral uma forma de produzir efeitos mais estáveis e sustentados, e a via inalatória, de propiciar rápido alívio sintomático, tendo meia-vida curta.[23] Portanto, para a queixa de insônia inicial, a via inalatória pode ser suficiente.

Este capítulo trata de um caso de uma pessoa afrodescendente da religião Rastafári, da qual questões sociais associadas ao proibicionismo afetaram sua subjetividade e saúde mental. A chamada guerra às drogas tem causado danos sociais irreparáveis, especialmente para pessoas pretas e pobres, que sofrem cotidianamente as consequências da estigmatização e da violência nas suas comunidades, além de terem o acesso aos tratamentos com a *Cannabis* dificultado. No caso em questão, ao ver seu irmão ser encarcerado, o medo de acontecer o mesmo consigo fez o paciente deixar o uso cultural da maconha e passar a experienciar maiores níveis de ansiedade e tristeza, passando a fazer uso abusivo do álcool, droga associada a altos níveis de dano pessoal e social.

A imposição de terapêuticas, mesmo com legitimação na literatura científica, sem concordância e participação da pessoa assistida na escolha, pode influenciar negativamente os desfechos clínicos. Soma-se a isso o fato de que análises aprofundadas dos dados científicos têm demonstrado que a maioria dos pacientes não apresenta melhora substancial com o uso dos antidepressivos convencionais. Sendo assim, na prática clínica, a construção de um plano terapêutico deve levar em consideração, além do balanço risco-benefício das intervenções, questões culturais e preferências pessoais para garantirmos maior adesão e efetividade.

REFERÊNCIAS BIBLIOGRÁFICAS

1. Organização Mundial da Saúde. Saúde mental e Covid-19: evidências iniciais do impacto da pandemia: Resumo científico. 2022. Disponível em: https://www.who.int/publications/i/item/WHO-2019-nCoV-Sci_Brief-Mental_health-2022.1; acessado em: 12 mar. 2024.
2. Barros MB, Lima MG, Malta DC, Szwarcwald CL, Azevedo RC, Romero D, et al. Relato de tristeza/depressão, nervosismo/ansiedade e problemas de sono na população adulta brasileira durante a pandemia de Covid-19. Epidemiologia e Serviços de Saúde. 2020;29(4). Disponível em: https://doi.org/10.1590/S1679-49742020000400018; acessado em: 12 mar. 2024.
3. Manual Diagnóstico e Estatístico de Transtornos Mentais: DSM-5/[American Psychiatric Association; tradução: Maria Inês Corrêa Nascimento, et al.]; revisão técnica: Aristides Volpato Cordioli, et al. 5.ed. Porto Alegre: Artmed; 2015. Sessão II. p. 155-234.
4. Salum GA Júnior, Gosmann NP, Cordioli AV, Manfro GG. Transtornos relacionados à ansiedade. In: Duncan BB, Schmidt MI, Giugliani ER, Duncan MS, Giugliani C (orgs.). Medicina ambulatorial: condutas de atenção primária baseadas em evidências. 5.ed. Porto Alegre: Artmed; 2022. p. 5006-64.
5. Baeza FL, Guerra TA, Fleck MP. Depressão. In: Duncan BB, Schmidt MI, Giugliani ER, Duncan MS, Giugliani C (orgs.). Medicina ambulatorial: condutas de atenção primária baseadas em evidências. 5.ed. Porto Alegre: Artmed; 2022. p. 5065-83.
6. Rădulescu I, Drăgoi AM, Trifu SC, Cristea MB. Neuroplasticity and depression: rewiring the brain's networks through pharmacological therapy (Review). Exp Ther Med. 2021 Oct;22(4):1131.
7. Liu B, Liu J, Wang M, Zhang Y, Li L. From serotonin to neuroplasticity: evolvement of theories for major depressive disorder. Front. Cell. Neurosci. 2017;11:305.
8. Moncrieff J, Wessely S, Hardy R. Placebos ativos versus antidepressivos para depressão. Biblioteca Cochrane. 2004;2012(10). Disponível em: http://dx.doi.org/10.1002/14651858.cd003012.pub2.
9. Stone MB, Yaseen ZS, Miller BJ, Richardville K, Kalaria SN, Kirsch I. Resposta à monoterapia aguda para transtorno depressivo maior em ensaios randomizados controlados por placebo submetidos à Food and Drug Administration dos EUA: análise de dados de participantes individuais. BMJ. 2022;e067606. Disponível em: http://dx.doi.org/10.1136/bmj-2021-067606.
10. Nielsen S. Benzodiazepines. Curr Top Behav Neurosci. 2017;34:141-59.
11. Edinoff AN, Nix CA, Hollier J, Sagrera CE, Delacroix BM, Abubakar T, et al. Benzodiazepines: uses, dangers, and clinical considerations. Neurol Int. 2021 Nov 10;13(4):594-607.
12. García-Gutiérrez MS, Navarrete F, Gasparyan A, Austrich-Olivares A, Sala F, Manzanares J. Cannabidiol: a potential new alternative for the treatment of anxiety, depression, and psychotic disorders. Biomolecules. 2020 Nov 19;10(11):1575.
13. Purcell C, Davis A, Moolman N, Taylor SM. Reduction of benzodiazepine use in patients prescribed medical Cannabis. Cannabis Cannabinoid Res. 2019 Sep 23;4(3):214-8.
14. Peixoto LSF, Lima IFM, Silva CP, Pimentel LG, Lima VBSR, Santana KR, et al. Ansiedade: o uso da Cannabis sativa como terapêutica alternativa frente aos benzodiazepínicos/Anxiety:

the use of Cannabis sativa as an alternative therapy in front of benzodiazepinics. Brazilian Journal of Development. 2020;6(7):50502-9.

15. Mackie K. Distribution of cannabinoid receptors in the central and peripheral nervous system. Handb Exp Pharmacol. 2005;(168):299-325.
16. Peters KZ, Cheer JF, Tonini R. Modulating the neuromodulators: dopamine, serotonin, and the endocannabinoid system. Trends Neurosci. 2021;44(6):464-77. Disponível em: http://dx.doi.org/10.1016/j.tins.2021.02.001; acessado em: 24 mar. 2024.
17. Luján MÁ, Valverde O. The pro-neurogenic effects of cannabidiol and its potential therapeutic implications in psychiatric disorders. Front Behav Neurosci. 2020 Jun 26;14:109.
18. Heyman E, Gamelin F-X, Goekint M, Piscitelli F, Roelands B, Leclair E, et al. Intense exercise increases circulating endocannabinoid and BDNF levels in humans: possible implications for reward and depression. Psychoneuroendocrinology. 2012;37(6):844-51. Disponível em: http://dx.doi.org/10.1016/j.psyneuen.2011.09.017; acessado em: 24 mar. 2024.
19. Martínez-Aguirre C, Carmona-Cruz F, Velasco AL, Velasco F, Aguado-Carrillo G, Cuéllar--Herrera M, et al. O canabidiol atua nos receptores 5-HT1A no cérebro humano: relevância para o tratamento da epilepsia do lobo temporal. Front Behav Neurosci. 2020;14. Disponível em: http://dx.doi.org/10.3389/fnbeh.2020.611278; acessado em: 24 mar. 2024.
20. Black N, Stockings E, Campbell G, Tran LT, Zagic D, Hall WD, et al. Cannabinoids for the treatment of mental disorders and symptoms of mental disorders: a systematic review and meta-analysis. Lancet Psychiatry. 2019 Dec;6(12):995-1010.
21. Skelley JW, Deas CM, Curren Z, Ennis J. Use of cannabidiol in anxiety and anxiety-related disorders. J Am Pharm Assoc (2003). 2020 Jan-Feb;60(1):253-61.
22. Pinto JV, Saraf G, Frysch C, Vigo D, Keramatian K, Chakrabarty T, et al. Cannabidiol as a treatment for mood disorders: a systematic review. Can J Psychiatry. 2020 Apr;65(4):213-27.
23. MacCallum CA, Russo EB. Practical considerations in medical cannabis administration and dosing. Eur J Intern Med. 2018 Mar;49:12-9.

Capítulo **16**

Transtorno de déficit de atenção e hiperatividade

Wilson da Silva Lessa Júnior

RESUMO

Paciente de 25 anos portador de transtorno de ansiedade generalizada e transtorno do pânico, apresentando sintomas compatíveis com transtorno de déficit de atenção e hiperatividade (TDAH), iniciando tratamento com óleo rico em canabidiol (CBD), com desmame gradual das medicações alopáticas e boa resposta clínica.

APRESENTAÇÃO

PSB, masculino, 25 anos de idade, solteiro, lutador de jiu-jítsu, ensino médio completo. Comparece à consulta em razão de ataques de pânico desencadeados após consumo de *Cannabis* inalada. Procurou médico psiquiatra e foi diagnosticado com transtorno de ansiedade generalizada (TAG) e transtorno do pânico (TP). Iniciou uso de *Cannabis* aos 17 anos em virtude da sensação de que o hábito aliviava sua ansiedade e inquietação mental (1 a 3 cigarros por dia). Todavia, aos 24 anos, percebeu que todas as vezes em que fumava, sentia exacerbação dos sintomas ansiosos e, apesar de tentar reduzir a quantidade de cigarros, ainda assim apresentava crises de ansiedade. Decidiu procurar auxílio especializado e foi diagnosticado com TAG, TP e transtorno por uso de *Cannabis* (TUC). Na época, foram prescritos pregabalina 150 mg/dia e alprazolam 1 mg/dia, e houve melhora significativa do quadro clínico. Abstinente de *Cannabis* desde então. Após um ano, procurou consulta com outro especialista pois se queixava de lentificação psicomotora, dificuldades de concentração e sonolência excessiva. Além disso, não conseguia concluir projetos de vida, tinha dificuldades de encontrar objetos e procrastinava tarefas laborais importantes. Após anamnese minuciosa com o paciente e com os pais, e por meio da aplicação da escala *Adult Self-Report Scale* (ASRS),[1] obteve-se uma pontuação de 40, sugerindo o diagnóstico de TDAH.

Observou-se ainda que os sintomas haviam surgido na adolescência e ocorriam em contextos diferentes (social e conjugal). Diante do diagnóstico de TDAH, foi elaborado o planejamento terapêutico para o paciente, que incluía a introdução de um extrato integral de *Cannabis* rico em canabidiol (CBD) com menos de 0,3% de tetra-hidrocanabinol (THC) e a diminuição gradual das medicações que estavam em uso.

AVALIAÇÃO DIAGNÓSTICA

- Transtorno de déficit de atenção e hiperatividade.
- Transtorno de ansiedade generalizada.
- Transtorno do pânico.
- Transtorno pelo uso de *Cannabis*.

EVOLUÇÃO

Começou a utilizar o óleo *full spectrum* rico em canabidiol, na concentração de 20 mg/mL, evoluindo a dose de 60 mg/dia de CBD e 3 mg/dia de THC ao longo das quatro primeiras semanas. Após chegar a essa dosagem, começou a diminuir a pregabalina, 50 mg a cada dez dias, e em um mês foi suspensa. Sentia-se menos sonolento, mas ainda um pouco lentificado. Em seguida, começou a diminuir 0,25 mg por semana do alprazolam e em um mês suspendeu completamente o benzodiazepínico. Apresentou melhora importante da lentificação psicomotora, ansiedade, qualidade do sono, atenção e concentração. Não tinha nenhuma vontade de fumar *Cannabis*, pois os ataques de pânico que sofrera foram muito angustiantes. Ficou sem tomar o canabidiol durante um mês e percebeu que sua concentração ficou prejudicada, decidindo continuar tomando regularmente. Retomou os treinos de jiu-jítsu e planeja começar a faculdade. A Tabela 1 evidencia a evolução da pontuação da escala ASRS-18 ao longo de seis meses de acompanhamento terapêutico.

Tabela 1 Aplicação inicial e evolutiva da escala ASRS-18

Pergunta	Resposta inicial	Resposta evolutiva
1. Com que frequência você comete erros por falta de atenção quando tem de trabalhar em um projeto chato ou difícil?	3	2
2. Com que frequência você tem dificuldade para manter a atenção quando está fazendo um trabalho chato ou repetitivo?	3	2
3. Com que frequência você tem dificuldade para se concentrar no que as pessoas dizem, mesmo quando elas estão falando diretamente com você?	2	1
4. Com que frequência você deixa um projeto pela metade depois de já ter feito as partes mais difíceis?	4	2
5. Com que frequência você tem dificuldade para fazer um trabalho que exige organização?	3	2
6. Quando você precisa fazer algo que exige muita concentração, com que frequência você evita ou adia o início?	3	3
7. Com que frequência você coloca as coisas fora do lugar ou tem dificuldade de encontrar as coisas em casa ou no trabalho?	4	3
8. Com que frequência você se distrai com atividades ou barulho à sua volta?	3	2
9. Com que frequência você tem dificuldade para lembrar de compromissos ou obrigações?	2	2
10. Com que frequência você fica se mexendo na cadeira ou balançando as mãos ou os pés quando precisa ficar sentado(a) por muito tempo?	1	1
11. Com que frequência você se levanta da cadeira em reuniões ou em outras situações em que deveria ficar sentado(a)?	1	1
12. Com que frequência você se sente inquieto(a) ou agitado(a)?	2	0
13. Com que frequência você tem dificuldade para sossegar e relaxar quando tem tempo livre para você?	2	1
14. Com que frequência você se sente ativo(a) demais e necessitando fazer coisas, como se estivesse "com um motor ligado"?	1	0
15. Com que frequência você se pega falando demais em situações sociais?	1	1
16. Quando você está conversando, com que frequência você se pega terminando as frases das pessoas antes delas?	1	1
17. Com que frequência você tem dificuldade para esperar nas situações em que cada um tem a sua vez?	2	1
18. Com que frequência você interrompe os outros quando eles estão ocupados?	2	2
Pontuação total	**40**	**27**

Classificação: 0 (nunca); 1 (raramente); 2 (algumas vezes); 3 (frequentemente); 4 (muito frequentemente).

DISCUSSÃO

O transtorno de déficit de atenção e hiperatividade (TDAH) é um transtorno relacionado ao neurodesenvolvimento com uma prevalência de 5% em crianças e adolescentes[2] e de 3% em adultos.[3] É um transtorno que causa muitos prejuízos e afeta significativamente os aspectos acadêmicos, sociais, emocionais e do funcionamento psíquico dos indivíduos e de alto custo para os serviços de saúde e para a sociedade.

Uma doença com etiologia multifatorial que resulta em uma herdabilidade altamente relevante de 70-80%. Os fatores ambientais também são essenciais para o desenvolvimento do TDAH, tais como fatores pré e perinatais (uso materno de tabaco e/ou substâncias; estresse materno; baixo peso ao nascimento); exposição a toxinas (organofosforados); fatores dietéticos (deficiências de micro e oligoelementos) e fatores relacionados com adversidades psicossociais (pobreza, conflitos familiares). Embora a natureza exata dos déficits neuroquímicos subjacentes ao TDAH seja desconhecida, há evidências de hipoatividade dos circuitos dopaminérgicos frontoestriatais e sinalização noradrenérgica disfuncional.[4] Além da gama de sintomas de desatenção, hiperatividade e impulsividade, outras condições comórbidas também trazem prejuízos funcionais e psicossociais – que costumam piorar a progressão dos sintomas, o curso do transtorno e suas consequências.[5] O transtorno por uso de substâncias tem uma prevalência de 45% em adultos com TDAH.[6] Estudos longitudinais e cruzados mostram que o problema aumenta significativamente o risco de uso de substância, abuso e dependência em adolescentes e adultos independentemente de outras comorbidades psiquiátricas.[7]

Cannabis é a substância mais comumente utilizada entre indivíduos com TDAH.[8] O risco aumentado de abuso de drogas é considerado por alguns uma tentativa de automedicação.[9] Pacientes com TDAH utilizam mais frequentemente substâncias que melhoram seu humor e sono, enquanto aqueles sem o transtorno utilizam para sentirem o conhecido "barato".[10] Uma teoria proposta para explicar o aumento do risco de uso de substâncias em pacientes com TDAH é a da automedicação.[8,11,12] Também é importante considerar que os psicoestimulantes são a recomendação de primeira linha para o tratamento do TDAH, e, por outro lado, juntos com a *Cannabis*, os estimulantes são a classe de substâncias mais comuns de abuso no TDAH.[11,13,14] Não menos importante, convém lembrar que na prática clínica não é incomum que pacientes adultos com essa patologia relatem benefícios potenciais pelo uso da *Cannabis*. A descrição dos efeitos dos canabinoides nesses pacientes incluem sentirem-se mais calmos, menos inquietos e com melhora do padrão do sono, enquanto alguns referem também que os auxiliam a permanecer mais focados.[15]

A investigação dos efeitos dos canabinoides no TDAH pode, portanto, esclarecer a alta prevalência do uso da *Cannabis* entre adultos com essa patologia. A pesquisa de novos alvos farmacológicos também é importante, pois pode levar à descoberta de novos mecanismos subjacentes ao transtorno e, potencialmente, ao desenvolvimento de novos tratamentos. Já existem medicamentos com bom nível de evidência, como os estimulantes e a atomoxetina, porém, ambos nem sempre são eficazes, a resposta apenas parcial é frequente e/ou não são bem tolerados.[16,17] Em alguns casos, efeitos adversos mais graves foram reportados com o uso dos psicoestimulantes (anfetamínicos), levando a Food and Drug Administration (FDA) a colocar advertências nesses produtos de que seu uso poderia envolver riscos cardiovasculares, supressão do crescimento e desenvolvimento de psicoses.[18]

Estudos anteriores relataram que prejuízo nas medidas cognitivas de controle e excitação cortical (por exemplo, erros por omissão e comissão, tempo de reação mais lento durante atenção sustentada e tarefas de inibição) está relacionado ao uso de *Cannabis*.[19-22] No entanto, isso pode não ser consistente com os relatos subjetivos de pacientes com TDAH, que poderiam representar um subgrupo que responde positivamente aos canabinoides. Para exemplificar, um estudo descobriu que o comprometimento cognitivo na idade adulta estava associado a um diagnóstico na infância de TDAH, mas não ao uso da *Cannabis* na idade adulta.[23] Em um outro estudo de caso na Alemanha, um adulto com TDAH demonstrou que suas habilidades de direção de veículos melhoraram significativamente após o uso de *Cannabis* inalada. Os pesquisadores especularam que existe evidência de que o consumo de *Cannabis* teve impacto positivo na *performance*, comportamento e estado mental do sujeito, concluindo que pacientes com TDAH podem ter benefícios com o tratamento com os canabinoides, o que parece ser uma regulação de ativação para um nível considerado ótimo para a *performance*.[24]

O único estudo clínico randomizado e duplo-cego com canabinoides foi realizado e depois publicado em 2017 pela psiquiatra e pesquisadora inglesa Dra. Ruth Cooper, que utilizou o *spray* de mucosa oral Sativex® (extrato fitoterápico com proporções equivalentes de THC e CBD) em pacientes adultos com TDAH. O estudo durou quase um ano e 30 pacientes foram selecionados randomicamente para receberem o medicamento (n = 15), e os outros receberam placebo (n = 15). Os resultados foram surpreendentes em relação à melhora, principalmente em sintomas de hiperatividade e impulsividade, no grupo que recebeu o medicamento, com boa segurança e tolerabilidade. Quanto aos sintomas de atenção e concentração, foram observadas melhoras, mas sem uma significância estatística, provavelmente por conta do "n" pequeno; e as dosagens médias diárias foram de 12,69 mg/dia de THC e 11,75 mg/dia de CBD.[25] Na Tabela 2 observamos as hipóteses de ações dos canabinoides no transtorno.

Tabela 2 Hipóteses de ações dos canabinoides em diferentes receptores envolvidos no TDAH

Canabinoide	Ação
Canabidiol (CBD)	• Agonista do receptor 5-hidroxitriptamina 1A (5-HT1A) com efeito ansiolítico, antidepressivo e antiagressão[26] • Modulador alostérico positivo de receptor do ácido gama-aminobutírico (GABA) com efeitos inibitórios[27] • Diminui a atividade da hidrolase amido de ácido graxo (FAAH), enzima que degrada a AEA, aumentando a disponibilidade de AEA e da dopamina em estriado[28] • Agonista do receptor de potencial transitório vaniloide tipo 1 (TRPV1) com efeito modulatório dopaminérgico[28]
Tetra-hidrocanabinol (THC) e anandamida (AEA)	Agonistas parciais fracos do receptor canabinoide tipo 1 (CB1), aumentando o tônus do sistema endocanabinoide, diminuído no TDAH[29]

CONSIDERAÇÕES FINAIS

O caso clínico reportado neste capítulo nos faz considerar a teoria da automedicação do uso de *Cannabis* em pacientes com TDAH e que, por mais que tenha ajudado de algum modo o paciente nos primeiros sete anos de uso, por algum motivo começou a causar-lhe crises agudas de ansiedade. Quando o paciente foi atendido, a sua principal queixa era em relação aos efeitos adversos das medicações que estavam em uso (pregabalina e alprazolam), e o foco da consulta foi elucidar uma hipótese diagnóstica longitudinal. Repensar o diagnóstico prévio de TP e TUC e considerar que um quadro de TDAH não diagnosticado corretamente na infância possivelmente o levou ao consumo e abuso de *Cannabis*. O consequente aparecimento do quadro ansioso trouxe a possibilidade de indicar, dentre uma das medidas terapêuticas, um produto rico em CBD e com menos de 0,3% de THC como uma alternativa viável e eficaz. Urgem mais estudos com os canabinoides em pacientes com TDAH, mas as primeiras evidências indicam que esse é um caminho promissor.

REFERÊNCIAS BIBLIOGRÁFICAS

1. Mattos P, Segenreich D, Saboya E, Louzã M, Dias G, Romano M. Adaptação transcultural para o português da escala Adult Self-Report Scale para avaliação do transtorno de déficit de atenção/hiperatividade (TDAH) em adultos. Archives of Clinical Psychiatry (São Paulo). 2006;33(4):188-94.
2. Polanczyk G, de Lima MS, Horta BL, Biederman J, Rohde LA. The worldwide prevalence of ADHD: a systematic review and metaregression analysis. Am J Psychiatry. 2007 Jun;164(6):942-8.
3. Simon V, Czobor P, Bálint S, Mészáros A, Bitter I. Prevalence and correlates of adult attention--deficit hyperactivity disorder: meta-analysis. Br J Psychiatry. 2009 Mar;194(3):204-11.
4. Navarro D, Gasparyan A, Navarrete F, Torregrosa AB, Rubio G, Marín-Mayor M, et al. Molecular alterations of the endocannabinoid system in psychiatric disorders. Int J Mol Sci. 2022 Apr 26;23(9):4764.
5. Cuffe SP, Visser SN, Holbrook JR, Danielson ML, Geryk LL, Wolraich ML, et al. ADHD and psychiatric comorbidity: functional outcomes in a school-based sample of children. J Atten Disord. 2020 Jul;24(9):1345-54.
6. Jacob CP, Romanos J, Dempfle A, Heine M, Windemuth-Kieselbach C, Kruse A, et al. Co-morbidity of adult attention-deficit/hyperactivity disorder with focus on personality traits and related disorders in a tertiary referral center. Eur Arch Psychiatry Clin Neurosci. 2007 Sep;257(6):309-17.
7. McGough JJ, Smalley SL, McCracken JT, Yang M, Del'Homme M, Lynn DE, et al. Psychiatric comorbidity in adult attention deficit hyperactivity disorder: findings from multiplex families. Am J Psychiatry. 2005 Sep;162(9):1621-7.
8. Lee CM, Neighbors C, Woods BA. Marijuana motives: young adults' reasons for using marijuana. Addict Behav. 2007 Jul;32(7):1384-94.
9. Loflin M, Earleywine M, De Leo J, Hobkirk A. Subtypes of attention deficit-hyperactivity disorder (ADHD) and cannabis use. Subst Use Misuse. 2014 Mar;49(4):427-34.
10. Wilens TE. Attention-deficit/hyperactivity disorder and the substance use disorders: the nature of the relationship, subtypes at risk, and treatment issues. Psychiatr Clin North Am. 2004 Jun;27(2):283-301.
11. Gudjonsson GH, Sigurdsson JF, Sigfusdottir ID, Young S. An epidemiological study of ADHD symptoms among young persons and the relationship with cigarette smoking, alcohol consumption and illicit drug use. J Child Psychol Psychiatry. 2012 Mar;53(3):304-12.
12. Young S, Thome J. ADHD and offenders. World J Biol Psychiatry. 2011 Sep;12 Suppl 1:124-8.
13. Biederman J, Wilens T, Mick E, Milberger S, Spencer TJ, Faraone SV. Psychoactive substance use disorders in adults with attention deficit hyperactivity disorder (ADHD): effects of ADHD and psychiatric comorbidity. Am J Psychiatry. 1995 Nov;152(11):1652-8.
14. Huntley Z, Maltezos S, Williams C, Morinan A, Hammon A, Ball D, et al. Rates of undiagnosed attention deficit hyperactivity disorder in London drug and alcohol detoxification units. BMC Psychiatry. 2012 Dec 6;12:223.
15. Milz E, Grotenhermen F. Successful therapy of treatment resistant adult ADHD with cannabis: experience from a medical practice with 30 patients. In: Proceedings of the Abstract Book of the Cannabinoid Conference. 17-19 September 2015, Sestri Levante, Italy, p. 85.
16. Bolea-Alamañac B, Nutt DJ, Adamou M, Asherson P, Bazire S, Coghill D, et al. Evidence-based guidelines for the pharmacological management of attention deficit hyperactivity disorder: update on recommendations from the British Association for Psychopharmacology. J. Psychopharmacol. 2014;28:179-203.

17. Leonard BE, McCartan D, White J, King DJ. Methylphenidate: a review of its neuropharmacological, neuropsychological and adverse clinical effects. Hum. Psychopharmacol. 2004;19:151-80.
18. FDA, 2006. FDA Asks Attention-Deficit Hyperactivity Disorder (ADHD) Drug Manufacturers to Develop Patient Medication Guides. Disponível em: http://www.fda.gov/drugs/drugsafety/postmarketdrugsafetyinformationforpatientsandpro viders/ucm107918.htm.
19. McDonald J, Schleifer L, Richards JB, de Wit H. Effects of THC on behavioral measures of impulsivity in humans. Neuropsychopharmacology. 2003;28:1356-65.
20. Ramaekers JG, Kauert G, van Ruitenbeek P, Theunissen EL, Schneider E, Moeller MR. High--potency marijuana impairs executive function and inhibitory motor control. Neuropsychopharmacology. 2006;31:2296-303.
21. Ramaekers JG, Kauert G, Theunissen EL, Toennes SW, Moeller MR. Neurocognitive performance during acute THC intoxication in heavy and occasional cannabis users. J. Psychopharmacol. 2009;23:266-77.
22. Umut G, Atagun M, Evren E, Hisim O, Cengel H, Keskinkilic C. The changes of the cognitive and psychomotor functions in the chronic cannabis users after a month of remission. Klin. Psikofarmakol. Bul. Clin. Psychopharmacol. 2016;26:1.
23. Tamm L, Epstein JN, Lisdahl KM, Tapert S, Hinshaw SP, Arnold LE, et al. Impact of ADHD and Cannabis use on executive functioning in young adults. 2014;133:1-15.
24. Strohbeck-Kuehner P, Skopp G, Mattern R. Cannabis improves symptoms of ADHD. Archive. 2008;3:1-3.
25. Cooper RE, Williams E, Seegobin S, Tye C, Kuntsi J, Asherson P. Cannabinoids in attention--deficit/hyperactivity disorder: a randomised-controlled trial. Eur Neuropsychopharmacol. 2017 Aug;27(8):795-808.
26. Wiskerke J, Pattij T. Cannabinoids in neurologic and mental disease. In: Fattore L (ed.). Academic Press; 2015. The cannabinoid system and impulsive behaviour.
27. Martinez Naya N, Kelly J, Corna G, Golino M, Abbate A, Toldo S. Molecular and cellular mechanisms of action of cannabidiol. Molecules. 2023 Aug 9;28(16):5980.
28. Tzavara ET, Li DL, Moutsimilli L, Bisogno T, Di Marzo V, Phebus LA, Nomikos GG, Giros B. Endocannabinoids activate transient receptor potential vanilloid 1 receptors to reduce hyperdopaminergia-related hyperactivity: therapeutic implications. Biol Psychiatry. 2006 Mar 15;59(6):508-15.
29. Dawson DA, Persad CP. Targeting the endocannabinoid system in the treatment of ADHD. Genet Mol Med. 2021;3(1):1-7.

Capítulo **17**

Transtorno do espectro autista

Vinícius de Deus Silva Barbosa
Evandro de Oliveira Gavi

RESUMO

Paciente diagnosticado com transtorno do espectro autista apresentando quadro de dificuldade na comunicação verbal, comportamento agitado com múltiplas crises de auto e heteroagressividade, demonstrando melhora dos sintomas comportamentais e melhora na qualidade do sono após associação de extratos à base de *Cannabis* de espectro completo rico em tetra-hidrocanabinol (THC) e canabigerol (CBG) ao tratamento atual.

APRESENTAÇÃO

IMGGS, masculino, 7 anos de idade, sem intercorrências na gestação ou no parto, com desenvolvimento neuropsicomotor dentro do esperado. Começou a andar por volta dos 12 meses e pronunciava bem as palavras. Alimentava-se bem e não demonstrava seletividade no paladar. Até os 2 anos de idade, foi criado pela avó paterna, já que os pais trabalhavam o dia todo. Começou a frequentar a escola em período integral, quando foi reportado que a criança estava com dificuldades para dormir, comportamento agressivo com os colegas de sala, envolvendo bater e morder, recusa em fazer algumas tarefas e dificuldades em realizar atividades escolares que para outras crianças pareciam fáceis. A família procurou ajuda de uma psicóloga, que chegou ao diagnóstico de transtorno opositor desafiador (TOD), principalmente porque a criança não obedecia às regras. De fato, ele se recusava ativamente a realizar o que era pedido, fazendo provocações e sendo agressivo.

Buscaram então a avaliação de um médico neuropediatra, que prescreveu a risperidona após algumas consultas. Nos primeiros três meses houve melhora dos sintomas, tanto em casa como na escola, pois ele ficou mais calmo e obedecia às regras com mais facilidade. Contudo, após as férias escolares daquele ano, começaram a ter novamente os mesmos problemas. A escola fazia muitas queixas sobre o comportamento dele, que continuava agredindo os colegas, não obedecia ao que lhe era solicitado e, em algumas ocasiões, chegava a tirar a própria roupa. Começou a fazer uso da sertralina, depois substituída pelo carbonato de lítio, mantendo sempre a risperidona em associação. Apesar do tratamento farmacológico, não apresentou melhora significativa. Foi consultado por outros médicos, que prescreveram medicações como o aripiprazol, lamotrigina, imipramina, porém a família percebia que nenhum dos fármacos o deixava mais calmo.

Durante a consulta, o paciente não sustenta contato visual quando a família tenta conversar e repete tudo o que é falado para ele, como uma ecolalia. Coisas bobas o irritam a ponto de se descontrolar e ter um ataque de fúria, jogando e quebrando coisas. Tem um padrão alimentar muito restrito, comendo sempre as mesmas coisas. Anda de um lado para o outro sem parar, e nunca termina de assistir a um desenho, pois volta ao começo repetidas vezes. Tem dificuldade na comunicação, é pouco expressivo (tanto na mímica facial como na fala) e parece não ouvir quando falam com ele. Pela descrição dos pais, o paciente demonstra ter dificuldades em comportar-se de modo adequado em diversos contextos, mesmo quando é corrigido e orientado, tornando a repetir o comportamento pouco depois. Não fica claro para os avaliadores o quanto desse sintoma diz respeito a uma dificuldade cognitiva de discernir normas sociais e o quanto está relacionado a impulsividade. Na primeira consulta foram solicitados exames e prescritas as medicações clonidina e a olanzapina.

Os exames realizados estavam dentro da normalidade (glicemia de jejum; insulinemia; TGO, TGP, GamaGT; colesterol total e frações; prolactina; IgE; cariotipo, x-frágil e *array* genômico). Embora o diagnóstico do TEA seja clínico, destaca-se que esse transtorno apresenta altas taxas de comorbidades clínicas e psiquiátricas. Desse modo, é sempre prudente solicitar exames para as doenças mais prevalentes. Foi aplicada a escala *Childhood Autism Rating Scale* (CARS),[1] com uma pontuação total de 54 pontos, evidenciando autismo grave.

AVALIAÇÃO DIAGNÓSTICA

- Transtorno do espectro autista.
- Distúrbio do sono.
- Transtorno de déficit de atenção e hiperatividade.
- Transtorno opositor desafiador.

EVOLUÇÃO

Iniciado óleo de extrato de *Cannabis* na proporção aproximada de canabidiol (CBD) e tetra-hidrocanabinol (THC), 25:1 (CBD:THC), com concentração de 50 mg/mL de CBD e 2 mg/mL de THC. A família interrompeu por conta própria os outros medicamentos (clonidina e olanzapina). Nas doses iniciais do extrato de *Cannabis* (CBD 50 a 100 mg e THC 2 e 4 mg), não foi observada resposta terapêutica, porém na dose de 150 mg/dia de CBD o paciente apresentou melhora significativa da agressividade e ficou mais calmo ao sair de casa. No entanto, teve perda de apetite e muitas vezes não aceitava jantar. O padrão de comportamentos ainda se mantinha restrito e seletivo. Com a progressão até 1,5 mL a cada 8 horas (225 mg de CBD e 9 mg de THC), o paciente foi ficando mais agitado e com maior dificuldade para dormir, além de ter perdido ainda mais o apetite. Assim, retornou-se à dose de 1 mL a cada 8 horas (150 mg/dia de CBD e 6 mg de THC). Observou-se estar mais calmo e concentrado, com pensamento mais organizado e, consequentemente, atendendo melhor às demandas a ele dirigidas. As crises de irritabilidade continuaram, porém diminuíram em frequência e intensidade, e ele parou de se autoagredir. O padrão do sono melhorou consideravelmente. Ainda que continuasse despertando à noite, conseguia voltar a dormir. Entretanto, manteve quadro de agitação psicomotora e distraibilidade. Em razão do custo elevado do produto importado, foram obrigados a interromper o uso da *Cannabis* medicinal. Como alternativa, meses depois passou a utilizar um produto artesanal rico em canabidiol de uma associação do Brasil, mais acessível financeiramente.

Com a dose mais baixa, teve uma piora significativa dos sintomas, mas com a progressão até 25 gotas a cada 8 horas, ficou um pouco melhor. Não teve a mesma resposta terapêutica como foi observado na medicação importada, mas a agressividade se manteve controlada. Optou-se por mudança para produto recém-chegado nas farmácias, canabidiol isolado na concentração 200 mg/mL de CBD e isento de THC, em processo judicial para custeio pelo Estado. Foi iniciado com 0,1 mL a cada 8 horas (60 mg/dia) até 0,5 mL a cada 8 horas (300 mg/dia) e começou a ficar mais agitado e com piora do sono. No pior momento, chegou a ficar 24 horas acordado, com comportamentos inadequados e desafiadores, colocando outros e a si mesmo em risco. Apresentava ainda, desencadeadas por situações de estresse a qualquer hora do dia, crises de choro com duração de 10 a 15 minutos, nas quais parecia sentir dor e desconforto. Mantinha-se agitado e irritado. Após o aumento da dose para 0,8 mL a cada 8 horas (480 mg/dia de CBD), apresentou piora das alterações sensoriais (maior sensibilidade auditiva, tátil e visual). Ficava mais irritado em lugares barulhentos (misofonia), isolava-se em ambientes mais escuros e não tolerava o uso de vestimentas (alodínia), ficando despido em casa.

Agressivo e explosivo, era violento com a avó e com os animais sem motivo aparente. Reagia desse modo em situações de estresse mínimo, como quando diante de respostas negativas, frustrações e contrariedades. Nesses momentos, ficava muito tempo se batendo, chorando, correndo e pulando. Em outros períodos ficava tranquilo, piorando paulatinamente ao longo do dia. Seu sono era atravessado por múltiplos despertares noturnos.

Em razão da resposta insatisfatória ao CBD isolado, reduzimos sua dose para 0,2 mL a cada 12 horas (80 mg de CBD), dose utilizada antes da piora dos sintomas como agitação e irritação, e introdução de óleo rico em THC (7 mg/mL de THC e 0,7 mg/mL de CBD). A criança voltou a ficar mais calma e menos heteroagressiva, mas ainda com momentos de crises de choro, irritação e autoagressividade com quinze minutos de duração. Foi observado que as crises vinham próximas ao uso do produto isolado de CBD. Apresentou aumento do apetite e da flexibilização da alimentação, aceitando a dieta com novos alimentos e reduzindo o leite, pão e embutidos, o que trouxe melhora do funcionamento intestinal.

O ano seguinte é melhor, sem tantos momentos de desorganização em comparação ao ano anterior. Eles ainda aconteciam, mas não o impediam de manter a regularidade de suas atividades terapêuticas e educacionais, andar de bicicleta e cantar. Ficou somente com o óleo rico em THC, 15 gotas de manhã e 20 gotas à noite. Houve momentos de autoagressão, como bater a cabeça na parede, que duravam cerca de cinco minutos. As crises diminuíram, mas ainda estava ocasionalmente tirando a roupa na escola e em casa. Apesar de estar melhor do quadro global e dos avanços em relação a interação social e comunicação, melhor atendimento de demandas, realização de tarefas e melhora do padrão do sono após o início do THC, ainda apresentava momentos de desregulação do comportamento, sobretudo frente a situações de estresse. Optou-se então pela prescrição do óleo rico em canabigerol (CBG), na concentração de 700 mg de CBG em 30 mL (23 mg/mL de CBG; 0,8 mg/mL de CBD e 0,8 mg/mL de THC) até a dose de 5 gotas de CBG a cada 8 horas em combinação com o óleo rico em THC. Assim houve melhora do comportamento agitado e agressivo, cujas crises diminuíram muito de intensidade e frequência. A escola relatou melhoras perceptíveis no comportamento e aprendizado. A família reportou melhora significativa do sono, que dura cerca de oito horas sem despertares noturnos. Por preferência da família, faz uso do extrato de CBG, 5 gotas pela manhã e à tarde e 20 gotas do extrato de *Cannabis* rico em THC à noite.

Passados vários meses da última mudança de medicação, as crises ainda ocorriam. Dessa forma, optou-se pela otimização da prescrição seguindo novas evidências disponíveis. A associação do extrato de *Cannabis* com maior proporção de THC em relação ao CBD, com um produto de maior concentração de CBG, a partir da titulação individualizada, foi a prescrição com melhor resultado em termos de redução de sintomas do paciente e, consequentemente, melhoria da qualidade de vida dele e de sua família. A Tabela 1 evidencia a evolução do paciente ao longo de quatro anos de acompanhamento terapêutico.

DISCUSSÃO

O transtorno do espectro autista é um transtorno do neurodesenvolvimento que pode incluir uma série de prejuízos. Seus principais sintomas são a dificuldade na comunicação e interação social em múltiplos contextos, além de padrões restritos e repetitivos de interesse, atividades e comportamentos. Entretanto, comumente apresenta também uma série de outros sintomas comórbidos graves, como comportamento autolesivo, agressividade, inquietação, ansiedade e problemas do sono. Pode ser prescrita uma série de medicações psicotrópicas com a finalidade de melhorar os sintomas-alvo, tais como antipsicóticos, inibidores seletivos da recaptação de serotonina (ISRS), psicoestimulantes e ansiolíticos.[2]

Tabela 1 Aplicação inicial e evolutiva da escala CARS – *Childhood Autism Rating Scale*

Descrição do item	Avaliação inicial	Avaliação evolutiva
1. **Relacionamento interpessoal.** Mostrou-se indiferente à presença da psicóloga em sala, rejeitando inúmeras vezes a interação (aceitando aproximação apenas com a utilização de reforço positivo)	4	2,5
2. **Imitação.** Não foram verificados comportamentos de imitação em nenhum dos atendimentos	4	1,5
3. **Resposta emocional.** Apresentou resposta emocional atípica e respostas inadequadas diante das diferentes situações, oscilando entre o estado letárgico e acessos de raiva	4	3,5
4. **Expressão corporal.** Movimentos considerados atípicos, olhar fixo, postura peculiar de dedos ou corpo, correr pela sala sem funcionalidade e presença de estereotipias variadas	4	3
5. **Uso do objeto.** Uso atípico dos objetos e brinquedos sempre os levando à boca e utilizando-os sem funcionalidade. Verificou-se resposta adequada apenas em duas atividades: brincar com um dinossauro de brinquedo e empilhar legos. Após sucessivas tentativas e uso de reforço positivo, obteve-se como resposta o uso do brinquedo de forma funcional	3	2,5
6. **Adaptação a mudanças.** Inadequada. Quando ocorre troca de brinquedos ou troca de objetos demonstra reações graves e acessos de raiva	3	1,5
7. **Uso do olhar.** Evita o contato visual e mantém o olhar fixo para o espaço. Segura objetos próximos aos olhos e os visualiza de ângulos e forma atípicos	3	1,5
8. **Uso da audição.** Apresenta ausência de respostas auditivas à realização de sons e ignora sons diferentes	3	1,5
9. **Uso do paladar, olfato e tato.** Apresenta resposta anormal ao uso do paladar, olfato e tato. Cheira, prova e sente diferentes objetos do ambiente	3	2,5
10. **Medo e nervosismo.** Demonstra menos medo do que seria típico para uma criança em uma situação similar	3	2,5
11. **Comunicação verbal.** Apresenta ecolalias não funcionais intensas	4	3
12. **Comunicação não verbal.** Apresenta gestos peculiares e atípicos sem funcionalidade, não demonstra conhecimentos relacionados a gestos e expressões faciais e seus significados	4	1,5
13. **Atividade.** Exibe extremos de atividade. Corre pela sala no decorrer de todo atendimento e em alguns momentos fica sem realizar brincadeiras ou atividades funcionais (letárgico)	4	3,5
14. **Nível e consistência da resposta intelectual.** Funcionamento intelectual gravemente anormal quando comparado a uma criança típica da mesma idade	4	3,5
15. Impressão geral	4	3,5
16. Pontuação total	**54**	**37,5**

Classificação: 15-30 (sem autismo); 30-36 (autismo leve a moderado); 36-60 (autismo grave).
Fonte: texto adaptado do relatório multidisciplinar registrado em prontuário.

Diversos estudos incluem o uso da *Cannabis* medicinal nessa lista de medicações. Ocorre que numerosos compostos encontrados no extrato da planta, tais como THC, CBD e terpenos, podem modular o sistema endocanabinoide, afetando o apetite, os sintomas ansiosos e até mesmo a memória e a cognição. No entanto, cabe destacar que os psicotrópicos, em sua maioria, têm sua indicação para o controle dos sintomas-alvo, ou seja, comórbidos. Os sintomas nucleares do autismo parecem ter encontrado no extrato de *Cannabis* medicinal um tratamento efetivo.[3]

Barchel et al. acompanharam um grupo de 53 jovens de 4 a 22 anos utilizando extrato de *Cannabis* na proporção de 20:1 (CBD:THC), cujas doses usadas foram de 16 mg/kg de CBD e 0,8 mg/kg de THC. Observou-se uma melhora de 67,6% nos episódios de agressividade e comportamento autolesivo (e piora em 8,8% dos casos), melhora de 68,4% no quadro de hiperatividade (sem melhora em 28,9% dos casos e com piora em 2,6%), melhora na qualidade do sono em 71,4% dos pacientes (piora em 4,7% dos casos), melhora da ansiedade em 47,1% dos casos (com piora em 23,5%). Destaca-se o fato de ser uma medicação com boa tolerabilidade de efeitos colaterais, em sua maioria, mudanças no apetite e sonolência.[4]

Schleider et al. conduziram um estudo no qual participaram 188 jovens diagnosticados com TEA cuja idade variava entre 6 e 20 anos. Também foi usado extrato de *Cannabis* na proporção de 20:1 (CBD:THC), com a dose média de 240 mg de CBD e 12 mg de THC ao dia. Os efeitos colaterais foram bem tolerados e de baixa gravidade, geralmente inquietação, sonolência, efeito psicoativo e aumento do apetite. E, dos pacientes que abandonaram o tratamento (17,6% do total de participantes), a maioria foi por não perceber efeitos terapêuticos. Esse estudo avalia, além da melhora dos sintomas do TEA e sintomas comórbidos, também a qualidade de vida, estado de humor e capacidade de realizar atividades de vida diária. Ao início do estudo, 32% dos participantes relatavam boa qualidade de vida, valor que saltou para 66,8% dos participantes ao final de seis meses do estudo. Foi percebida melhora no humor diário, capacidade de se vestir e tomar banho de modo independente, além de concentração e qualidade do sono.[5] Cabe destacar que a epilepsia é uma condição muito comumente associada ao autismo, sendo a síndrome de Lennox-Gastaut e a síndrome de Dravet dois exemplos com evidências promissoras de resposta a essa apresentação de *Cannabis* medicinal.[6]

No caso em questão, foi usada a apresentação do CBD isolado em virtude da facilidade de acesso, já que não havia necessidade de importação do produto para o Brasil e o processo de aquisição do produto pela família havia sido judicializado. De fato, o número de processos envolvendo produtos à base de canabidiol vem crescendo[7] e impacta o cotidiano do médico clínico de diversas maneiras. A dose do extrato de *Cannabis* varia bastante de indivíduo para indivíduo, e para além da variação de dose, as pesquisas não são unânimes na concentração e proporção dos componentes da medicação. Existem publicações avaliando a proporção de 75:1 de CBD:THC, outras, de 6:1. Óleos da proporção 20:1 geralmente são prescritos como primeira opção. Entretanto, existem evidências do uso de maior proporção de THC em relação ao CBD (6:1).[8]

Uma vez que a resposta ao CBD isolado foi insatisfatória, foi necessário encontrar nova estratégia terapêutica para o paciente. Optou-se por aumentar a proporção do THC no medicamento prescrito. Após o ajuste da medicação e obtenção de resposta satisfatória, especialmente nas primeiras semanas, optou-se por observar a evolução do quadro. Apesar de algumas crises e sintomas residuais, estava muito melhor e mantinha outras intervenções terapêuticas multidisciplinares.

O diagnóstico de TEA, bem como da grande maioria dos transtornos mentais, é feito a partir da anamnese e observação clínica.[9] Muitos esforços são realizados para a identificação de biomarcadores que possam auxiliar no diagnóstico e acompanhamento dessas doenças. Quillet et al. buscaram identificar biomarcadores na saliva responsivos ao tratamento com *Cannabis* medicinal, o que poderia ser útil para identificar o perfil metabólico do paciente e escolher a apresentação de *Cannabis* medicinal mais compatível. Ademais, também seria um modo de avaliar objetivamente a resposta dos indivíduos às intervenções. O estudo categorizou as possibilidades de metabolismos em três grupos: THC, CBD e CBG, que possuem vias comuns entre si. O CBG, por exemplo, faz uma sobreposição de metabolismo com o CBD por meio do biomarcador *glycerol 3-phosphate* (G3P) e com o THC pelos biomarcadores 2-AG, *di-ethanolamine* (dETA) e *tri-ethanolamine* (tETA).[10]

CONSIDERAÇÕES FINAIS

O diagnóstico do transtorno do espectro autista pode ser um desafio na prática clínica, tanto pela ausência de exames laboratoriais como pela pluralidade de apresentações possíveis. Soma-se a isso a grande prevalência de comorbidades dentro e fora da psiquiatria. Existem instrumentos de avaliação de que o clínico pode lançar mão, destacando-se aqui a escala CARS (*Childhood Autism Rating Scale*, ou Escala de Avaliação do Autismo na Infância), que usamos para avaliação inicial. Outra recomendação de ferramenta para acompanhar a evolução do tratamento é a *Autism Treatment Evaluation Checklist* (ATEC), que fornece parâmetros objetivos para o acompanhamento das intervenções realizadas pela equipe multidisciplinar.

O caso de IMGGS se inicia por uma dúvida diagnóstica, porque os sintomas que primeiro se apresentaram eram inespecíficos para o TEA. Tratava-se de uma dificuldade de relacionamento interpessoal e dificuldade no reconhecimento e obediência da norma. Na hipótese diagnóstica feita por avaliações anteriores, o comportamento que não seguia a norma foi interpretado como um desafio. Ou seja, a hipótese é que havia uma percepção adequada do contexto social e uma afronta deliberada à regra ou às figuras de autoridade. Em outro exemplo, o paciente tira suas próprias roupas, o que também pode ser interpretado, precipitadamente, talvez, como mais uma afronta às regras. Nossa leitura, contudo, aponta para um pedido de ajuda de uma pessoa que não consegue modular adequadamente os estímulos sensoriais do meio, que se tornam muito desconfortáveis para ela. Cabe lembrar aqui que, nas crises, o barulho, a luz e o toque eram estímulos evitados a todo custo.

É importante destacar que este não é um caso típico de uma criança com TEA, nem o manejo típico do extrato de *Cannabis*. Porém escolhemos este caso pelo fato de ele ser didático. Com ele foi possível percorrer as apresentações e conduções iniciais do tratamento, além de nos possibilitar abordar alternativas medicamentosas e manejo conforme as intervenções foram encontrando seus limites terapêuticos.

REFERÊNCIAS BIBLIOGRÁFICAS

1. Pereira A, Riesgo RS, Wagner MB. Childhood autism: translation and validation of the Childhood Autism Rating Scale for use in Brazil. Jornal de Pediatria. 2008;0(0).
2. Rast JE, Tao S, Schott W, Shea LL, Brodkin ES, Kerns CM, et al. Psychotropic medication use in children and youth with autism enrolled in medicaid. Journal of Autism and Developmental Disorders. 2023.
3. Adi A, Harel M, Cassuto H, Polyansky L, Schnapp A, Wattad N, et al. Cannabinoid treatment for autism: a proof-of-concept randomized trial. Molecular Autism. 2021;12(1):6.
4. Barchel D, Stolar O, De-Haan T, Ziv-Baran T, Saban N, Fuchs DO, et al. Oral cannabidiol use in children with autism spectrum disorder to treat related symptoms and co-morbidities. Frontiers in Pharmacology. 2019;9:1521.

5. Schleider LBL, Mechoulam R, Saban N, Meiri G, Novack V. Real life experience of medical Cannabis treatment in autism: analysis of safety and efficacy. Scientific Reports. 2019;9(1):200.
6. Pretzsch CM, Freyberg J, Voinescu B, Lythgoe D, Horder J, Mendez MA, et al. Effects of cannabidiol on brain excitation and inhibition systems: a randomised placebo-controlled single dose trial during magnetic resonance spectroscopy in adults with and without autism spectrum disorder. Neuropsychopharmacology. 2019;44(8): 1398-405.
7. Portela R, Mota DM, Ferreira PJG, Lula MD, Reis BB, Oliveira HN, et al. Judicialização de produtos à base de canabidiol no Brasil: uma análise de 2019 a 2022. Cadernos de Saúde Pública. 2023;39(8):e00024723.
8. Montagner PSS, Medeiros W, Silva LCR, Borges CN, Brasil-Neto J, Barbosa VDS, et al. Individually tailored dosage regimen of full-spectrum Cannabis extracts for autistic core and comorbid symptoms: a real-life report of multi-symptomatic benefits. Frontiers in Psychiatry. 2023;14:1210155.
9. American Psychiatric Association (APA). Manual diagnóstico e estatístico de transtornos mentais: DSM-5. 5.ed. Porto Alegre: Artmed; 2014.
10. Quillet JC, Siani-Rose M, McKee R, Goldstein B, Taylor M, Kurek I. A machine learning approach for understanding the metabolomics response of children with autism spectrum disorder to medical Cannabis treatment. Scientific Reports. 2023;13(1):13022.

Capítulo **18**

Transtorno obsessivo-compulsivo

Eduardo Aliende Perin

RESUMO

Jovem de 19 anos com diagnóstico de transtorno obsessivo-compulsivo (TOC) de pensamentos tabu, apresentando efeitos colaterais com o uso de inibidores seletivos de recaptação de serotonina (ISRS), demonstrando remissão dos sintomas com a utilização de extrato híbrido de espectro completo de *Cannabis sativa* L. com proporções equilibradas entre canabidiol (CBD) e tetra-hidrocanabinol (THC) após treze semanas de tratamento.

APRESENTAÇÃO

CLS, 19 anos, oriental, solteiro, filho único, ensino médio completo, músico. Comparece à consulta referindo que, aos 13 anos de idade, passou a ter obsessões angustiantes de conteúdo agressivo envolvendo a mãe, após o divórcio dos pais motivado pela descoberta de um caso extraconjugal do genitor. A partir de então, cada vez que a mãe saía de casa, o paciente sentia muito medo e angústia, além de imaginar situações catastróficas envolvendo a genitora, como imagens da mãe ensanguentada ou envolvida em acidentes de carro, assalto ou sequestro. Passava a ligar repetidamente para checar se ela estava bem, queria que ela lhe falasse que horário estaria de volta e fazia uma série de rituais que geralmente envolviam deixar de fazer algo que ele gostava muito para evitar a morte da mãe. Evitava assistir TV, jogar *videogame*, sair com amigos ou até se masturbar por conta desse medo. Passou a rezar muitas vezes ao dia pedindo que nada de ruim acontecesse. Chegou a fazer algum tempo de terapia psicanalítica, mas não recebeu nenhum diagnóstico e a terapia era focada na questão da separação dos pais.

O pai passou a ajudar financeiramente cada vez menos e não pagava pensão. Não teve mais um contato próximo e só se encontravam de vez em quando. Quando CLS tinha 15 anos, a mãe acabou sendo desligada do trabalho e resolveram ir morar no interior, na casa da avó materna, que tinha uma doceria na garagem e a mãe passou a ajudá-la. Isso foi um alívio para o paciente, porque agora a mãe trabalhava em casa. O medo foi diminuindo e os sintomas passaram a não incomodar. Com 17 anos, começou a namorar uma garota. Já havia tido algumas experiências sexuais casuais, mas era seu primeiro namoro e passou a ficar cada vez mais envolvido no relacionamento. Quando ele a conheceu, era uma menina muito religiosa, de família evangélica, e era virgem. Ele foi o primeiro a ter relação com ela. Após uns meses de convivência, ela começa a pintar o cabelo de roxo, unhas de preto, passou a se vestir mais de preto, deixar de frequentar a igreja e a questionar se acreditava em Deus.

Um dia estavam conversando, beberam um pouco a mais e ela contou que talvez fosse bissexual. Ele então interpretou que ela estava dizendo isso porque queria abrir o relacionamento e não estava satisfeita sexualmente. CLS tinha uma preocupação por achar seu pênis pequeno. Então entendeu que ela queria ter relação com outras pessoas por causa disso. Na verdade, a namorada não disse que queria abrir o relacionamento, apenas comentou que podia ser bissexual, mas isso desencadeou uma nova crise obsessiva nele. Começou a pensar e ter imagens mentais dela o traindo diversas vezes com homens e mulheres, e também interpretou que ela estava dizendo que era bissexual para fazê-lo ter vontade de experimentar ter relação com homens, e o paciente começou a se questionar mentalmente se parecia *gay*, se ela o achava afeminado, se ela o via como *gay*, embora não falasse sobre essas obsessões com ela, apenas remoía isso o dia todo. Portanto, desenvolveu obsessões sobre sua orientação sexual. Questionava-se se era homo ou bissexual e se sentia tesão por homens, já que achava alguns homens bonitos e isso poderia ser um desejo reprimido. Masturbava-se com conteúdo pornográfico homossexual para checar se sentia algum desejo por aquela cena, e também com conteúdo heterossexual para confirmar se tinha realmente atração por mulheres. Então via uma cena, por exemplo, de um seio feminino e se não estivesse tendo ereção imediatamente naquela situação, significava que era homossexual e nunca sentira atração verdadeira por mulheres; se tivesse uma ereção assistindo a um filme *gay*, significava que ele era homossexual, entre outras. Também passou a ter um ciúme muito intenso, verificava diversas vezes ao dia as redes sociais da namorada procurando indícios da sua traição, cheirava e inspecionava as roupas dela procurando provas e começou a pensar que ela devia estar transando com homens grandes e fortes (que em sua concepção eram as pessoas que tinham pênis maior), além de mulheres de todos os tipos. Tinha imagens intrusivas dessas cenas sexuais, o que causava extremo desconforto. Em certas ocasiões, sentia que esses pensamentos se aceleravam, gerando uma "confusão mental", com consequentes palpitações e crise de pânico.

Passou também a ter perda de libido e algumas dificuldades de ereção por conta das obsessões. Isso piorava mais ainda as ruminações. Evitava contato sexual por achar que ela não sentia mais atração por ele, e quando vinha um pensamento ou imagem obsessiva, ele se forçava a se masturbar pensando nela como "pura e virgem", como ele a via quando se conheceram. Também passou a ter masturbação compulsiva para começar bem o dia, para tocar bem no *show*, para conhecer uma pessoa, e durante a masturbação, tinha que só pensar nela. Se em algum momento, viessem as imagens dela transando com outras pessoas, tinha que parar e recomeçar a masturbação. Com isso, perdia de 3 a 4 horas do dia.

Começou a imaginar o genital das pessoas na rua, ter sensação de que ia perder o controle e beijar ou agarrar alguém, passar a mão ou fazer sexo oral na pessoa, principalmente dos homens mais fortes e altos que ele. Não conseguia mais frequentar academia, piscina ou praia, porque se via um homem sem camisa, ou de roupa de banho, os pensamentos o atormentavam ainda mais. Também passou a não assistir mais nenhum filme ou série que mostrasse nudez. Limitava o conteúdo de seus *apps* para menores de 12 anos, então só assistia desenhos e filmes infantis. Passou nessa época com um psiquiatra, mas não contou sobre essas obsessões por vergonha, então foi tratado como transtorno de ansiedade generalizada (TAG) com paroxetina 20 mg – teve sonolência, constipação intestinal e uma piora importante da libido –, e cada vez que não conseguia ter relação com a namorada, isso reforçava as ruminações obsessivas de que era homossexual, que ela iria deixá-lo para ficar com um homem de pênis maior. Com a introdução da sertralina 50 mg, teve perda de libido e retardo ejaculatório. Com a venlafaxina se adaptou melhor, sem tanto efeito colateral, chegando à dose de 150 mg. Melhorou discretamente a ansiedade, mas não o TOC. Ao fumar maconha, notava um alívio temporário do TOC que durava cerca de quatro horas. Com isso passou a fazer uso inalatório (fumado) com esse intuito, mas não queria aumentar o consumo a ponto de usar todo dia.

CLS nasceu a termo de parto cesárea, gravidez planejada, sem intercorrências na gravidez ou no parto. Apresentou desenvolvimento neuropsicomotor adequado. Na infância, era bastante alérgico e tinha muita rinite. Com frequência tinha amigdalite bacteriana, até que fez amigdalectomia, com melhora. A mãe era muito preocupada com limpeza, contaminação e acumulava muita coisa em casa. Aplicou-se o escore da *Yale-Brown Obsessive-Compulsive Scale* (Y-BOCS),[1] somando 36 pontos, ou seja, TOC muito grave.

AVALIAÇÃO

- Transtorno obsessivo-compulsivo de pensamentos tabu.

EVOLUÇÃO

Antes de iniciar com a *Cannabis*, decidiu-se investir no tratamento farmacológico alopático adequado e também na terapia cognitivo-comportamental (TCC). Então foi ajustada a dose de venlafaxina XR (liberação prolongada) até 225 mg, sem obter melhora adicional e passando a apresentar taquicardia e hipertensão. Então foi substituído o tratamento pela fluvoxamina até 100 mg, apresentando muita sonolência, a ponto de dormir o dia todo. Iniciou TCC com bastante dificuldade na exposição. Em razão da refratariedade aos tratamentos habituais utilizados, foi sugerida a associação de um extrato de *Cannabis* de planta inteira (*full spectrum*) com THC:CBD na proporção de 1:1, contendo 15 mg/mL de THC e de CBD.

Ajustou-se a dose do óleo, uma gota por semana até chegar em 8 gotas (5 mg), porém não foi tolerada por causa da psicoatividade. Então permaneceu com 6 gotas (3,75 mg de THC/CBD) duas vezes ao dia. Paciente apresentou melhora significativa já na primeira semana com essa dosagem. Pela primeira vez sentia que uma medicação ajudava a controlar os pensamentos. Conseguiu avançar muito na TCC, passou a se esforçar com as tarefas da terapia, como os exercícios de exposição com prevenção de resposta e de *mindfulness*.

Após nove semanas, relatou que havia passado o último mês muito bem. Que às vezes os pensamentos vinham, mas que não o afetavam mais como antes. O escore da Y-BOCS nesse momento caiu para 17 (TOC leve). O tratamento foi mantido, e após um mês, ou seja, na 13ª semana após o início do tratamento, seu escore da Y-BOCS caiu para 10 (remissão).

Depois de seis meses, acabou terminando o relacionamento porque descobriu que a namorada o estava mesmo traindo com um rapaz que ele conhecia. Mas elaborou o luto de forma adequada e permaneceu bem, conseguia focar mais no trabalho, passou a fazer mais *shows*, sentia seu humor melhor, mais alegre e animado, e dormia bem.

Tabela 1 Evolução da escala Y-BOCS de acordo com a dosagem de CBD:THC e as semanas

Semana	Dose diária	Escore Y-BOCS	Classificação TOC
1	1,2 mg (2 gotas)	36	Severo
9	7,5 mg (12 gotas)	17	Leve
13	7,5 mg (12 gotas)	10	Remissão

DISCUSSÃO

O TOC é um transtorno bastante frequente, e segundo uma revisão sistemática recente, a prevalência ao longo da vida é de 1,3% na população geral, sendo 1% em homens e 1,5% em mulheres.[2] Metade dos pacientes com TOC são graves,[3] e há associação entre TOC e suicídio, principalmente naqueles com obsessões de agressão, sexualidade e religião (TOC de pensamentos tabu). Em amostra brasileira, 11% de pacientes com TOC reportaram pelo menos uma tentativa de suicídio;[4] 25% em um estudo no Reino Unido[5] e 14% em uma amostra global da população.[6]

Nos EUA, o gasto anual relacionado ao tratamento de pessoas com TOC, somando custos diretos e indiretos, é estimado em US$ 10 bilhões/ano.[7] Um estudo chinês entrevistou 639 pacientes com TOC de hospitais terciários e apontou um custo *per capita* anual de US$ 3.465,88; gravidade da doença e baixo nível socioeconômico tiveram associação negativa com qualidade de vida[8] e com maior sobrecarga em cuidadores, principalmente nos domínios financeiro e de saúde física e mental.[9]

De acordo com as *guidelines* do International College of Obsessive-Compulsive Spectrum Disorders – ICOCS,[10] os tratamentos considerados de primeira linha para TOC são: (1) inibidores seletivos de recaptação de serotonina (ISRS)

ou a clomipramina; associado ou não à (2) TCC contendo a técnica comportamental chamada exposição com prevenção de resposta (EPR). Para casos moderados a graves, a combinação dos dois tratamentos é recomendada, e o tratamento combinado foi superior à monoterapia com medicação[11] ou à TCC com ERP em monoterapia.[12] ERP é a técnica comportamental padrão-ouro para o tratamento do TOC, segundo as *guidelines* da Associação Psiquiátrica Americana e do National Institute for Health and Care Excellence (que aguardam uma atualização).[13,14] Como EPR é considerada uma técnica aversiva pelos pacientes com TOC, uma vez que é necessário enfrentar as obsessões sem a realização das compulsões, estratégias *mindfulness* vêm sendo incorporadas à TCC padrão porque apresentam uma aceitação melhor por parte dos pacientes, com efetividade também já comprovada.[15-17]

Da mesma maneira, o tratamento medicamentoso do TOC também necessita de novas opções. Uma revisão sistemática publicada recentemente incluiu 21 ensaios clínicos contendo 4.102 participantes no total, sendo que 739 participantes tomaram clomipramina, e 3.363 tomaram ISRS. Destes, 12 estudos foram totalmente patrocinados por indústria farmacêutica. Os autores discutem que a grande maioria dos ensaios clínicos sobre psicofarmacologia do TOC foram publicados até o ano de 2012, e com altos níveis de heterogeneidade e de risco de viés. O tratamento farmacológico demonstrou diferença quando comparado ao placebo em relação à redução de sintomas obsessivo-compulsivos (SOC), com diferença média padronizada (SMD) = −0,59 (Hedges' G, IC 95% −0,73 a −0,46) na metanálise de efeitos aleatórios, o que equivale a uma melhora média de 4,2 pontos nos escores da Y-BOCS após 6 a 25 semanas de tratamento, o que representa uma diferença mínima clinicamente importante (MCID), mas constitui uma melhora discreta e insatisfatória dos sintomas.[18]

Os primeiros estudos a mencionar melhora de TOC com canabinoides foram relatos de casos. Schindler et al.[19] apresentaram o relato de dois casos: o paciente 1, uma mulher de 38 anos com TOC e transtorno depressivo maior (TDM) que não havia tido melhora com paroxetina 60 mg, nem à clomipramina 300 mg, e à TCC. Como a paciente mencionou que fumar maconha aliviava temporariamente seus SOC, decidiram potencializar o seu tratamento com dronabinol (THC semissintético) 10 mg três vezes ao dia, tendo tido uma redução da Y-BOCS de 20 (TOC moderado) para 10 pontos (remissão) após a associação do THC; e o caso 2, de um homem de 36 anos, com esquizofrenia e TOC, que havia sido hospitalizado após piora dos sintomas psicóticos e dos SOC. Tentaram haloperidol, risperidona, olanzapina, quetiapina e aripiprazol em monoterapia e também em combinação com ISRS. Também foi tentada clozapina 400 mg + paroxetina 60 mg por 13 semanas, sem resposta. A paroxetina foi trocada por clomipramina 150 mg em associação à clozapina 400 mg por mais 10 semanas, também sem resposta. O paciente então foi submetido a 18 sessões de eletroconvulsoterapia (ECT) unilateral direita em alta dose, sem resposta. Então associaram ao esquema o dronabinol 10 mg duas vezes ao dia, e ao longo de alguns meses, houve melhora significativa dos SOC, com Y-BOCS basal de 23 (TOC moderado) e ao final da intervenção, de 15 (TOC leve), sem piora da psicose ou do humor com o uso do dronabinol associado às outras medicações.

Então, em 2017, Cooper e Grant[20] publicaram o relato de um homem de 24 anos, diabético insulinodependente e bipolar do tipo I, que sofreu um infarto lacunar de causa desconhecida na região do tálamo medioanterior esquerdo, área responsável por frear os comportamentos inadequados vindos do estriado. Depois do acidente vascular encefálico (AVE), o paciente passou a ter um TOC muito grave (Y-BOCS = 39), com obsessões e compulsões de agressão e sexualidade. Não apresentou resposta com fluvoxamina, mirtazapina, clomipramina, haloperidol, risperidona, quetiapina, olanzapina, ziprasidona, clozapina, memantina, ondansetron, cetamina intravenosa, N-acetil-cisteína, gabapentina, clonazepam, em altas doses e em combinações diferentes, além do uso de seus estabilizadores de humor para o transtorno afetivo bipolar. Estava sendo encaminhado para estimulação cerebral profunda (DBS), mas antes disso, resolveram tentar a associação com dronabinol 20 mg/dia, com remissão dos sintomas (Y-BOCS = 10), e o paciente conseguiu finalmente aderir às tarefas propostas na TCC.

Um garoto de 22 anos com TOC grave desde a pré-escola, que aos 17 anos teve um episódio depressivo grave com ideias suicidas, que não tolerou o uso de clomipramina por efeitos colaterais, e que contou que desde os 16 anos de idade usava maconha fumada 3 a 4 vezes por semana, com melhora de 80 a 90% dos SOC que durava de 12 a 15 horas, além de melhora do sono, sem efeitos colaterais. Foi iniciado então o Bedrocan®, uma erva para vaporização que contém 22% de THC e < 1% de CBD. Observou-se melhora imediata de 90 a 95% dos SOC, relaxamento geral e melhora do sono.[21]

Uma série de casos de 14 mulheres com tricotilomania (transtorno do espectro obsessivo-compulsivo) que utilizaram dronabinol em doses de 2,5 a 15 mg/dia (dose média de 11 mg/dia) por 12 semanas. A droga foi bem tolerada e não houve comprometimento cognitivo, e das 12 mulheres que completaram o ensaio, 9 tiveram resposta, ou seja, melhora de pelo menos 35% nos sintomas de tricotilomania.[22]

Há também três pequenos ensaios clínicos randomizados e controlados. Kayser et al.[23] randomizou 15 participantes com TOC para receber nabilona (THC sintético) 1 mg duas vezes ao dia em monoterapia (grupo THC), ou nabilona 1 mg duas vezes ao dia associada a nove sessões de 1,5 hora (grupo THC + EPR) ao longo de quatro semanas. Desses, três abandonaram o estudo após uma única dose de nabilona 1 mg por aumento de ansiedade, sendo um no grupo THC e dois no grupo THC + EPR. Mais um paciente foi excluído do estudo por divergências significativas entre o relato verbal e a pontuação nas escalas, e então completaram o estudo cinco participantes no grupo THC e seis no grupo THC + EPR. Após a intervenção, o grupo THC reduziu 2,7 pontos nos escores da Y-BOCS, *versus* 11,3 de redução no grupo THC+EPR, resultado que se manteve na avaliação de *follow-up* em oito semanas. Os autores concluíram que o THC pode ter auxiliado o processo de extinção do medo da terapia de exposição.

Kayser et al.[24] também publicaram no mesmo ano outro RCT *crossover within-person*, duplo-cego sobre os efeitos agudos dos canabinoides em 14 indivíduos com TOC, sendo que dois indivíduos abandonaram o estudo por "falta de tempo". Ao longo de três sessões laboratoriais com duração de 3 a 4 horas cada uma, os participantes fumaram um dos três quimiotipos diferentes de *Cannabis* em ordem aleatória, um com predomínio de THC (7% THC/0,18% CBD); predomínio de CBD (0,4% THC/10,4% CBD); ou placebo (0% THC/0% CBD). As sessões foram separadas por um tempo médio de *washout* de 12 dias. Nas sessões com o quimiotipo THC, houve maiores níveis de frequência cardíaca, pressão arterial e psicoatividade, quando comparadas ao CBD ou placebo. Os SOC e a ansiedade autorrelatados diminuíram ao longo do tempo com os três quimiotipos, mas não houve diferença significativa entre os quimiotipos usados agudamente sobre os SOC. O estado de ansiedade foi menor após quarenta minutos do uso do placebo, quando comparado ao THC ou o CBD. E os autores concluíram que o uso agudo de *Cannabis* fumada teve pouco impacto sobre os SOC ou a ansiedade, quando comparado ao placebo.

E por fim, um RCT recente com 50 adultos com tricotilomania (n = 34) ou transtorno de escoriação (*skin picking*) (n = 16) que foram randomizados para receber por dez semanas dronabinol 5 a 15 mg/dia ou placebo. Não houve diferença estatisticamente significativa entre os grupos com relação à redução de sintomas, mas houve maior taxa de resposta no grupo dronabinol do que no grupo placebo (67% *vs.* 50%, p = 0,459).[25]

CONSIDERAÇÕES FINAIS

Ainda há evidência limitada sobre o uso de canabinoides no tratamento do TOC. A maior parte dos estudos clínicos existentes são relatos de caso, estudos de enquete (*survey*) *on-line*, e três pequenos ECRs, e, portanto, ainda há muito o que se publicar nessa área. Os relatos de caso e dois dos três ECRs, porém, demonstram alguma melhora de SOC com o uso do THC em monoterapia ou associado a medicamentos padrão. Por ainda haver baixa certeza de evidência sobre o uso de canabinoides no TOC, só recomendamos o uso de THC para indivíduos com TOC grave e refratário a ISRS/clomipramina, combinações de medicamentos e também à TCC, em uso compassivo, especialmente nos casos em que: (i) já tiveram alguma experimentação prévia de *Cannabis* com melhora temporária de SOC; (ii) o uso de *Cannabis* não induziu piora de ansiedade, dos SOC ou outros efeitos colaterais importantes; (iii) ou em monoterapia, para casos como o apresentado neste capítulo, que não tolerava as medicações alopáticas e desejava tentar os canabinoides no tratamento.

Em nossa prática clínica, o uso de canabinoides no TOC produz respostas muito individuais, mas uma parte significativa dos casos refratários se beneficia, ao menos parcialmente. Talvez seja possível pensar em uma tentativa com canabinoides para casos refratários antes de recomendar uma intervenção cirúrgica como a *deep brain stimulation* (DBS) ou a capsulotomia. Deve-se pesar o risco-benefício no uso contínuo do THC para pacientes com TOC, pelo risco aumentado de psicose, principalmente em crianças e adolescentes, e dependência, convulsões, crises de ansiedade ou desregulação do humor em todos os casos. O dronabinol é um medicamento indisponível no Brasil até o momento, e os extratos com fitocanabinoides são utilizados com boas respostas.

É possível iniciar utilizando um extrato de *Cannabis* com proporção 1:1 (THC:CBD), ou um extrato *full spectrum* com predomínio de CBD e eventualmente também de canabigerol (CBG), e aguardar resposta por algumas semanas, e se não houver resposta satisfatória, ajustar a dose de THC conforme a necessidade. A escolha do produto a ser iniciado é feita de acordo com a gravidade dos sintomas e com as características de cada paciente. Em nossa prática, o CBD e o CBG podem ajudar no TOC indiretamente, melhorando sintomas de ansiedade, sono e humor, e alguns pacientes já experimentam resposta mesmo com a dosagem baixa de 0,2% ou 0,3% de THC presente nos produtos de espectro completo. As doses de THC para se alcançar resposta terapêutica variam muito de indivíduo para indivíduo, podendo oscilar de 2 até 30 mg/dia, de acordo com nossa experiência. Importante salientar que essas colocações são apenas "opinião de especialista", e, portanto, têm nível de evidência muito baixo.

Também é necessário considerar a interação medicamentosa entre os canabinoides, especialmente o CBD, e os medicamentos alopáticos. A maior parte dos antidepressivos e antipsicóticos utilizados no tratamento do TOC tendem a elevar seus níveis plasmáticos na presença de CBD, por este ser um inibidor de várias enzimas do citocromo P450, portanto pode ser necessária redução de dose. Como exemplos, a sertralina, o citalopram e o escitalopram são metabolizados principalmente por CYP2C19, que é moderadamente inibida por CBD. Já a fluoxetina pode elevar os níveis de CBD por ser inibidora forte de CYP2C19 e moderada de CYP3A4, as duas principais enzimas envolvidas na metabolização do canabidiol. Portanto, ao adicionar canabinoides ao esquema terapêutico, deve-se observar as interações farmacológicas com as medicações utilizadas.

REFERÊNCIAS BIBLIOGRÁFICAS

1. Goodman WK. The yale-brown obsessive compulsive scale. Archives of General Psychiatry. 1989 Nov 1;46(11):1.006.
2. Fawcett EJ, Power H, Fawcett JM. Women are at greater risk of OCD than men: a meta-analytic review of OCD prevalence worldwide. J Clin Psychiatry. 2020 Jun 23;81(4):19r13085.
3. Kessler RC, Chiu WT, Demler O, Merikangas KR, Walters EE. Prevalence, severity, and comorbidity of 12-month DSM-IV disorders in the National Comorbidity Survey Replication. Arch Gen Psychiatry. 2005 Jun;62(6):617-27.
4. Torres AR, Ramos-Cerqueira AT, Ferrão YA, Fontenelle LF, do Rosário MC, Miguel EC. Suicidality in obsessive-compulsive disorder: prevalence and relation to symptom dimensions and comorbid conditions. J Clin Psychiatry. 2011 Jan;72(1):17-26.
5. Torres AR, de Abreu Ramos-Cerqueira AT, Torresan RC, de Souza Domingues M, Hercos AC, Guimarães AB. Prevalence and associated factors for suicidal ideation and behaviors in obsessive-compulsive disorder. CNS Spectr. 2007 Oct;12(10):771-8.
6. Dell'Osso B, Benatti B, Arici C, Palazzo C, Altamura AC, Hollander E, et al. Prevalence of suicide attempt and clinical characteristics of suicide attempters with obsessive-compulsive disorder: a report from the International College of Obsessive-Compulsive Spectrum Disorders (ICOCS). CNS Spectr. 2018 Feb;23(1):59-66.
7. Hollander E, Doernberg E, Shavitt R, Waterman RJ, Soreni N, Veltman DJ, et al. The cost and impact of compulsivity: a research perspective. Eur Neuropsychopharmacol. 2016 May;26(5):800-9.
8. Yang W, Tang Z, Wang X, Ma X, Cheng Y, Wang B, et al. The cost of obsessive-compulsive disorder (OCD) in China: a multi-center cross-sectional survey based on hospitals. Gen Psychiatr. 2021 Dec 6;34(6):e100632.
9. El-Slamon MAEA, Al-Moteri M, Plummer V, Alkarani AS, Ahmed MG. Coping strategies and burden dimensions of family caregivers for people diagnosed with obsessive-compulsive disorder. Healthcare (Basel). 2022 Feb 28;10(3):451.

10. Fineberg NA, Hollander E, Pallanti S, Walitza S, Grünblatt E, Dell'Osso BM, et al. Clinical advances in obsessive-compulsive disorder: a position statement by the International College of Obsessive-Compulsive Spectrum Disorders. Int Clin Psychopharmacol. 2020 Jul;35(4):173-93.
11. Meng FQ, Han HY, Luo J, Liu J, Liu ZR, Tang Y, et al. Efficacy of cognitive behavioural therapy with medication for patients with obsessive-compulsive disorder: a multicentre randomised controlled trial in China. J Affect Disord. 2019 Jun 15;253:184-92.
12. Fineberg NA, Baldwin DS, Drummond LM, Wyatt S, Hanson J, Gopi S, et al. Optimal treatment for obsessive compulsive disorder: a randomized controlled feasibility study of the clinical-effectiveness and cost-effectiveness of cognitive-behavioural therapy, selective serotonin reuptake inhibitors and their combination in the management of obsessive compulsive disorder. Int Clin Psychopharmacol. 2018 Nov;33(6):334-48.
13. Koran LM, Hanna GL, Hollander E, Nestadt G, Simpson HB. American Psychiatric Association. Practice guideline for the treatment of patients with obsessive-compulsive disorder. Am J Psychiatry. 2007 Jul;164(7 Suppl):5-53.
14. NICE. Obsessive-compulsive disorder: evidence update September 2013: a summary of selected new evidence relevant to NICE clinical guideline 31 "Obsessive-compulsive disorder: core interventions in the treatment of obsessive-compulsive disorder and body dysmorphic disorder" (2005). London: National Institute for Health and Care Excellence (NICE); 2013.
15. Riquelme-Marín A, Rosa-Alcázar AI, Ortigosa-Quiles JM. Mindfulness-based psychotherapy in patients with obsessive-compulsive disorder: a meta-analytical study. Int J Clin Health Psychol. 2022 Sep-Dec;22(3):100321.
16. Chien WT, Tse MK, Chan HY, Cheng HY, Chen L. Is mindfulness-based intervention an effective treatment for people with obsessive-compulsive disorder? A systematic review and meta-analysis. Journal of Obsessive-Compulsive and Related Disorders. 2022;32:100712.
17. Başkaya E, Özgüç S, Tanrıverdi D. Examination of the effectiveness of mindfulness-based cognitive therapy on patients with obsessive-compulsive disorder: systematic review and meta-analysis. Issues Ment Health Nurs. 2021 Nov;42(11):998-1009.
18. Cohen SE, Zantvoord JB, Storosum BWC, Mattila TK, Daams J, Wezenberg B, et al. Influence of study characteristics, methodological rigour and publication bias on efficacy of pharmacotherapy in obsessive-compulsive disorder: a systematic review and meta-analysis of randomised, placebo-controlled trials. BMJ Ment Health. 2024 Feb 12;27(1):e300951.
19. Schindler F, Anghelescu I, Regen F, Jockers-Scherubl M. Improvement in refractory obsessive compulsive disorder with dronabinol. Am J Psychiatry. 2008 Apr;165(4):536-7.
20. Cooper JJ, Grant J. Refractory OCD due to thalamic infarct with response to dronabinol. J Neuropsychiatry Clin Neurosci. 2017 Winter;29(1):77-8.
21. Szejko N, Fremer C, Müller-Vahl KR. Cannabis improves obsessive-compulsive disorder-case report and review of the literature. Front Psychiatry. 2020 Jul 21;11:681.
22. Grant JE, Odlaug BL, Chamberlain SR, Kim SW. Dronabinol, a cannabinoid agonist, reduces hair pulling in trichotillomania: a pilot study. Psychopharmacology (Berl). 2011 Dec;218(3):493-502.
23. Kayser RR, Raskin M, Snorrason I, Hezel DM, Haney M, Simpson HB. Cannabinoid augmentation of exposure-based psychotherapy for obsessive-compulsive disorder. J Clin Psychopharmacol. 2020 Mar/Apr;40(2):207-10.
24. Kayser RR, Haney M, Raskin M, Arout C, Simpson HB. Acute effects of cannabinoids on symptoms of obsessive-compulsive disorder: a human laboratory study. Depress Anxiety. 2020 Aug;37(8):801-11.
25. Grant JE, Valle S, Chesivoir E, Ehsan D. Tetrahydrocannabinol fails to reduce hair pulling or skin picking: results of a double-blind, placebo-controlled study of dronabinol. Int Clin Psychopharmacol. 2022 Jan 1;37(1):14-20.

Capítulo **19**

Transtorno pelo uso de *Cannabis*

Julio Antonio Mella Cobas
Dartiu Xavier da Silveira

RESUMO

Paciente diagnosticado com transtorno pelo uso de *Cannabis* (TUC), apresentando uso abusivo da substância, demonstrando redução gradual do consumo de maconha fumada e melhora do padrão comportamental relacionado ao uso, após introdução de canabidiol (CBD) isolado em esquema terapêutico gradual.

APRESENTAÇÃO

GRS, sexo masculino, com 39 anos de idade, escritor, ensino superior, atualmente em uma relação estável e sem filhos, compareceu à consulta acompanhado de sua esposa. Relatou um aumento progressivo no consumo diário de *Cannabis* inalada (fumada) ao longo dos últimos 12 meses, atribuído à manifestação exacerbada de sintomas ansiosos desencadeados por desafios enfrentados no ambiente de trabalho. O paciente indicou que historicamente fazia uso ocasional de maconha, predominantemente nos fins de semana, limitando-se a um cigarro (1 g) por dia. Contudo, em virtude dos efeitos percebidos de relaxamento e alívio dos sintomas ansiosos associados ao hábito de consumo, gradualmente aumentou a quantidade consumida, atingindo um patamar de 13 a 14 cigarros por semana. Foi solicitada a realização de exames de laboratório (hemograma, função hepática, renal, tireoidiana, entre outros) e USG abdome total, sem alterações evidentes dos parâmetros da normalidade.

No exame físico, o paciente estava hemodinamicamente estável, exibindo um bom estado geral. Foram observadas alterações nas seguintes escalas:

a. No GAD-7 (*General Anxiety Disorder-7*),[1] o paciente obteve um escore de 8 pontos, indicando a presença de sintomas ansiosos leves.
b. No CUDIT-R (*Cannabis Use Disorder Test – Revised*),[2] o escore foi de 16 pontos, sugerindo a possibilidade de TUC.
c. No CGI-I (*Clinician Global Impression of Improvement*),[3] o escore foi de 4 pontos na primeira semana.

AVALIAÇÃO DIAGNÓSTICA

- Transtorno pelo uso de *Cannabis*.

EVOLUÇÃO

Após a primeira avaliação, o tratamento foi iniciado com canabidiol (CBD) isolado, na concentração de 20 mg/mL, administrado por via oral, inicialmente com uma dose de 5 mg ao dia. Não foram relatadas reações adversas durante esse período. Além disso, foi recomendado um monitoramento semanal até a oitava semana do início do tratamento, com a frequência das avaliações alterada para cada duas semanas a partir da oitava, e posteriormente para a cada três semanas a partir da décima. Esse monitoramento incluiu a avaliação de sintomas relacionados à toxicidade,[4] considerando o consumo concomitante de maconha fumada. Deve-se observar que não foi possível realizar uma avaliação da composição específica de fitocanabinoides na variedade de *Cannabis* consumida pelo paciente.

O primeiro sinal discreto de melhora foi observado após a quinta semana de tratamento, caracterizado pela redução na quantidade semanal de cigarros consumidos. Após duas semanas de administração de 50 mg de CBD por via oral, houve uma modificação positiva discreta nos escores das escalas CGI-I e CUDIT, e uma melhora relevante no escore da escala GAD-7. Com a introdução de 90 mg de CBD, foi alcançado o desfecho positivo esperado, evidenciado pela redução do escore do CUDIT de 16 (sugestivo para TUC) para 3 pontos (sem transtorno). Na escala CGI-I, o paciente iniciou com uma pontuação de 4 (nenhuma mudança), a partir de oito semanas do uso, alcançou uma pontuação de 3 (pouco melhor), chegando na 19ª semana de tratamento a uma pontuação de 1 (muitíssimo melhor). Além disso, foi observada uma redução exponencial na quantidade de cigarros de maconha consumidos semanalmente, caindo para 2 a 3 unidades ao dia. O resumo das informações relacionadas ao acompanhamento terapêutico e evolução das escalas encontra-se na Tabela 1.

DISCUSSÃO

O canabidiol (CBD) tem sido explorado como um potencial tratamento para o transtorno do uso de *Cannabis*, com alguns estudos indicando sua promessa nessa área. Em um ensaio clínico randomizado, foram investigados os efeitos do CBD em indivíduos com TUC, encontrando-se que um tratamento de 28 dias com 800 mg/dia de CBD modulou os níveis de anandamida, embora essa mudança não tenha sido associada a resultados clínicos.[5] Isso sugere que, embora o CBD possa influenciar biomarcadores do sistema endocanabinoide (amplamente conhecidos na mediação do bem-estar), seus benefícios terapêuticos diretos para o TUC requerem investigações adicionais. Contraditoriamente, enquanto um estudo indica a potencial modulação de anandamida pelo CBD, outro sugere que o CBD inibe a absorção de anandamida,[6] o que poderia implicar mecanismos de ação diferentes ou interações complexas dentro do sistema endocanabinoide. Além disso, a falta de associação entre os níveis de anandamida e os resultados clínicos no tratamento do TUC destaca a complexidade do transtorno e a necessidade de uma compreensão mais profunda dos efeitos farmacológicos do CBD.[5] Embora o CBD tenha mostrado algum potencial em modular biomarcadores relacionados ao TUC, as evidências não são conclusivas quanto à sua eficácia como tratamento para o transtorno. A literatura atual sugere que o impacto do CBD nos níveis de anandamida e suas propriedades terapêuticas requerem mais pesquisas clínicas para estabelecer sua validade como opção de tratamento.[5]

Além disso, o contexto mais amplo das aplicações terapêuticas do CBD e sua interação com o sistema endocanabinoide ressalta a necessidade de estudos abrangentes para elucidar completamente seu papel no tratamento de condições

Tabela 1 Acompanhamento terapêutico e evolução das escalas do paciente com TUC

Semana	Dosagem CBD	Sintomas adversos	CGI-I[3]	Outras escalas ou medidas aplicadas	Quantidade de cigarros (*joints*) consumidos por semana	Indicação médica	Tipo de avaliação
CBD 20 mg/mL (1 mL = 25 gotas = 0,8 mg/gota)							
1ª	5 gotas/dia	Nega	4 pontos	GAD-7 = 8 pontos; CUDIT-R = 16 pontos	13-14	Aumento para 8 gotas	Telemedicina
2ª	8 gotas/dia	Nega	Não aplicado	Não aplicadas	14	Aumento para 14 gotas	Telemedicina
3ª	14 gotas/dia	Nega	4 pontos	Não aplicadas	14	Aumento para 20 gotas	Telemedicina
4ª	20 gotas/dia	Nega	4 pontos	Solicitação de novos exames de laboratório	14	Troca para CBD 200 mg/mL e indicação de 3 gotas/dia	Presencial
CBD 200 mg/mL (1 mL = 25 gotas = 8 mg/gota)							
5ª	3 gotas/dia	Nega	Não aplicada	Avaliação de resultados de exames de laboratório (dentro dos valores de referência)	12	Aumento para 4 gotas/dia	Telemedicina
6ª	4 gotas/dia	Nega	4 pontos	Não aplicada	12	Aumento para 5 gotas/dia	Telemedicina
7ª	5 gotas/dia	Avaliação não realizada	Avaliação não realizada	Avaliação não realizada	Avaliação não realizada	Avaliação não realizada	Avaliação não realizada
8ª	5 gotas/dia	Nega	3 pontos	GAD7 = 2 pontos CUDIT = 13 pontos	10	Aumento para 6 gotas/dia Reavaliação em 2 semanas caso não apresente sinais de alerta	Presencial

(continua)

Tabela 1 Acompanhamento terapêutico e evolução das escalas do paciente com TUC (*continuação*)

Semana	Dosagem CBD	Sintomas adversos	CGI-I[3]	Outras escalas ou medidas aplicadas	Quantidade de cigarros (*joints*) consumidos por semana	Indicação médica	Tipo de avaliação
10ª	6 gotas/dia	Nega	Não aplicada	Não aplicadas	10	Aumento para 7 gotas/dia Reavaliação em 3 semanas caso não apresente sinais de alerta	Telemedicina
13ª	7 gotas/dia	Nega	3 pontos	Não aplicadas	10	Aumento para 8 gotas/dia Reavaliação em 3 semanas caso não apresente sinais de alerta	Telemedicina
16ª	8 gotas/dia	Nega	3 pontos	Solicitação de novos exames de laboratório	8-9	Aumento para 9 gotas/dia Reavaliação em 3 semanas caso não apresente sinais de alerta	Telemedicina
19ª	9 gotas/dia	Nega	1 ponto	GAD7 = 0 pontos CUDIT = 3 Avaliação de resultados de exames de laboratório (dentro dos valores de referência)	2-3	Manutenção de 9 gotas/dia Início de psicoterapia (abordagem cognitivo-comportamental)	Presencial

psiquiátricas e neurológicas, incluindo o TUC.[6,7] Os relatos de casos de uso bem-sucedido do CBD em pacientes com esse transtorno são promissores,[8] mas são necessários ensaios maiores, randomizados e controlados por placebo para entender completamente o potencial terapêutico e perfil de segurança do CBD para o tratamento do TUC,[5] com protocolos padronizados de dosagem e administração nesse contexto.

Pesquisas sugerem que o CBD pode ser benéfico na redução do uso de *Cannabis* entre indivíduos com esse transtorno.[5,9,10] A lógica por trás dessa abordagem terapêutica é que o CBD pode atenuar as propriedades aditivas do tetra-hidrocanabinol (THC), o componente responsável pelo "barato" ou "*high*" associado ao uso de *Cannabis*.[11,12] No entanto, as evidências não são totalmente consistentes. Um ensaio clínico descobriu que, enquanto o CBD não afetou significativamente a memória verbal lentificada, pode melhorar a memória de curto prazo. Isso sugere que, embora o CBD possa não ter efeitos cognitivos amplos, ele pode ter benefícios específicos para funções cognitivas em indivíduos com TUC. Por outro lado, o uso de terapia com agonistas canabinoides, que inclui THC e CBD, demonstrou resultar em menos dias de uso ilícito de *Cannabis* em comparação com placebo, embora a alta taxa de abandono no estudo exija mais pesquisas.[13]

CONSIDERAÇÕES FINAIS

Embora haja relatos de casos bem-sucedidos no tratamento do TUC com canabidiol, a evidência ainda é preliminar, e não se trata de um tratamento que possa ser implementado de forma generalizada. A origem da maconha consumida pelos pacientes apresenta-se como um problema significativo na realidade atual. Esse consumo constitui um fator de risco em nosso processo terapêutico, uma vez que diversas substâncias psicotrópicas são adicionadas à maconha por redes de tráfico, aumentando o risco de desfechos negativos. Um acompanhamento extensivo é fundamental para identificar precocemente sinais de alerta e prevenir desfechos desfavoráveis.

Ao iniciar o tratamento, é importante seguir a regra: "comece devagar e com doses baixas e pare quando chegar aonde deseja chegar". O monitoramento contínuo é essencial para evitar efeitos adversos do CBD, especialmente diante do consumo concomitante de *Cannabis* inalada. Fornecer informações e orientações aos pacientes sobre os sinais e sintomas de alerta é essencial para garantir um desfecho positivo. Deve-se avaliar a presença de condições que possam influenciar ou estar diretamente relacionadas ao TUC, como sintomas ansiosos ou depressivos. Na abordagem dessas comorbidades, considerar também a utilidade do tratamento com canabidiol. No caso específico do paciente GRS, a motivação primária que iniciou o processo foi a manifestação de sintomas ansiosos, que aparentemente abriu a porta para o TUC, em que o consumo de maconha fumada aliviava os sintomas ansiosos do paciente. Ao iniciar o tratamento com CBD, foi possível modular uma resposta da melhora clínica global.

REFERÊNCIAS BIBLIOGRÁFICAS

1. Spitzer RL, Kroenke K, Williams JBW, Löwe B. A brief measure for assessing generalized anxiety disorder. Arch Intern Med. 2006;166(10):1.092. Disponível em: 10.1001/archinte.166.10.1092; acessado em: 19 abr. 2024.
2. Adamson SJ, Kay-Lambkin FJ, Baker AL, Lewin TJ, Thornton L, Kelly BJ, et al. An improved brief measure of Cannabis misuse: the Cannabis use disorders identification test-revised (CUDIT-R). Drug and Alcohol Dependence. 2010;110(1-2):137-43. Disponível em: 10.1016/j.drugalcdep.2010.02.017; acessado em: 19 abr. 2024.
3. Huestis MA, Solimini R, Pichini S, Pacifici R, Carlier J, Busardò FP. Cannabidiol adverse effects and toxicity. CN. 2019;17(10):974-89. Disponível em: 10.2174/1570159x17666190603171901; acessado em: 19 abr. 2024.
4. Guy W. Clinical global impressions scale; 2017. Disponível em: 10.1037/t48216-000; acessado em: 19 abr. 2024.
5. Hua DY-H, Hindocha C, Baio G, Lees R, Shaban N, Morgan CJ, et al. Effects of cannabidiol on anandamide levels in individuals with cannabis use disorder: findings from a randomised clinical trial for the treatment of cannabis use disorder. Transl Psychiatry. 2023;13(1). Disponível em: 10.1038/s41398-023-02410-9; acessado em: 19 abr. 2024.
6. Grunbaum S. Use of CBD – medicinal Cannabis. Disponível em: 10.14293/s2199-1006.1.sor-.pphz0ih.v1; acessado em: 19 abr. 2024.
7. Newton M, Newton DW. Cannabidiol or CBD oil: help, hope, and hype for psychiatric and neurologic conditions. J Am Psychiatr Nurses Assoc. 2020;26(5):447-57. Disponível em: 10.1177/1078390320929410; acessado em: 19 abr. 2024.
8. Meyer M, Walter M, Borgwardt S, Scheidegger A, Lang E, Köck P. Case report: CBD cigarettes for harm reduction and adjunctive therapy in a patient with schizophrenia and substance use disorder. Front Psychiatry. 2021;12. Disponível em: 10.3389/fpsyt.2021.712110; acessado em: 19 abr. 2024.
9. Cannabidiol shows promising results for treating cannabis use disorder. Psychopharmacology Update. 2020;31(10):8-8. Disponível em: 10.1002/pu.30637; acessado em: 19 abr. 2024.
10. Cannabinoid agonist shows promise for treating cannabis dependence. Psychopharmacology Update. 2019;30(11):3-4. Disponível em: 10.1002/pu.30496; acessado em: 19 abr. 2024.
11. Using marijuana to cure marijuana addiction. 2017;2(2). Disponível em: 10.33140/mcr.02.02.10; acessado em: 19 abr. 2024.

12. Singh C, Rao K, Yadav N, Vashist Y, Chugh P, Bansal N, et al. Current cannabidiol safety: a review. CDS. 2023;18(4):465-73. Disponível em: 10.2174/1574886317666220902100511; acessado em: 19 abr. 2024.
13. Lees R, Hines LA, Hindocha C, Baio G, Shaban NDC, Stothart G, et al. Effect of four-week cannabidiol treatment on cognitive function: secondary outcomes from a randomised clinical trial for the treatment of cannabis use disorder. Psychopharmacology. 2023;240(2):337-46. Disponível em: 10.1007/s00213-022-06303-5; acessado em: 19 abr. 2024.

Índice remissivo

B

D

E

F

G

H

I

L

M

N

O

P

Q

R

U

V

Y